PHARMACY
EDUCATION
ELIGIBILITY
TEST

ACE 500 제

유기화학
기본편

인사말

안녕하세요.
메가엠디 PEET 유기화학 전문강사 윤관식입니다.
PEET(Pharmacy Education Eligibility Test)를 준비하는 많은 수험생들이 겪게 되는 고민 중 하나는 '현재의 나에게 맞는 수준의 문제집이 없다'는 점과 '이론을 배우면서 병행하여 풀 수 있는 적절한 문제집이 유기화학에서는 찾아볼 수 없다'는 점입니다.

"쌤~ 공부를 제대로 하고 있는지 확인 하고 싶은데 어떤 문제집을 풀어야 하나요?"

매년 온·오프라인을 통해 수많은 수험생들이 늘 저에게 묻는 질문입니다.

이러한 부분을 충족시켜드리고자 그동안 수험생들에게 뜨거운 관심을 받았던 ACE 유기화학 700제가 새로이 개편되었습니다.

『ACE 유기화학 500제 기본편』의 구성과 특징은 다음과 같습니다.

1. ACE 유기화학 기본개념완성 수업진도에 맞게 단원별로 구성
2. 엄선된 지식형 문항과 단순추론형 문항, 꼼꼼하고 친절한 정답 및 해설로 구성
3. 이론수업을 듣는 수험생과 이론수업을 들은 후 추론문제를 풀기 전에 개념 정립을 체계적으로 하고 싶은 수험생에게 적합한 교재
4. 재도전생의 경우 배운 지식이 어느 정도 정립되어 있는지에 대한 세밀한 판단이 가능하도록 구성되어 보다 효율적인 수강계획이 가능하도록 구성된 교재

따라서 『ACE 유기화학 500제 기본편』를 통해 배운 지식에 대해 보다 명확한 정립을 한 후 MDP 기출문제와 단원별 추론 문제풀이 및 실전모의고사를 통해 난이도 상, 중, 하에 해당하는 다양하고 엄선된 문제들을 풀어봄으로써 차등배점에 대한 대비까지 한다면 PEET를 보다 완벽하게 대비할 수 있습니다.

PEET를 대비하는 여러분을 위해 저는 많은 노력과 책임감으로 모든 준비를 철저하게 완료했습니다. 유기화학을 공부함에 있어서 가장 중요한 점은 무조건적인 암기와 꼼수가 아닌 원리원칙에 입각하여 논리적으로 접근하는 시각을 길러야 한다는 점입니다. 즉, 체계적인 접근을 통해 유기화학을 바라보는 시각을 길러야 문제의 유형변화와 차등배점으로 인한 고배점 문항에 대해 훌륭하게 대처할 수 있기 때문입니다.

유기화학은 해당영역 내의 모든 내용들이 하나의 생명체처럼 유기적으로 연결되어 있기 때문에 하나의 흐름을 통해 정리하여 문제를 풀 수 있어야만 고득점을 얻을 수 있고, 따라서 여러분이 원하는 상위권 약대의 진학이 가능합니다.

PEET 유기
윤관식으로 완성되다

메가엠디 PEET 유기화학 전문강사
윤 관 식

GUIDE

ACE 500제 유기화학 기본편 | 윤관식

ACE 500제 유기화학 기본편은

✓ PEET 유기화학 기본개념을 문제풀이에 적용하며,

✓ 자신의 학습 상태를 파악하고 ✓ 올바른 추론 방법을 터득하는데

최적화 된 교재입니다.

교재 구성

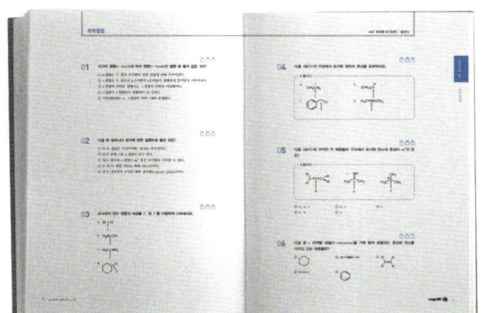

문제편 500제

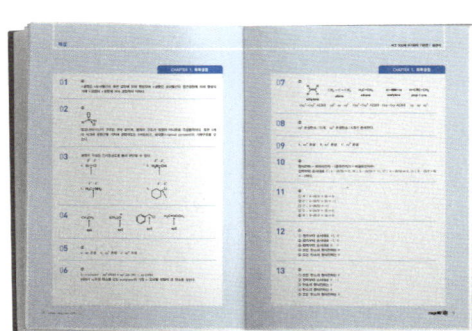

정답 및 해설

활용 방법

STEP 1 ▶ 이론을 학습한 뒤, 이론에 해당하는 문제를 찾아 풀어본다.

STEP 2 ▶ 문제풀이 시, 문제 옆 빈 공간에 자신의 풀이 방식을 써 둔다.

STEP 3 ▶ 문제풀이 후, 해설과 자신의 풀이 방식을 비교한다.

STEP 4 ▶ 복습 시, 틀린 문제 / 이유를 모른 채 정답만 맞춘 문제 / 쉽게 푼 문제를 구분해 오답노트를 작성한다.

STEP 5 ▶ 문제풀이 시 1st 2nd 3rd □□□에 표기하여 3번씩 반복 학습한다.

CONTENTS

ACE 500제 유기화학 기본편   윤관식

ACE 500제 유기화학 기본편

CHAPTER 1	화학결합	7
CHAPTER 2	알케인과 사이클로알케인	27
CHAPTER 3	알코올과 알킬할라이드	59
CHAPTER 4	알켄과 알카인 I	81
CHAPTER 5	알켄과 알카인 II	101
CHAPTER 6	방향족화합물	129
CHAPTER 7	입체화학	161
CHAPTER 8	알킬할라이드	203
CHAPTER 9	자유라디칼	229
CHAPTER 10	알코올과 에터	237

ACE 500제
유기화학
기본편

CHAPTER 1

화학결합

화학결합

01 시그마 결합(σ-bond)과 파이 결합(π-bond)의 설명 중 옳지 않은 것은?

① σ결합은 두 원자 오비탈의 정면 겹침에 의해 이루어진다.
② π결합은 두 원자의 p오비탈과 p오비탈이 평행하게 끌어당겨 이루어진다.
③ σ결합의 단면은 원형이고, π결합의 단면은 아령형이다.
④ π결합이 σ결합보다 결합력이 더 강하다.
⑤ 이중결합에는 σ, π결합이 각각 1개씩 존재한다.

02 다음 중 암모니아 분자에 대한 설명으로 옳은 것은?

① N-H 결합은 극성이지만, 분자는 무극성이다.
② 분자 안에 σ와 π결합이 모두 있다.
③ 질소 원자의 σ결합은 sp^3 혼성 오비탈로 나타낼 수 있다.
④ H-N-H 결합 각도는 최대 109.5도이다.
⑤ 분자 기하학적 모양은 평면 삼각형(trigonal planar)이다.

03 표시되어 있는 결합의 극성을 $δ^+$ 및 $δ^-$를 이용하여 나타내시오.

a. Br―Cl

b. H₂N―OH

c. H₃C―NH₂

d. (cyclohexyl)―Li

04 다음 〈보기〉의 구조에서 표시된 원자의 혼성을 표현하시오.

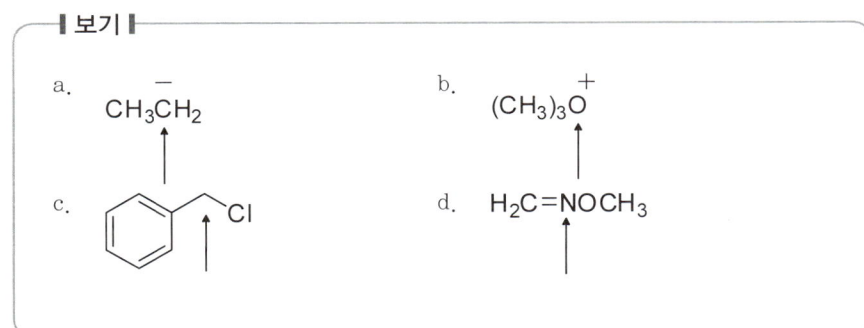

05 다음 〈보기〉에 주어진 각 화합물의 구조에서 표시된 탄소의 혼성이 sp^2인 것은?

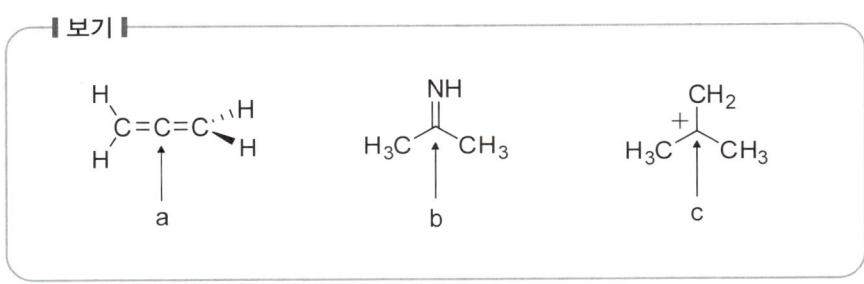

① a, b, c ② b, c ③ c
④ a, b ⑤ a

06 다음 중 s 오비탈 성질(S-character)을 가장 많이 포함하는 혼성화 탄소를 가지고 있는 화합물은?

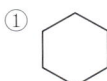 ② H≡H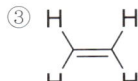

④ Ethane ⑤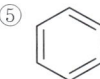

화학결합

07 다음 중 sp^2와 sp혼성궤도의 중첩으로 이루어진 물질은?

① $CH_2=CH_2$ ② $CH_2=C=CH_2$ ③ CH_3CH_3
④ $CH\equiv CH$ ⑤ $CHCCH_3$

08 아래 〈보기〉에 주어진 화합물은 남아메리카 건초나 키나나무의 껍질에서 분리된 천연물이다.

| 보기 |

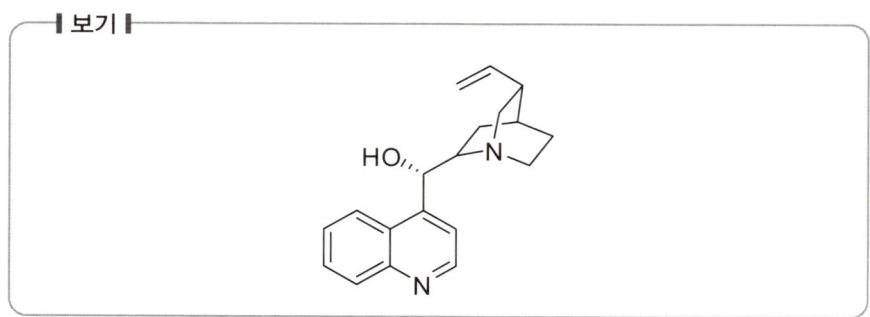

sp^2 혼성화 탄소 원자의 개수는 모두 몇 개인가?

① 10개 ② 11개 ③ 12개
④ 13개 ⑤ 14개

09 다음 〈보기〉의 각 구조에서 산소의 혼성은 무엇인가?

| 보기 |

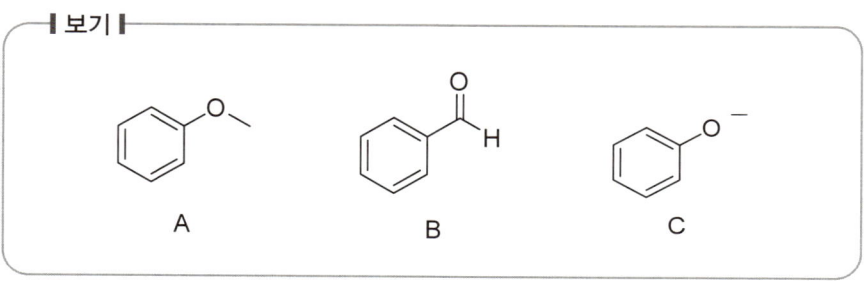

10 다음 〈보기〉 화합물에서 왼쪽에서 오른쪽으로 수소를 제외한 모든 원자의 형식전하를 옳게 짝지어 놓은 것은?

| 보기 |

$$H-\overset{\overset{H}{|}}{\underset{\underset{H}{|}}{C}}-N\equiv C-\ddot{\underset{..}{O}}:$$

① C : 0, N : −1, C : +1, O : 0
② C : 0, N : −1, C : +1, O : −1
③ C : 0, N : −1, C : 0,   O : −1
④ C : 0, N : +1, C : 0,   O : −1
⑤ C : 0, N : +1, C : −1, O : 0

11 다음 화합물 중 화살표로 표시된 원자의 형식전하가 +1인 것은?

① 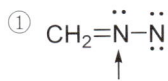　② 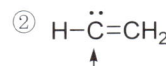　③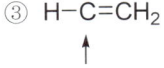

④ 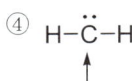　⑤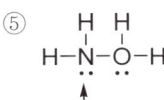

12 다음 중 형식전하가 +1인 탄소원자를 포함하고 있는 화학종은?

① H–C(H)(H)–C(H)(H)–H

② $H-\ddot{C}=\underset{\underset{H}{|}}{C}-H$

③ H−C≡C: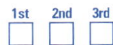

④ $\underset{H}{\overset{H}{\diagdown}}C=N\underset{\diagdown CH_3}{\diagup CH_3}$

⑤ $H-\overset{\overset{H}{|}}{\underset{\underset{H}{|}}{C}}-\overset{\overset{H}{|}}{\underset{\underset{H}{.}}{C}}-H$

1st 2nd 3rd

13 다음 중 형식전하가 −1인 탄소원자를 포함하고 있는 화학종은?

① $H-C\equiv C-H$

② 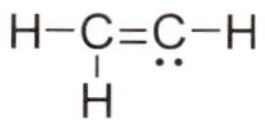

③ 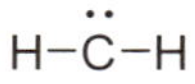

④ 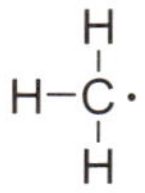

⑤ 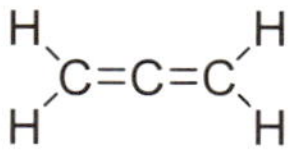

1st 2nd 3rd

14 다음 중 형식전하가 +1인 산소원자를 포함하고 있는 화학종은?

① 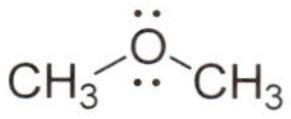

② 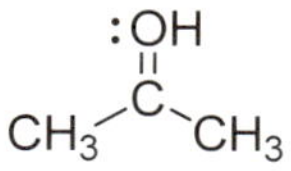

③ 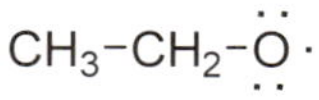

④ 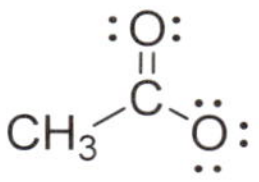

⑤ 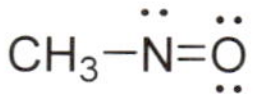

1st 2nd 3rd

15 다음 중 형식전하가 +1인 탄소원자를 포함하고 있는 화학종은?

① $H-C\equiv C:$

② 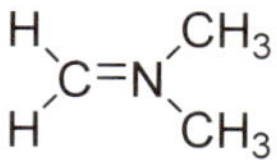

③ 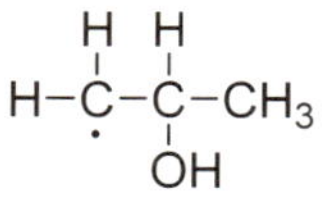

④ 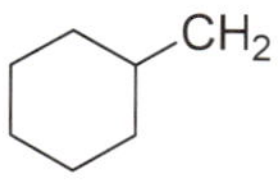

⑤ 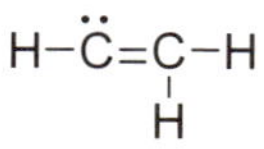

16 다음 [CH₂NCO]⁻의 루이스 구조 중 가장 불안정한 구조는 무엇인가?

① H₂C-N=C=O: ② H₂C=N-C=O: ③ H₂C-N-C=O:

④ H₂C-N-C≡O: ⑤ H₂C-N-C≡O:

17 다음 중 [HCONCH₃]⁻의 루이스 구조로 옳은 것을 모두 고른 것은?

| 보기 |

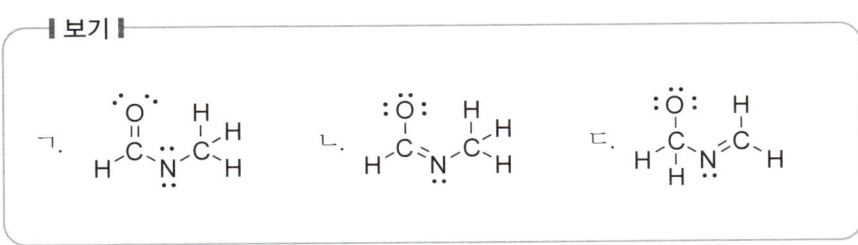

① ㄱ   ② ㄴ   ③ ㄴ, ㄷ
④ ㄱ, ㄴ   ⑤ ㄱ, ㄴ, ㄷ

18 다음 중 [CH₂NO₂]⁻의 루이스 구조로 옳은 것을 모두 고른 것은?

| 보기 |

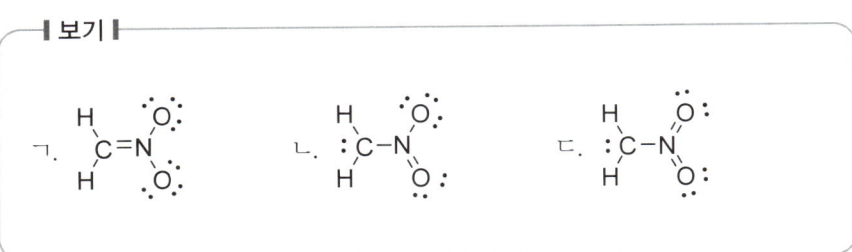

① ㄱ   ② ㄴ   ③ ㄴ, ㄷ
④ ㄱ, ㄴ   ⑤ ㄱ, ㄴ, ㄷ

화학결합

19 다음 〈보기〉의 화합물에 표시된 탄소-탄소간의 결합길이가 증가하는 순으로 올바르게 나열한 것은?

| 보기 |

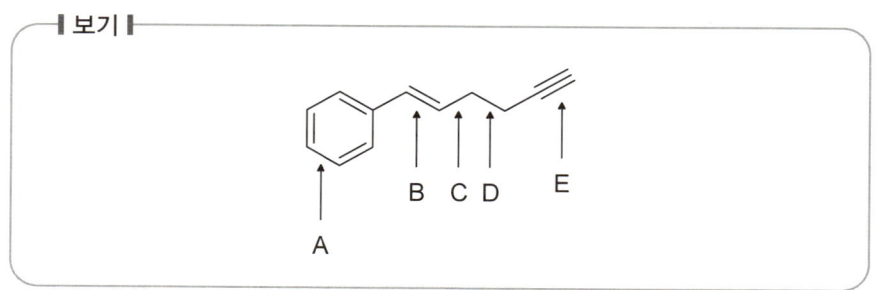

① A<B<C<D<E ② D<E<B<A<C ③ E<B<A<C<D
④ B<E<C<A<D ⑤ E<C<A<B<D

20 다음 〈보기〉에 주어진 화합물 중 π-전자의 비편재화가 가능한 것은 모두 몇 개인가?

| 보기 |

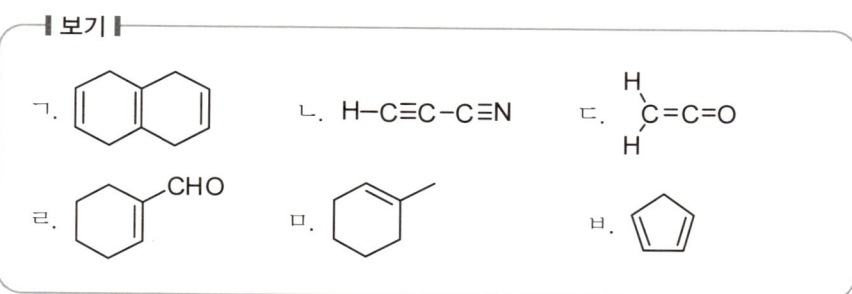

① 1 ② 2 ③ 3
④ 4 ⑤ 5

21 아래 제시된 구조와 공명 관계에 있지 <u>않은</u> 것을 〈보기〉에서 모두 고른 것은?

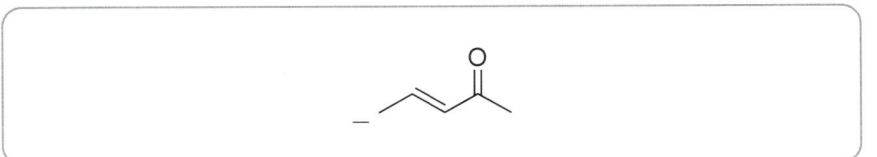

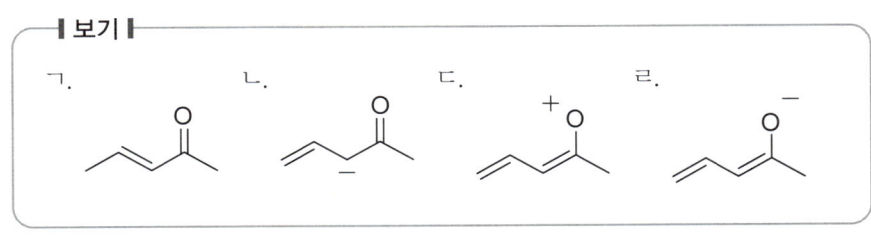

① ㄱ   ② ㄴ   ③ ㄷ
④ ㄱ, ㄷ   ⑤ ㄴ, ㄷ

22 다음 〈보기〉의 구조 중 서로 공명 관계인 것은?

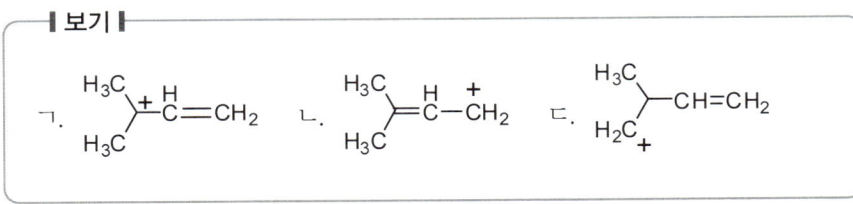

① ㄱ, ㄴ   ② ㄴ, ㄷ   ③ ㄱ, ㄷ
④ ㄱ, ㄴ, ㄷ   ⑤ 없음

화학결합

23 비편재화(Delocalization)는 전자가 하나의 원자 혹은 하나의 공유결합에만 존재하는 것이 아니라 한 개 이상의 원자에 퍼져있는 것을 말한다. 다음 〈보기〉에 주어진 물질 중 비편재화 되지 <u>않는</u> 것은?

| 보기 |
ㄱ. $H_2C=CH_2$　　　　ㄴ. CO_3^{2-}
ㄷ. NO_3^-　　　　　　ㄹ. $CH_2=CH-CH_2-CH=CH_2$
ㅁ. $C_6H_5CH=CH_2$

① ㄱ, ㄴ　　　　② ㄱ, ㄷ　　　　③ ㄱ, ㄹ
④ ㄴ, ㄹ　　　　⑤ ㄴ, ㅁ

24 다음 공명 구조의 공명혼성을 옳게 표현한 것을 고른 것은?

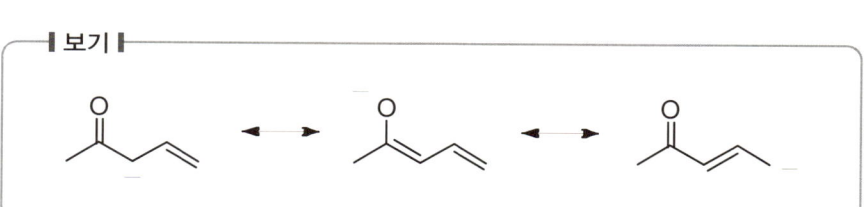

25 다음의 공명 혼성체에 대한 기여도가 가장 큰 공명 구조를 고르시오.

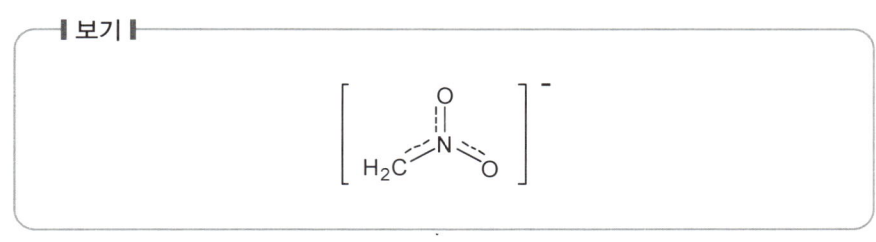

26 Ethane, ethylene, acetylene에 대한 설명으로 옳은 것은 무엇인가?

① acetylene은 C-H 결합길이가 가장 길며, 가장 약산이다.
② acetylene은 C-H 결합길이가 가장 짧으며, 가장 강산이다.
③ ethane은 C-H 결합길이가 가장 길며, 가장 강산이다.
④ ethylene은 C-H 결합길이가 가장 짧으며, 가장 강산이다.
⑤ 세 화합물의 C-H 결합길이는 모두 동등하다.

27 다음 〈보기〉에 주어진 두 물질의 관계에 대해 바르게 진술한 것은?

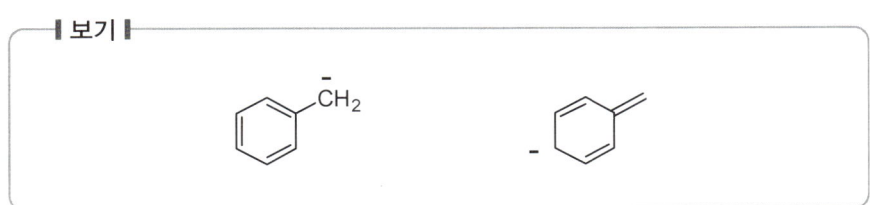

① 구조이성질체
② 동일물질
③ 공명구조
④ 입체이성질체
⑤ 서로 다른 화합물이다.

화학결합

28 다음 〈보기〉에 주어진 음이온의 안정성이 증가하는 순으로 바르게 나열된 것은?

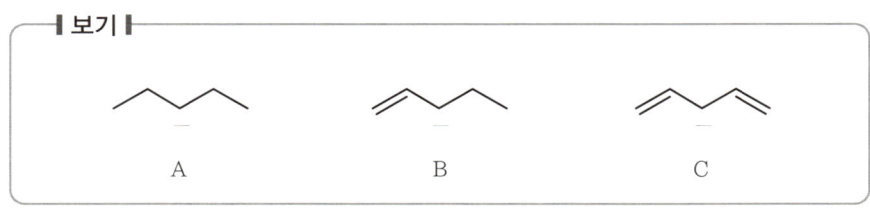

① A < B < C ② A < C < B ③ B < C < A
④ C < A < B ⑤ C < B < A

29 다음에 주어진 물질의 공명구조를 그려보시오.

a.
$$H_3C-\underset{+}{\overset{H}{C}}-NHCH_3 \longleftrightarrow$$

b.
$$H-\overset{O}{\underset{}{\overset{\|}{C}}}-NH_2 \longleftrightarrow$$

c.
$$^-O-\overset{+}{O}=O \longleftrightarrow$$

d.
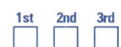 $\longleftrightarrow$

e.
$$H_3C-\overset{O}{\underset{}{\overset{\|}{C}}}-\overset{-}{C}H-\overset{O}{\underset{}{\overset{\|}{C}}}-CH_3 \longleftrightarrow$$

30 굽은 화살표를 따라 다음 각 화학종의 공명구조를 그려보시오.

a. H₃C−N⁺≡N ↔

b.
$$\text{H}_3\text{C}-\overset{\overset{-}{O}}{\underset{}{C}}=\overset{H}{\underset{CH_2}{C}} \;\; \leftrightarrow$$

c.
(methylcyclohexenyl cation) ↔

d.
(cyclohexadienyl with =NH₂⁺) ↔

31 다음의 공명 구조에서 공명 혼성체에 기여도가 증가하는 순으로 순서를 매겨라.

a. A ↔ B ↔ C (methyl acetate 공명구조들)

b. A ↔ B ↔ C (hydrazone 공명구조들)

32 다음 〈보기〉의 니코틴에 대한 질문에 답하시오.

| 보기 |

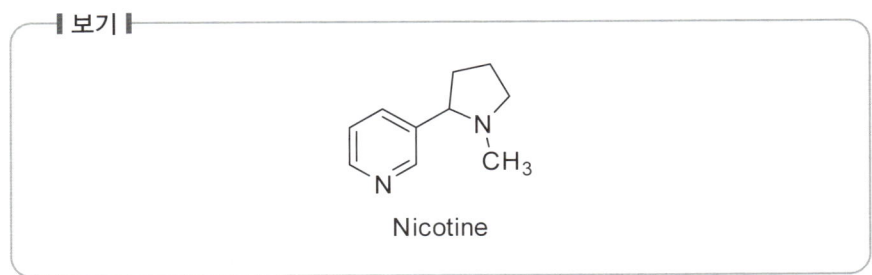
Nicotine

a. 니코틴내의 각 질소의 혼성은 무엇인가?
b. 각 질소에 있는 비공유 전자쌍은 어떤 유형의 오비탈에 들어 있는가?
c. 니코틴의 공명 구조를 그려라.

화학결합

33 다음 〈보기〉의 엔타카폰에 대한 질문에 답하시오.

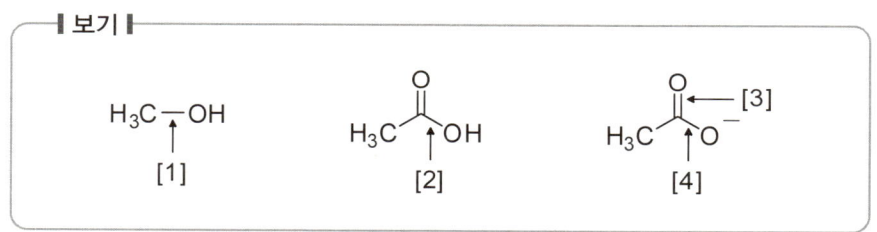

a. 가장 긴 C-C 결합은 어느 것인가?
b. 가장 짧은 C-C 결합은 어느 것인가?
c. 가장 긴 C-N 결합은 어느 것인가?
d. 가장 짧은 C-N 결합은 어느 것인가?

34 다음 〈보기〉의 화합물에 대한 질문에 답하시오.

H_3C-OH [1] $H_3C-C(=O)OH$ [2] $H_3C-C(=O)O^-$ [3][4]

a. 결합 [1]과 결합 [2]중 더 긴 결합은 무엇인가?
b. 결합 [3]과 결합 [4]는 서로 길이가 같으나 결합 [2]보다 짧은 이유는 무엇인가?

35 다음은 서로 다른 탄소 화학종 A~D이다.

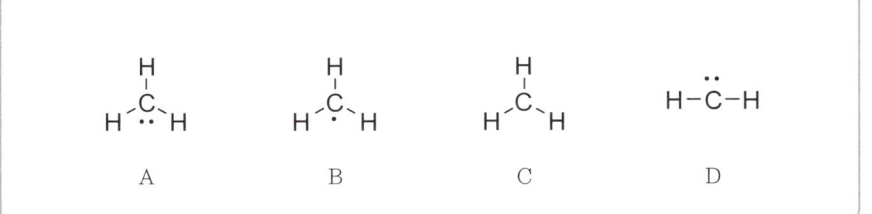

이에 대한 설명으로 옳은 것만을 〈보기〉에서 있는 대로 고른 것은?

|보기|

ㄱ. 형식전하가 0인 탄소를 가지는 화학종은 B, D이다.
ㄴ. 형식전하가 +1인 탄소를 가지는 화학종은 C이다.
ㄷ. 형식전하가 -1인 탄소를 가지는 화학종은 A이다.

① ㄱ ② ㄴ ③ ㄷ
④ ㄱ, ㄴ ⑤ ㄴ, ㄷ ⑥ ㄱ, ㄷ
⑦ ㄱ, ㄴ, ㄷ

36 다음 〈보기〉의 화합물 중 탄소가 형식전하를 가지는 것은?

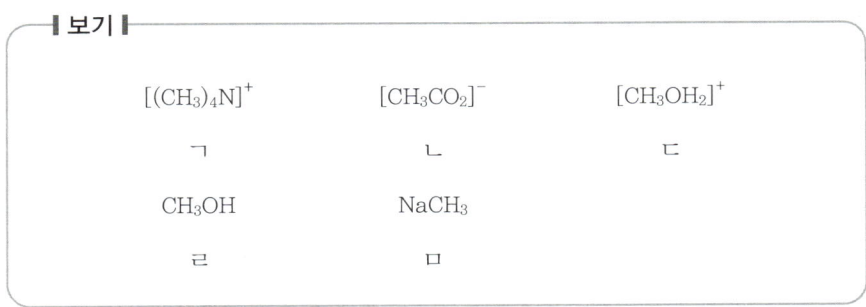

① ㄱ ② ㄴ, ㄷ ③ ㄹ, ㅁ
④ ㅁ ⑤ ㄴ, ㅁ

화학결합

37 다음 〈보기〉의 화합물에서 표시된 원소 중 형식전하가 0이 아닌 위치로 올바른 것은?

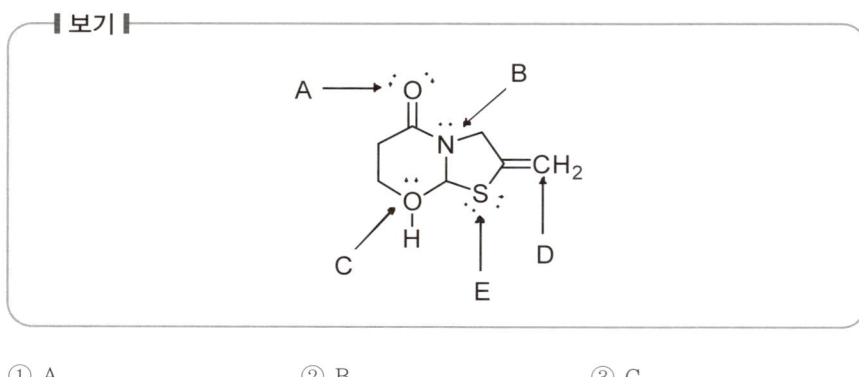

① A ② B ③ C
④ D ⑤ E

38 다음 〈보기〉의 화합물에서 화살표로 표시된 각 원소의 혼성을 모두 옳게 나타낸 것은?

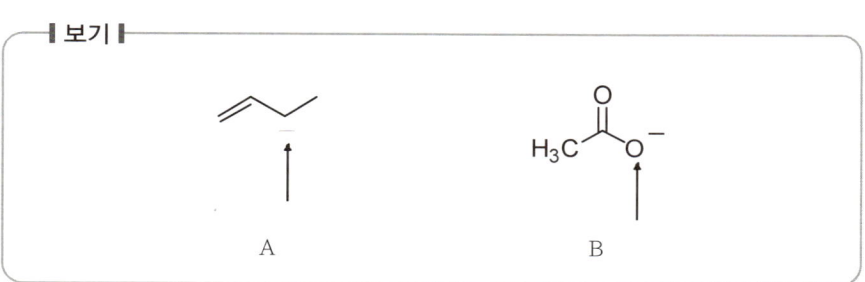

① A = sp^3, B = sp^3 ② A = sp^2, B = sp^2 ③ A = sp^3, B = sp^2
④ A = sp^2, B = sp^3 ⑤ A = p, B = p

39 다음 〈보기〉의 분자에서 가장 짧은 탄소–탄소 결합과 가장 긴 탄소–탄소 결합을 순서대로 올바르게 짝지은 것은?

|보기|

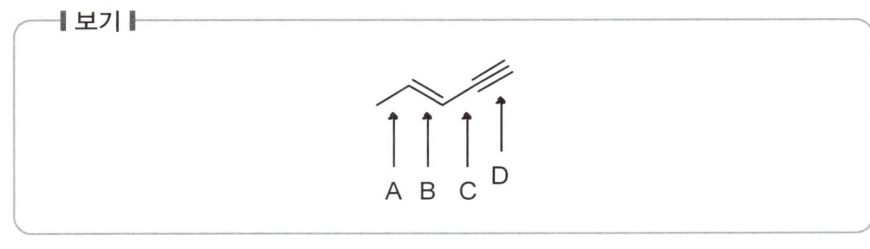

① B, C ② D, C ③ A, D
④ D, A ⑤ A, C

40 다음 중 공명구조에 대한 설명으로 올바른 문장을 고르시오.

① 공명구조는 전자의 배열은 동일하고 원자의 위치가 바뀐다.
② 공명구조는 원자의 위치는 동일하고 전자의 배열은 바뀐다.
③ 공명구조는 원자의 위치와 전자의 배열이 모두 동일하다.
④ 공명구조는 원자의 위치와 전자의 배열이 모두 다르다.
⑤ 공명구조는 수소를 제외한 나머지 원자의 위치는 모두 동일하다.

41 다음 〈보기〉에 주어진 포름알데하이드(H_2CO)의 공명구조를 기여도가 증가하는 순서대로 올바르게 나열한 것은?

|보기|

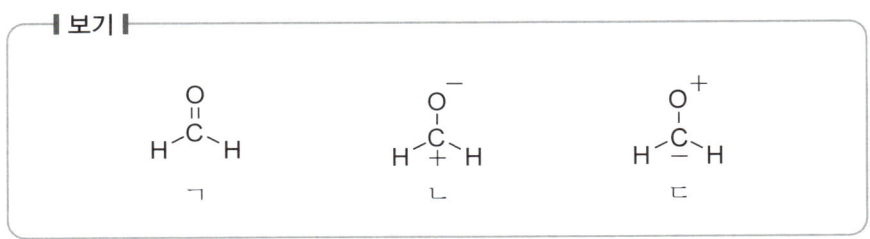

① ㄱ < ㄴ < ㄷ ② ㄱ < ㄷ < ㄴ ③ ㄴ < ㄱ < ㄷ
④ ㄷ < ㄴ < ㄱ ⑤ ㄷ < ㄱ < ㄴ

화학결합

42 다음 각 〈보기〉의 공명구조에 대한 기여도가 더 높은 구조로 모두 올바르게 짝지어진 것은?

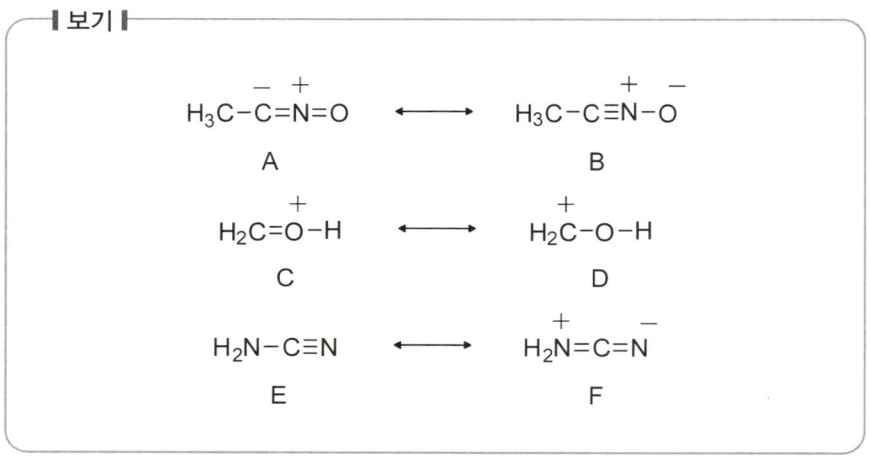

① B, D, E ② B, C, F ③ A, D, E
④ A, C, F ⑤ B, C, E

43 다음 〈보기〉의 화합물에 대한 공명구조 중 기여도가 가장 높은 구조를 고르시오.

| 보기 |

$$\overset{+}{H_2C}-C=C-\overset{-}{O}$$
$$H\ \ H$$

① $\overset{+}{H_2C}=\underset{H}{\overset{H}{C}}-C=O$
② $H_2C=\underset{H}{C}-\underset{H}{C}=O$
③ $\overset{+}{H_2C}-\underset{H}{C}=C=\overset{-}{O}$
④ $H_2C=C=C=O$
⑤ $H_2C=\underset{H\ +}{\overset{H}{C}}-\overset{-}{O}$

44 다음 화합물 중 컨쥬게이션(conjugation)이 되어 있는 화합물을 모두 고르시오.

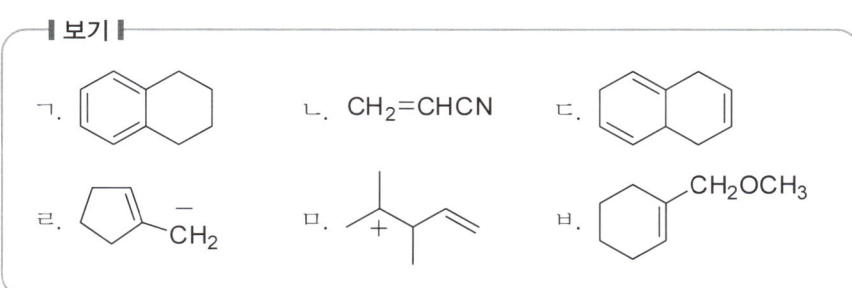

45 다음 각 화합물에 대하여 가능한 모든 공명 구조를 그려라.

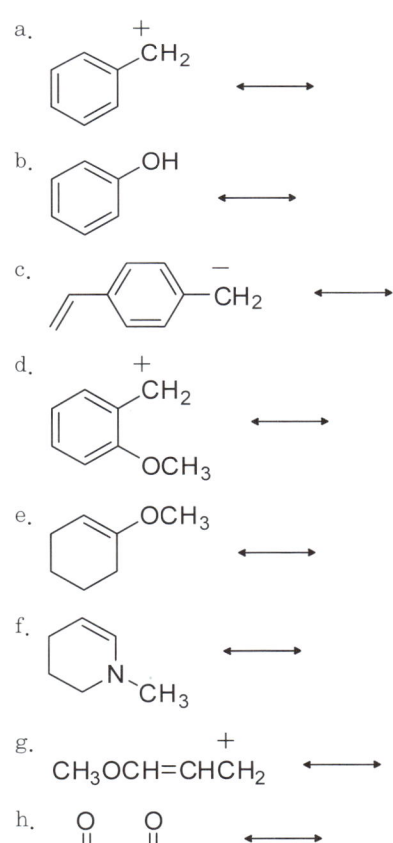

ACE 500제

유기화학
기본편

CHAPTER 2

알케인과 사이클로알케인

알케인과 사이클로알케인

01 다음 〈보기〉에 주어진 비타민 C(Vitamin C)에 대한 설명 중 옳지 <u>않은</u> 것은?

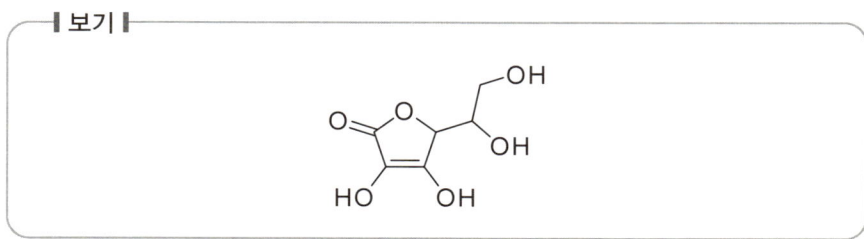

① 2개의 π 결합을 지닌다.
② 1개의 sp² 혼성 산소가 있다.
③ 3개의 sp² 혼성 탄소가 있다.
④ 알데하이드(aldehyde)로 분류될 수 있다.
⑤ 하이드록시기에 의한 수소결합으로 끓는점은 매우 높은 편이다.

02 서로 이성질체관계인 n-hexane, 2,3-dimethylbutane, 2-methylpentane에 대한 끓는점(boiling point)이 증가하는 순서로 옳은 것은?

① 2,3-dimethylbutane < 2-methylpentane < n-hexane
② 2-methylpentane < n-hexane < 2,3-dimethylbutane
③ 2-methylpentane < 2,3-dimethylbutane < n-hexane
④ n-hexane < 2-methylpentane < 2,3-dimethylbutane
⑤ n-hexane < 2,3-dimethylbutane < 2-methylpentane

03 다음은 morphine의 구조이다. 이 화합물에 들어있지 <u>않은</u> 작용기는?

| 보기 |

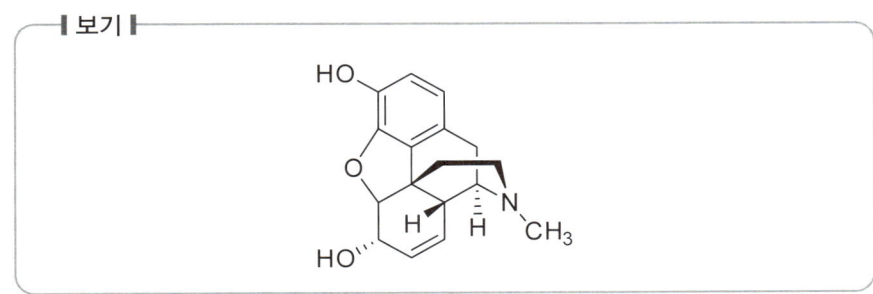

① 알코올(Alcohol) ② 알데히드(Aldehyde) ③ 에터(Ether)
④ 아민(Amine)   ⑤ 벤젠(Benzene)

04 다음 화합물은 페니실린이다. 이 화합물에 포함되어 있지 <u>않은</u> 작용기는 어느 것인가?

| 보기 |

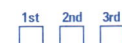

① 에터(ether)
② 아마이드(amide)
③ 에스터(ester)
④ 카복실산(carboxylic acid)
⑤ 방향족(aromatic)

알케인과 사이클로알케인

05 다음 각 분자들에 존재하는 작용기를 찾고 명칭을 쓰시오.

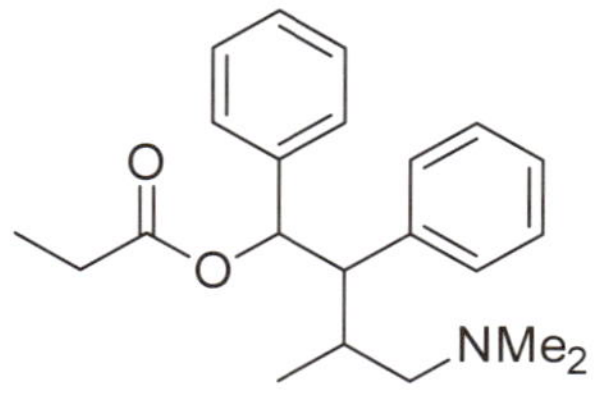

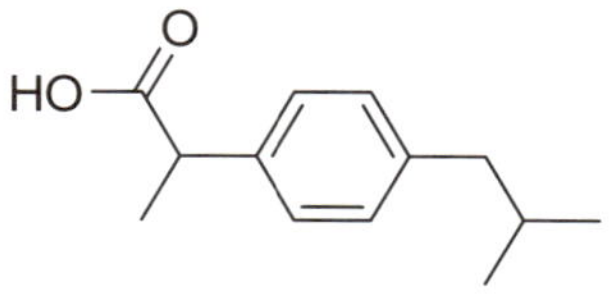

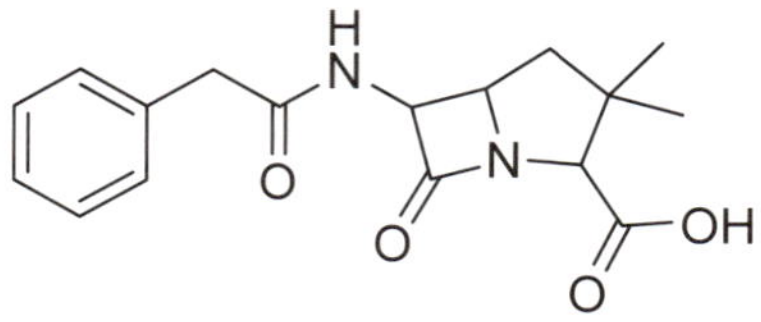

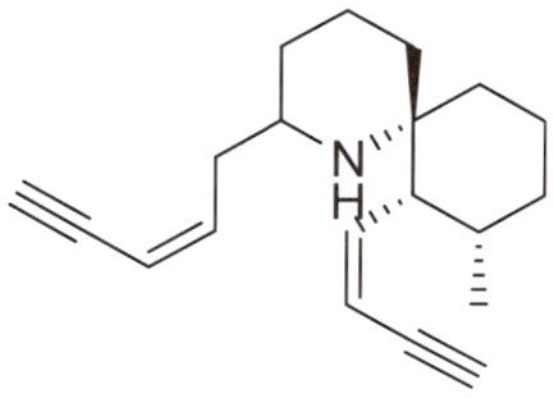

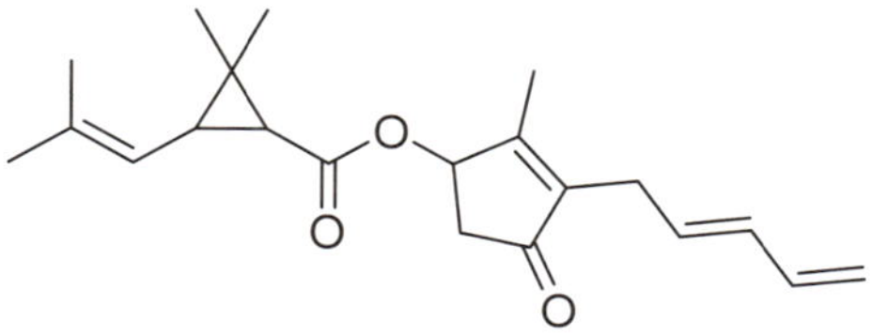

06 다음 〈보기〉에 제시된 화합물의 이성질체가 존재한다고 가정할 때 가능한 이성질체의 IUPAC 이름은 무엇인가?

| 보기 |

① 2-methylheptane
② 2,5-dimethylhexane
③ 2,2,3,4-tetramethylpentane
④ 2,5-dimethylcycloheptane
⑤ 2,5-dimethylheptane

07 다음 〈보기〉의 화합물들에 대한 끓는점의 비교가 옳은 것은 무엇인가?

| 보기 |
ㄱ. octane < 2,2,3-trimethylpentane
ㄴ. heptane > 2-methylnonane
ㄷ. 2,2,5-trimethylhexane < nonane

① ㄱ　　② ㄴ　　③ ㄷ
④ ㄱ, ㄴ　　⑤ ㄴ, ㄷ

08 다음 중 2차 혹은 3차 수소를 가지고 있지 <u>않는</u> 것은?

① Isobutane　② Neoheptane　③ Isooctane
④ Propane　⑤ Neopentane

알케인과 사이클로알케인

09 다음 〈보기〉의 화합물 중에서 이성질체 관계를 있는 대로 고른 것은?

| 보기 |
ㄱ. n-Pentane
ㄴ. 2-Methylbutane
ㄷ. 2-Methylpentane
ㄹ. n-Hexane
ㅁ. 2,2-Dimethylpropane

① ㄱ, ㄴ, ㄷ   ② ㄴ, ㄷ, ㄹ   ③ ㄱ, ㄴ, ㅁ
④ ㄱ, ㄷ, ㄹ   ⑤ ㄷ, ㄹ, ㅁ

10 n-pentane(A), isopentane(B), neopentane(C)의 끓는점이 증가하는 순서로 옳게 배열된 것은?

① A < B < C   ② C < B < A   ③ B < C < A
④ B < A < C   ⑤ C < A < B

11 다음 〈보기〉에 주어진 화합물 중 cis, trans 이성질체로서 존재가 가능한 것은 모두 몇 개인가?

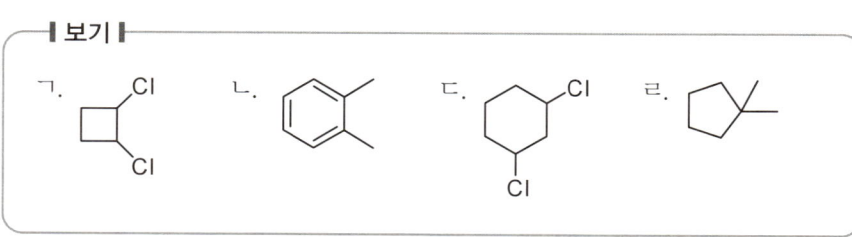

① 0개   ② 1개   ③ 2개
④ 3개   ⑤ 4개

12 다음 〈보기〉에 주어진 두 물질의 관계에 대해 바르게 진술한 것은?

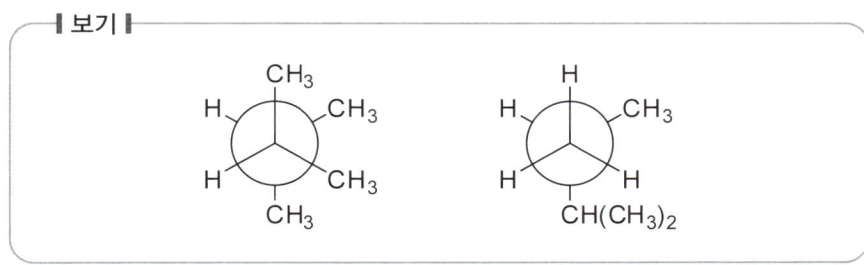

① 구조이성질체　　② 동일물질　　③ 공명구조
④ 입체이성질체　　⑤ 서로 다른 화합물이다.

13 다음은 n-butane의 뉴만 투영도이다. 가장 안정한 형태(conformation)부터 가장 불안정한 형태(conformation) 순으로 올바르게 짝지어진 것은?

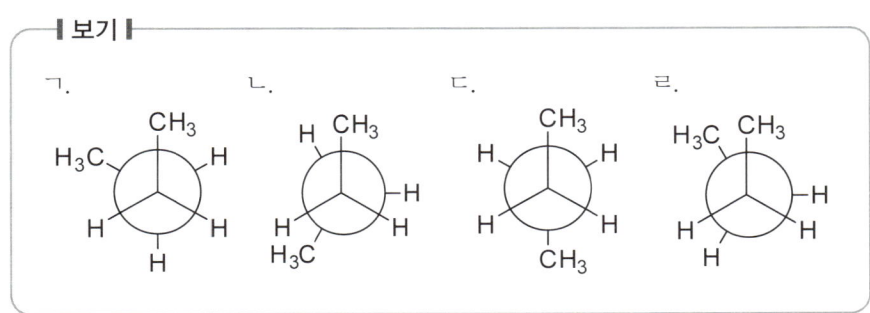

① ㄱ > ㄴ > ㄷ > ㄹ　　② ㄴ > ㄷ > ㄹ > ㄱ　　③ ㄷ > ㄱ > ㄴ > ㄹ
④ ㄱ > ㄴ > ㄹ > ㄷ　　⑤ ㄱ > ㄷ > ㄴ > ㄹ

알케인과 사이클로알케인

14 다음 제시된 뉴만 투영도(Newman projection)에서 butane의 고우시 이형태체는 무엇인가?

① 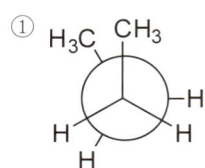 ② (CH₃ top, H₃C left-up, H's) ③ (CH₃ top, CH₃ bottom-back)

④ (CH₃ top front, CH₃ bottom-right back) ⑤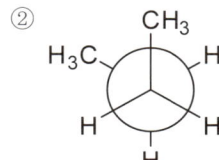

15 다음 제시된 뉴만 투영도에서 butane의 안티형태(anti conformer)는 무엇인가?

① 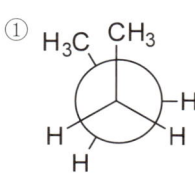 ② 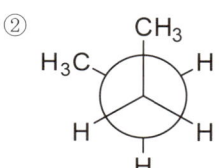 ③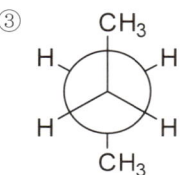

④ (CH₃ top front, CH₃ bottom-right back) ⑤ (CH₃ top, CH₃ upper-right back)

16 다음 제시된 뉴만 투영도에서 2,2-dimethylpropane으로 옳은 것은?

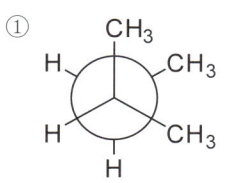

17 다음 2,4-dimethylpentane의 가장 안정한 형태부터 가장 불안정한 형태 순으로 올바르게 짝지어진 것은?

| 보기 |

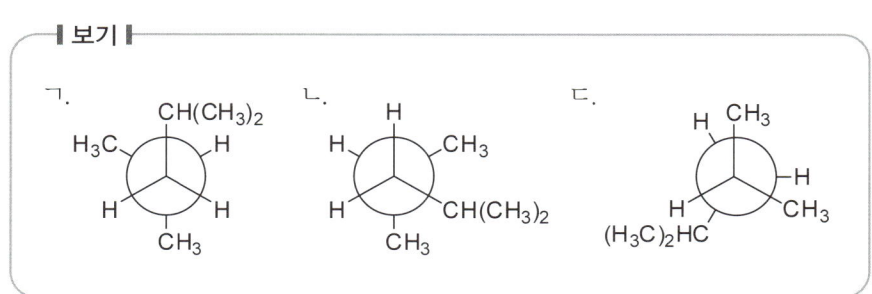

① ㄱ > ㄴ > ㄷ ② ㄴ > ㄱ > ㄷ ③ ㄷ > ㄱ > ㄴ
④ ㄱ > ㄷ > ㄴ ⑤ ㄷ > ㄴ > ㄱ

알케인과 사이클로알케인

18 다음 2-iodobutane의 치환기 크기가 H < CH₃ < I 라고 가정할 때, 가장 안정한 형태는 무엇인가?

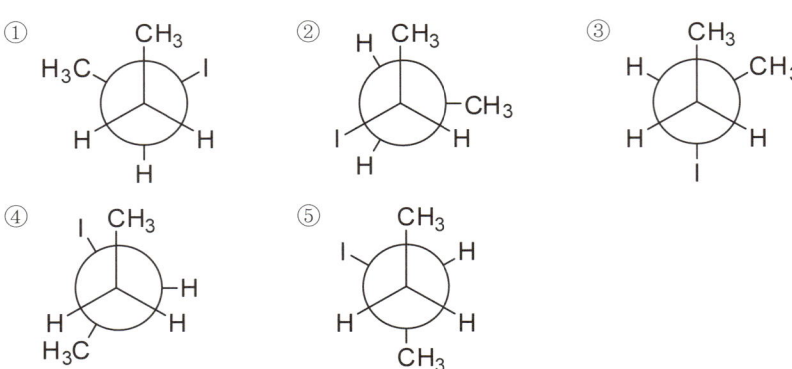

19 다음은 2-methylbutane의 C2-C3 사이의 회전에 의한 엇갈린 형태(staggered conformer)와 가리워진 형태(eclipsed conformer)간의 에너지 다이어그램이다. 아래에 주어진 뉴만 투영도의 위치는 A ~ G 중 무엇인가?

| 보기 |

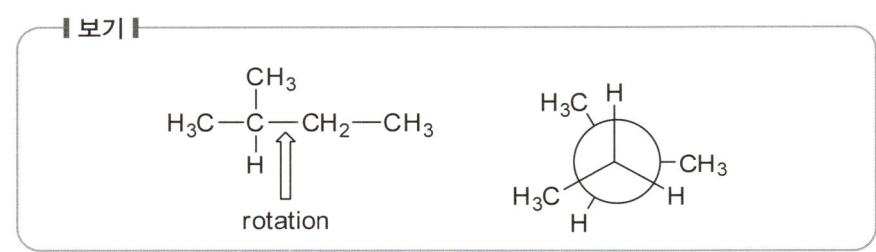

rotation

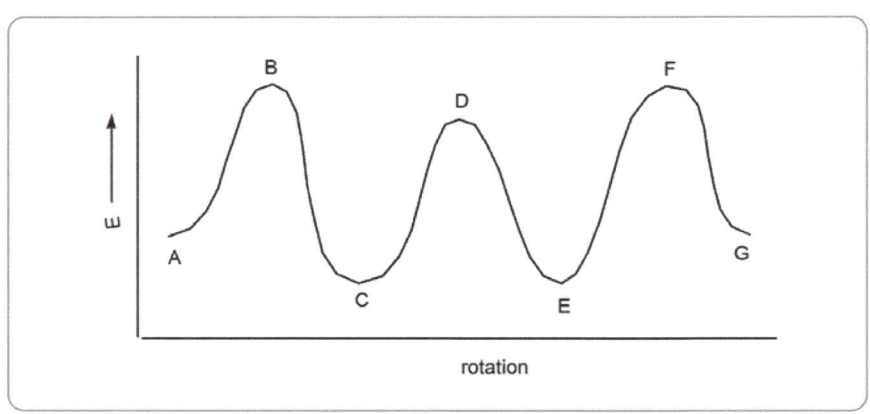

① A와 G ② B와 F ③ C와 E
④ D ⑤ 알 수 없다.

20 다음 〈보기〉에 주어진 뉴만 투영도에 대한 설명으로 옳은 것은?

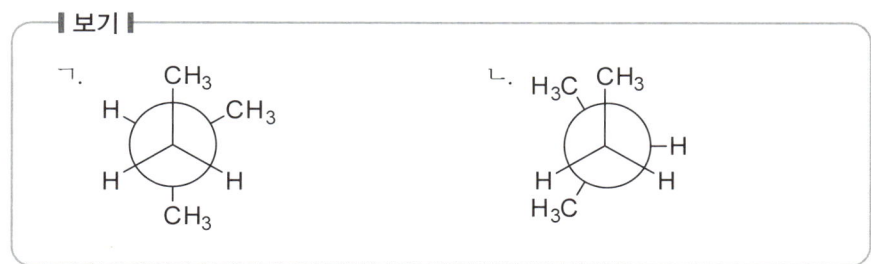

① ㄱ은 비틀림 무리(torsional strain)만 존재한다.
② ㄴ은 입체장애(steric strain)만 존재한다.
③ ㄱ과 ㄴ은 비틀림무리(torsional strain)가 동일하다.
④ ㄱ과 ㄴ은 입체장애(steric strain)가 동일하다.
⑤ ㄱ과 ㄴ중 상대적으로 안정한 화합물은 ㄱ이다.

21 다음 중 cis-1,2-dimethylcyclobutane의 구조 이성질체로 옳은 것은?

① cis-1,2-dimethylcyclopropane
② trans-1,2-dimethylcyclopropane
③ 1,1-dimethylcyclobutane
④ trans-1,2-dimethylcyclobutane
⑤ 2,2-dimethylbutane

22 다음 중 cis-1,2-dimethylcyclopentane의 입체 이성질체로 옳은 것은?

① methylcyclohexane
② 1,1-dimethylcyclopentane
③ trans-1,2-dimethylcyclopentane
④ cis-1,3-dimethylcyclopentane
⑤ trans-1,3-dimethylcyclopentane

알케인과 사이클로알케인

23 다음 〈보기〉에 제시된 화합물 사이의 관계를 옳게 진술한 것은?

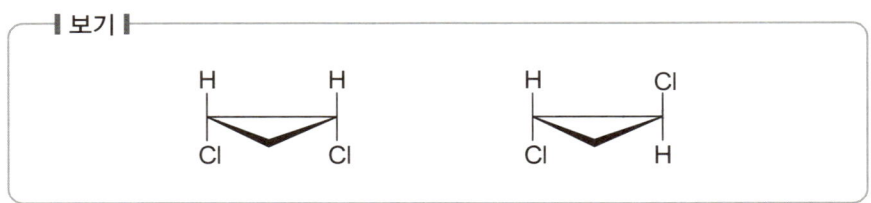

① 두 화합물은 서로 같은 화합물이다.
② 두 화합물은 같은 화합물의 서로 다른 이형태체이다.
③ 두 화합물은 구조 이성질체 관계에 있다.
④ 두 화합물은 기하 이성질체 관계에 있다.
⑤ 두 화합물은 공명구조 관계에 있다.

24 Cyclobutane을 모체로 하는 dimethylcyclobutane의 이성질체(구조+기하)의 개수는?

① 3개　　　② 4개　　　③ 5개
④ 6개　　　⑤ 7개

[25~26] 아래의 구조에 대한 물음에 답하시오.

| 보기 |

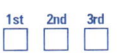

25 위 〈보기〉에 주어진 화합물에 대한 설명으로 옳은 것은?

① Br, Cl과 CH₃는 서로 cis 관계에 있다.
② Br은 Cl과는 trans, CH₃와는 cis 관계에 있다.
③ Br은 Cl과는 cis, CH₃와는 trans 관계에 있다.
④ Br은 Cl과 CH₃ 모두와 trans 관계에 있다.
⑤ Br은 Cl과는 gauche, CH₃와는 anti 관계에 있다.

26 위 〈보기〉에 주어진 화합물에 대한 설명으로 옳은 것은?

① Br과 gauche 관계에 있는 것은 Cl 뿐이다.
② Br은 Cl, CH₃ 모두와 gauche 관계에 있다.
③ Br은 Cl, CH₃ 모두와 anti 관계에 있다.
④ Br은 Cl과는 gauche, CH₃와는 anti 관계에 있다.
⑤ Br과 anti 관계에 있는 것은 Cl 뿐이다.

알케인과 사이클로알케인

27 trans-1-Isopropyl-3-methylcyclohexane의 가장 안정한 구조는 무엇인가?

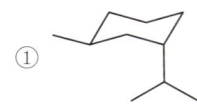

⑤ 위 구조 중 적어도 두 가지 이상이 안정한 구조이다.

28 다음 제시된 화합물 중 cis-1-tert-butyl-4-methylcyclohexane의 가장 안정한 구조는 무엇인가?

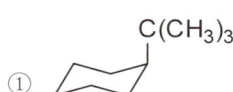

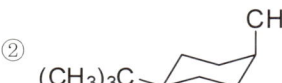

29 다음 제시된 화합물 중 trans-1-isopropyl-2-methylcyclohexane의 가장 안정한 구조는 무엇인가?

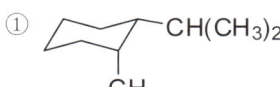

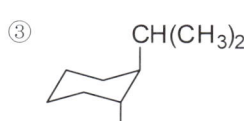

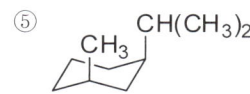

30 다음 〈보기〉에 주어진 구조의 가장 안정한 의자형태로 옳은 것은?

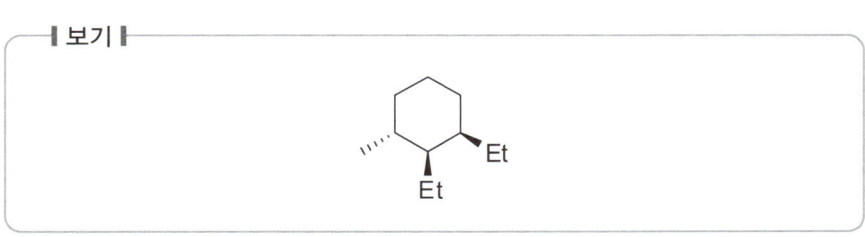

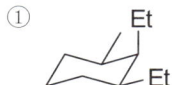 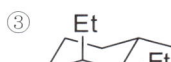

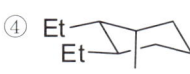 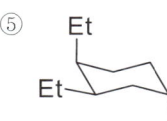

알케인과 사이클로알케인

31 다음 〈보기〉에 제시된 구조의 가장 안정한 형태를 뉴먼 투시도로 옳게 나타낸 것은?

보기

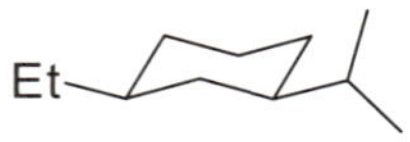

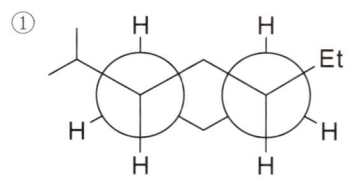

① (structure)

② (structure)

③ (structure)

④ (structure)

⑤ (structure)

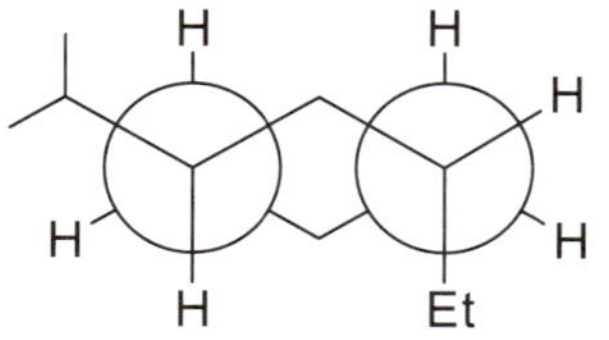

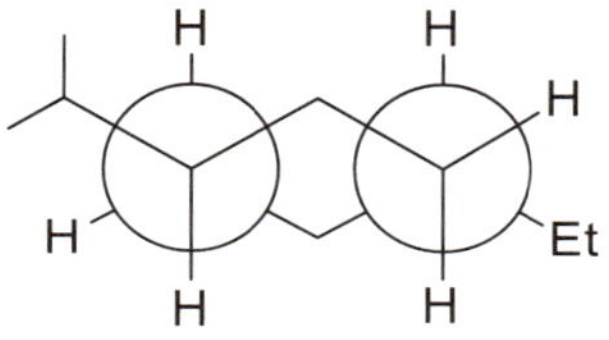

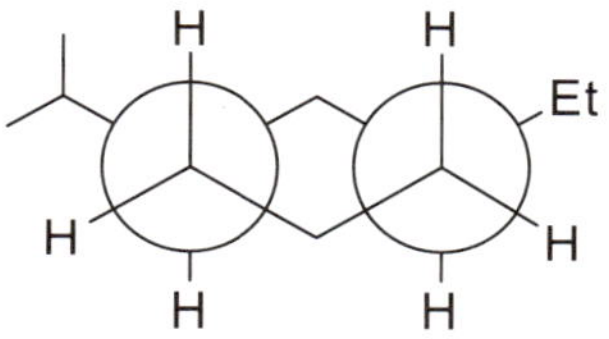

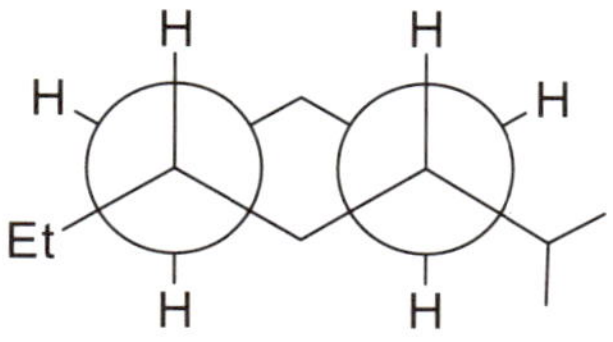

32 다음 화합물 중 가장 안정한 구조는 어느 것인가?

① H₃C–[cyclohexane with CH₃ up, CH₃ down]–CH₃

② H₃C, H₃C–[cyclohexane]–CH₃

③ H₃C–[cyclohexane with CH₃ up]–CH₃

④ H₃C–[cyclohexane]–CH₃ (with H₃C, CH₃)

⑤ H₃C–[cyclohexane]–CH₃ (with CH₃)

33 유기화합물의 형태(conformation)와 관련된 설명 중 가장 옳은 것은?

① 형태가 다른 두 화합물은 별개의 화합물로서 그 끓는점이 다르다.
② 1,2-dichloroethane의 cis와 trans는 형태 이성질체(conformational isomers)의 관계이다.
③ butane의 고우시(gauche)와 안티(anti)는 에너지가 동일하다.
④ cyclohexane의 보트(boat)와 의자(chair)는 형태가 다르다.
⑤ cyclohexane의 보트형태는 의자형태보다 안정하다.

알케인과 사이클로알케인

34 다음 〈보기〉의 2-치환 cyclohexane 유도체의 평형이 오른쪽(K > 1)으로 치우치는 조합을 모두 고르시오.

| 보기 |

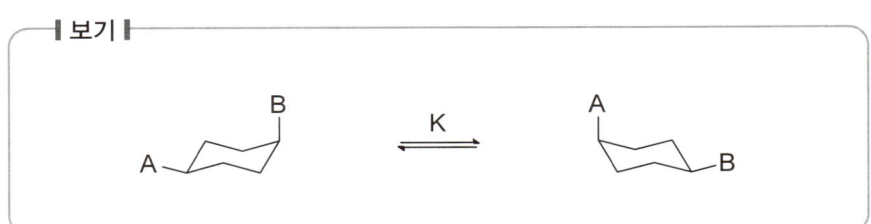

	A	B
①	CN	COOH
②	tBu	Ph
③	Ph	CH_3
④	F	Cl
⑤	OH	COOH

35 다음 화합물의 IUPAC 이름으로 옳은 것은?

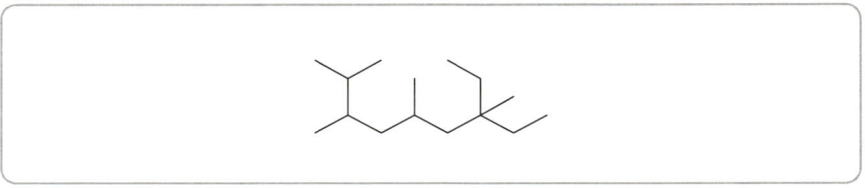

① 4,6-dimethyl-6-ethyloctane
② 2,4-dimethyl-2-ethylheptane
③ 7-ethyl-2,3,5,7-tetramethylnonane
④ 3-ethyl-7-isopropyl-3,5-dimethyloctane
⑤ 6-ethyl-2-isopropyl-4,6-dimethyloctane

36 다음 화합물의 IUPAC 이름으로 옳은 것은?

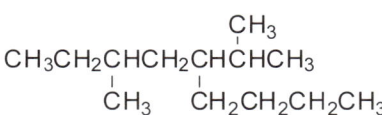

① 4-isopropyl-6-methyloctane
② 5-isopropyl-3-methylnonane
③ 3,6-dimethyl-5-propylheptane
④ 2,5-dimethyl-3-propylheptane
⑤ 2-ethyl-4-isopropylheptane

37 다음 중 유기화합물의 명명이 잘못된 것은?

① ethanol ② 1-methylpropane ③ 2-methylpropane
④ 2-methylbutane ⑤ isopropyl alcohol

38 다음 화합물의 IUPAC 이름으로 옳은 것은?

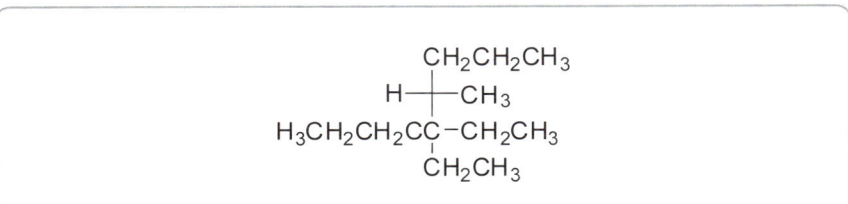

① 2-ethyl-5-isobutylnonane
② 5-sec-butyl-2-ethylnonane
③ 6-sec-butyl-3-methylnonane
④ 4-butyl-2,7-dimethylnonane
⑤ 4,4-diethyl-5-methyloctane

알케인과 사이클로알케인

39 다음 화합물의 IUPAC 이름으로 옳은 것은?

① 4-ethyl-2,2,3-trimethyloctane
② 5-ethyl-6,6,7-trimethyloctane
③ 4-ethyl-2,3-dimethyl-2-ethyloctane
④ 5-ethyl-2,3-dimethyl-2-ethyloctane
⑤ 5-ethyl-2,2,3-dimethyl-2-ethyloctane

40 다음의 알케인(Alkanes)류 화합물 중 그 이름이 국제 순수 및 응용화학 연맹(IUPAC)의 명명법에 따라 바르게 명명된 화합물은?

① 1-methyl-2-ethylhexane
② cis-2,3-dimethyloctane
③ 2,3,4-trimethylheptane
④ 3,4-ethyldecane
⑤ trans-2,3-dimethylpentyne

41 다음 화합물의 IUPAC 이름으로 옳은 것은?

① 2,5-dimethyl-3-t-butylheptane
② 2,5-dimethyl-4-t-butylhexane
③ 2,5-dimethyl-4-t-butylheptane
④ 4-t-butyl-2,5-dimethylheptane
⑤ 3-t-butyl-2,5-dimethylheptane

42

다음 화합물의 IUPAC 이름으로 옳은 것은?

[Newman projection structure]

① 2-methyl-4-isopropylheptane
② 2-methyl-4-isopropyloctane
③ 3-methyl-5-isopropylhexane
④ 4-isopropyl-2-methylheptane
⑤ 4-isopropyl-2-methyloctane

43

다음 화합물의 IUPAC 이름으로 옳은 것은?

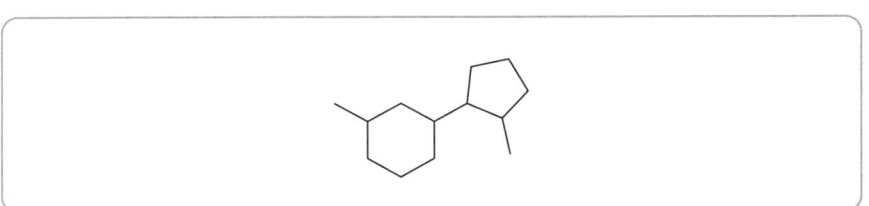

① 1-(2-methylcyclopentyl)-3-methylcyclohexane
② 1-methyl-3-(2-methylcyclopentyl)cyclohexane
③ 1-(1-methylcyclopentyl)-3-methylcyclohexane
④ 1-methyl-2-(3-methylcyclohexyl)cyclopentane
⑤ 1-(3-methylcyclohexyl)-2-methylcyclopentane

알케인과 사이클로알케인

44 다음 〈보기〉에 주어진 화합물의 IUPAC 명칭이 올바르지 <u>않은</u> 것은 모두 몇 개인가?

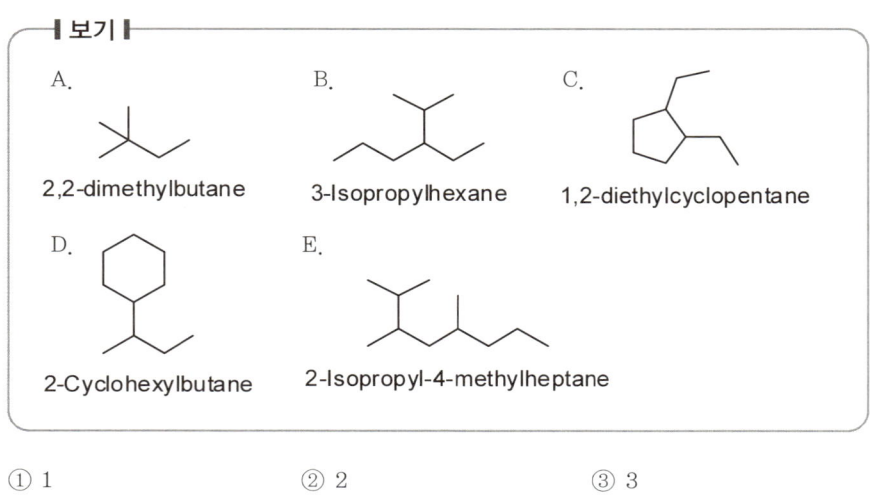

| 보기 |
A. 2,2-dimethylbutane
B. 3-Isopropylhexane
C. 1,2-diethylcyclopentane
D. 2-Cyclohexylbutane
E. 2-Isopropyl-4-methylheptane

① 1 ② 2 ③ 3
④ 4 ⑤ 5

45 다음 중 bromocyclohexane의 가장 안정한 형태로 옳은 것은?

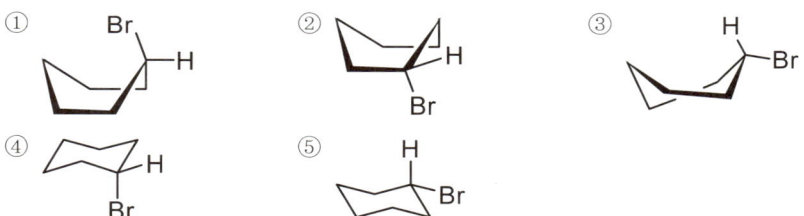

46 다음 〈보기〉의 구조에서 2차 수소(secondary hydrogens)의 수, 3차 탄소(tertiary carbons)의 수를 순서대로 바르게 나타낸 것은?

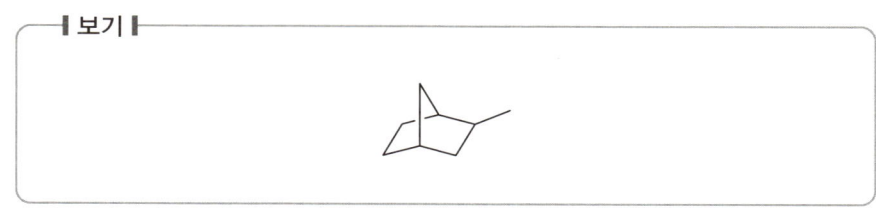

① 4개, 2개 ② 6개, 3개 ③ 8개, 3개
④ 10개, 5개 ⑤ 12개, 6개

47 다음은 Aspirin의 구조이다. 표시된 작용기의 명칭으로 올바른 것은?

| 보기 |

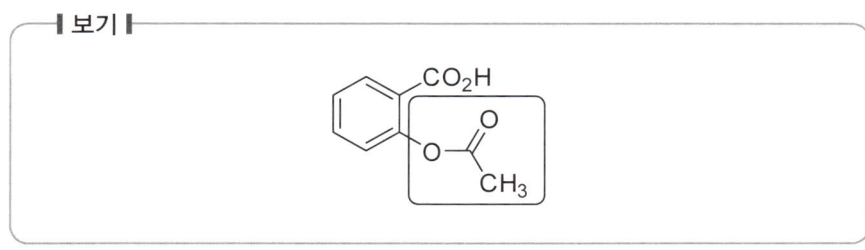

① Ester   ② Ketone   ③ Aldehyde
④ Carboxylic acid   ⑤ Ether

48 다음은 알츠하이머 치료제인 Donepezil이다. Donepezil에 존재하는 작용기를 모두 옳게 나열한 것을 고르시오.

| 보기 |

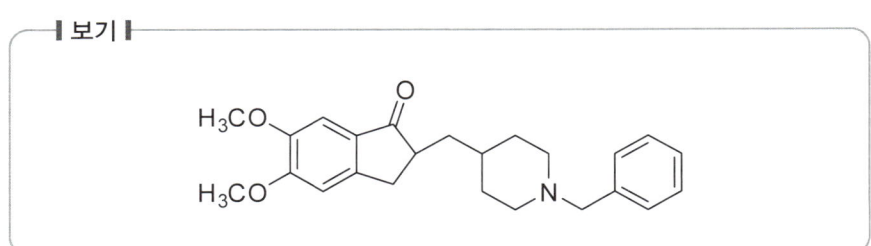

① Amide, Aromatic, Ether, Ketone
② Amide, Aromatic, Ester, Ketone
③ Amine, Aromatic, Ether, Aldehyde
④ Amine, Aromatic, Ether, Ketone
⑤ Amine, Aromatic, Ester, Aldehyde

알케인과 사이클로알케인

49 다음은 고혈압치료제인 Atenolol이다. Atenolol에 존재하는 작용기를 모두 옳게 나열한 것을 고르시오.

| 보기 |

① 1차 Alcohol, Amide, 1차 Amine, Aromatic, Ether.
② 2차 Alcohol, Amide, 2차 Amine, Aromatic, Ether.
③ 2차 Alcohol, Amide, 1차 Amine, Aromatic, Ether.
④ 2차 Alcohol, Amide, 1차 Amine, 2차 Amine Aromatic, Ester.
⑤ 1차 Alcohol, Amide, 1차 Amine, 2차 Amine, Aromatic, Ether.

50 다음은 Aspartame이라는 인공감미료이다. Aspartame에 존재하는 작용기를 모두 옳게 나열한 것을 고르시오.

| 보기 |

① Amine, Aromatic, Carboxylic acid, Ether, Ketone.
② Amine, Amide, Aromatic, Carboxylic acid, Ketone.
③ Amine, Aromatic, Carboxylic acid, Ester, Nitrile.
④ Amide, Alcohol, Aromatic, Carboxylic acid, Ether.
⑤ Amine, Amide, Aromatic, Carboxylic acid, Ester.

51 화합물의 구조와 IUPAC 이름이 올바르게 짝지어진 것은?

① 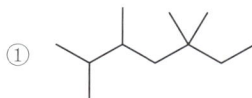 3,3,5,6-tetramethylheptane

② 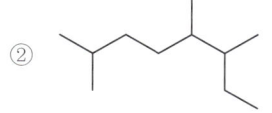 2,5,6-trimethyloctane

③ 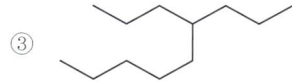 4-pentylheptane

④ 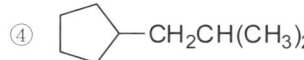 tert-butylcyclopentane

⑤ 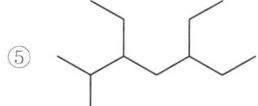 3-ethyl-5-isopropylheptane

52 화합물의 구조와 IUPAC 이름이 올바르게 짝지어진 것은?

① 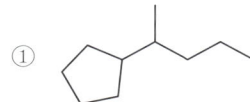 2-cyclopentylpentane

② 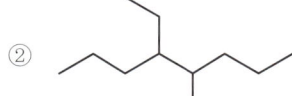 5-methyl-4-ethyloctane

③ 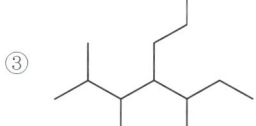 3,5,6-trimethyl-4-propylheptane

④ 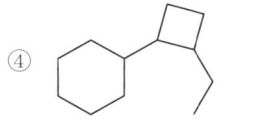 (2-ethylcyclobutyl)cyclohexane

⑤ 5-ethyl-3,6-dimethyloctane

알케인과 사이클로알케인

53 화합물의 구조와 IUPAC 이름이 올바르게 짝지어진 것은?

① 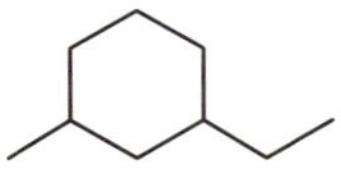 3-ethyl-1-methylcyclohexane

② 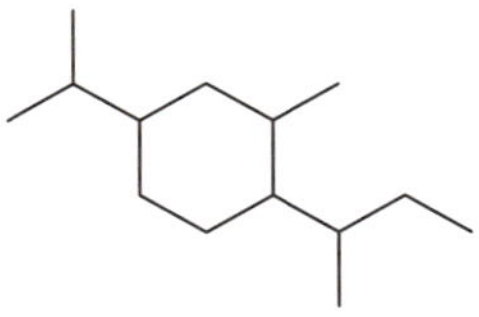 4-isopropyl-2-methyl-1-sec-butylcyclohexane

③ 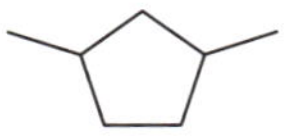 1,3-dimethylcyclohexane

④ 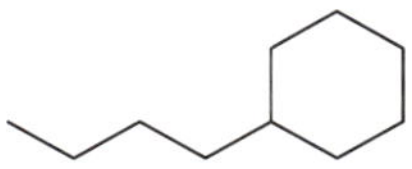 1-cyclohexylbutane

⑤ 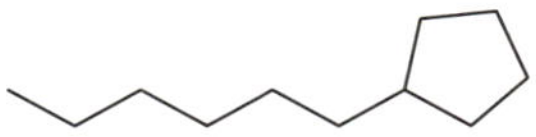 1-cyclopentylhexane

54 화합물의 구조와 IUPAC 이름이 올바르게 짝지어진 것은?

① 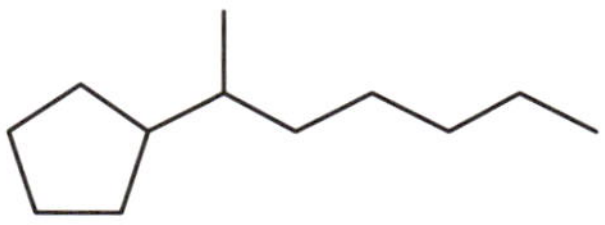 (1-methylhexyl)cyclopentane

② 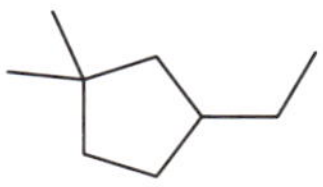 3-ethyl-1,1-dimethylcyclopentane

③ 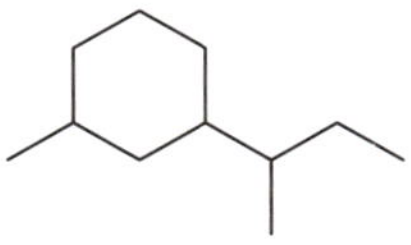 1-methyl-3-sec-butylcyclohexane

④ 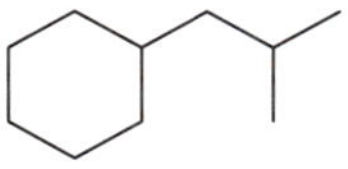 (1-methylpropyl)cyclohexane

⑤ 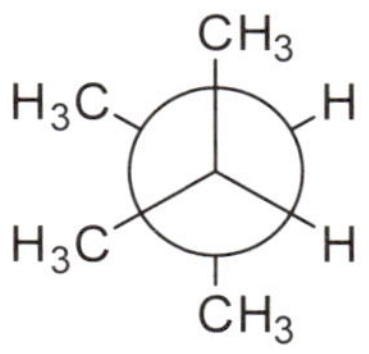 1,1,2,2-tetramethylethane

55 화합물의 구조와 IUPAC 이름이 올바르게 짝지어진 것은?

① 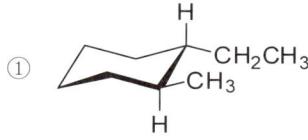 trans-1-ethyl-6-methylcyclohexane

② 2-methyl-2-isopropylpropane

③ 1,1-dimethylcyclohexane

④ cis-1,3-dimethylcyclohexane

⑤ 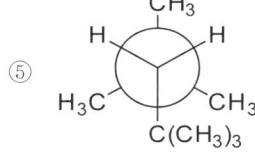 2,2,4,4-tetramethylpentane

56 다음 1-chloropropane의 CH_3와 Cl이 고우시 관계인 것을 모두 고르시오.

| 보기 |

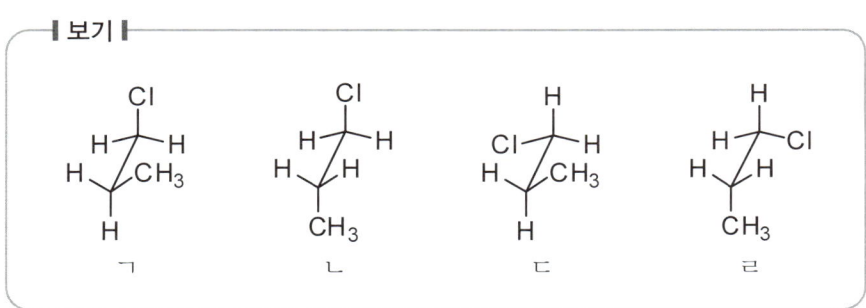

ㄱ   ㄴ   ㄷ   ㄹ

① ㄱ, ㄴ   ② ㄱ, ㄷ   ③ ㄱ, ㄹ
④ ㄴ, ㄷ   ⑤ ㄴ, ㄹ

알케인과 사이클로알케인

57 다음 화합물의 형태에서 Br간의 이면각으로 올바른 것은?

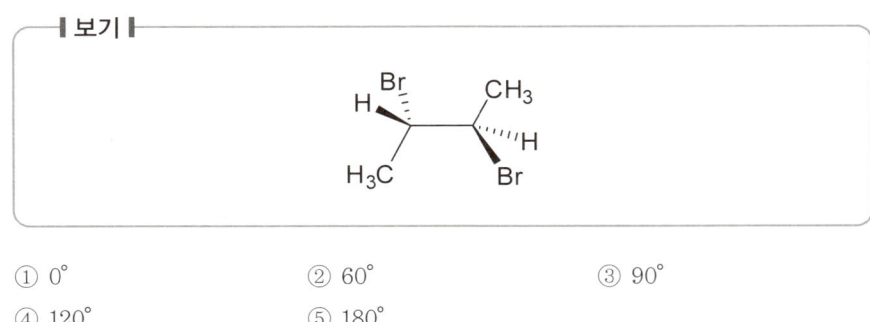

① 0°   ② 60°   ③ 90°
④ 120° ⑤ 180°

58 다음 화합물에서 X와 Gauche관계, Anti관계인 위치를 순서대로 고른 것은?

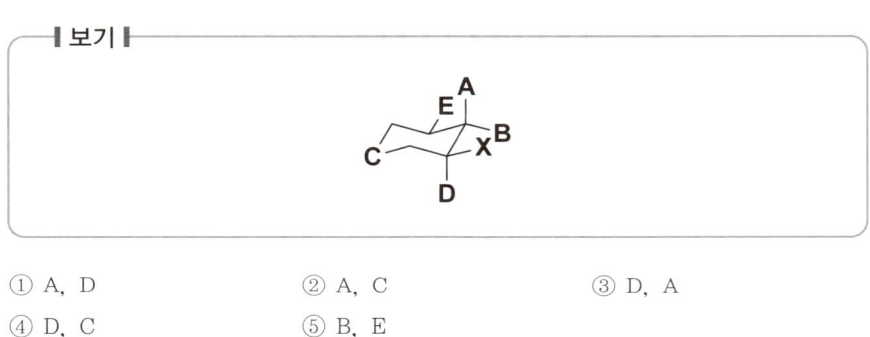

① A, D   ② A, C   ③ D, A
④ D, C   ⑤ B, E

59 다음 화합물의 가장 안정한 형태로 올바른 것은?

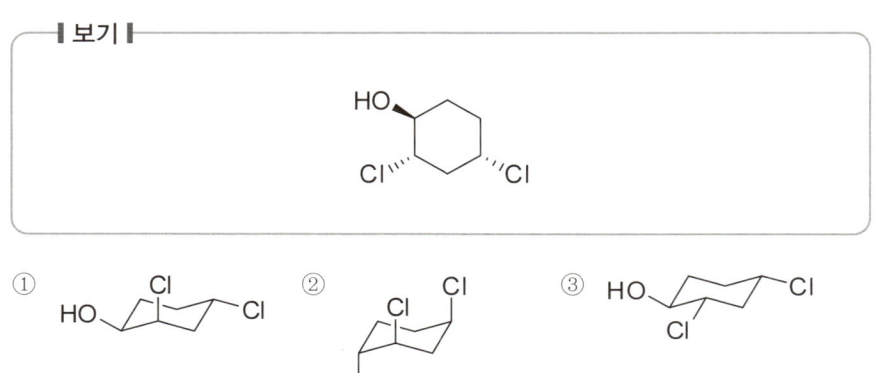

60 다음 각 IUPAC 이름에 해당하는 구조를 그려라.

a. 3-ethyl-2-methylhexane

b. sec-butylcyclopentane

c. 4-isopropyl-2,4,5-trimethylheptane

d. cyclobutylcycloheptane

e. 3-ethyl-1,1-dimethylcyclohexane

f. 4-butyl-1,1-diethylcyclooctane

g. 6-isopropyl-2,3-dimethylnonane

h. 2,2,6,6,7-pentamethyloctane

i. cis-1-ethyl-3-methylcyclopentane

j. trans-1-tert-butyl-4-ethylcyclohexane

61 다음 각 IUPAC 이름은 틀린 것이다. 올바른 IUPAC 이름으로 고쳐라.

a. 2,2-dimethyl-4-ethylheptane

b. 5-ethyl-2-methylhexane

c. 2-methyl-2-isopropylheptane

d. 1,5-dimethylcyclohexane

e. 1-ethyl-2,6-dimethylcycloheptane

f. 5,5,6-trimethyloctane

g. 3-butyl-2,2-dimethylhexane

h. 1,3-dimethylbutane

알케인과 사이클로알케인

62 다음 〈보기〉의 각 구조를 더 안정한 의자형태로 그려라. 한 구조는 멘톨(menthol)을 나타내며, 다른 하나는 아이소멘톨(isomenthol)을 나타낸다. 더 안정한 이성질체인 아이소멘톨은 어느 것인가?

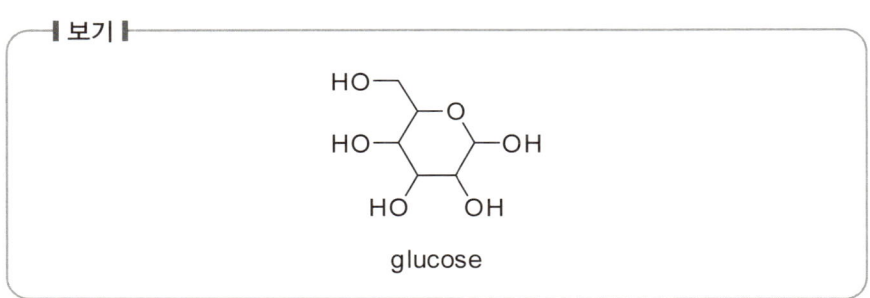

63 아래 〈보기〉의 글루코스는 다섯 개의 치환기가 육원자 고리에 연결된 단당류이다.

a. 글루코스의 가장 안정한 의자형태를 그려라.

b. 이러한 가장 안정한 형태를 평면으로 그려라.(단, 치환기는 쐐기와 대쉬로 나타내라)

64 Haloethane(CH₃CH₂X, X = Cl, Br, I)은 할로젠의 크기가 Cl < Br < I 로 감에 따라 증가함에도 불구하고 가리워진 형태에서 비슷한 비틀림 무리를 갖는다. 그 이유는 무엇인가?

65 다음 각 화합물에 대한 IUPAC 이름을 쓰시오.

a.

b.

c.

d.

e.

f.

g.

h.

ACE 500제
유기화학
기본편

CHAPTER 3

알코올과 알킬할라이드

알코올과 알킬할라이드

01 다음 중 2차 알코올과 2차 아민을 순서대로 올바르게 고른 것은?

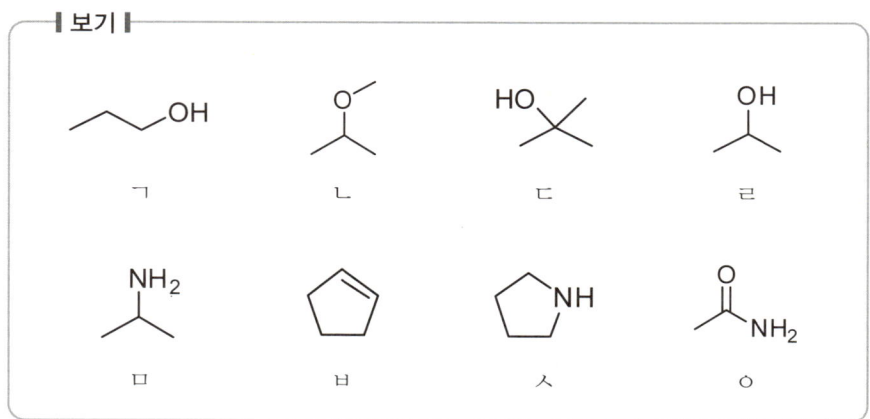

① ㄱ, ㅁ
② ㄴ, ㅇ
③ ㄷ, ㅅ
④ ㄹ, ㅁ
⑤ ㄹ, ㅅ

02 다음에 제시된 화합물 중 쌍극자 모멘트가 가장 큰 것은?

① O=C=O
② S=C=O
③ S=C=S
④ O_2
⑤ O_3

03 다음 할로젠화 알킬(Alkyl halide)의 쌍극자 모멘트(dipole moment)가 증가하는 순서대로 옳게 나열한 것은?

① $CH_3F < CH_3Cl < CH_3Br < CH_3I$
② $CH_3Br < CH_3Cl < CH_3F < CH_3I$
③ $CH_3I < CH_3Br < CH_3Cl < CH_3F$
④ $CH_3Cl < CH_3Br < CH_3I < CH_3F$
⑤ $CH_3I < CH_3Br < CH_3F < CH_3Cl$

04 화합물의 쌍극자 모멘트는 결합의 극성과 분자의 기하학적 모양에 의해서 결정된다. 다음 화합물 중 극성결합을 가졌으나 쌍극자 모멘트가 0인 분자를 고르면?

① CH_3OH ② CCl_4 ③ cis-1,2-dichloroethene
④ CH_3CH_3 ⑤ Cl_2

05 다음 중 쌍극자 모멘트가 0인 분자는 무엇인가?

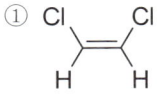 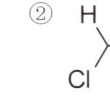 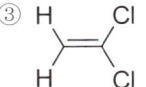

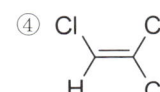 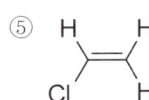

06 다음에 제시된 화합물 중 쌍극자 모멘트가 가장 작은 분자는 무엇인가?

① Br_2 ② NH_3 ③ HCl
④ HBr ⑤ HI

07 다음에 제시된 화합물 중 쌍극자 모멘트를 갖는 것을 모두 고르시오.

① CH_3NH_2 ② CO_2 ③ CH_3OCH_3
④ $(CH_3)_2C=C(CH_3)_2$ ⑤ BCl_3

알코올과 알킬할라이드

08 다음에 제시된 화합물 중 Butane(C_4H_{10})에서 가장 용해도(solubility)가 큰 것은?

① CH_3OH ② CH_3ONa ③ CH_3NH_2
④ CH_3OCH_3 ⑤ $(CH_3)_3CH$

09 다음에 제시된 화합물 중 물(H_2O)에서 가장 용해도(solubility)가 큰 것은?

① CH_3OCH_3 ② CH_3CH_2OH ③ CH_3CH_2Cl
④ $CH_3CH_2CH_3$ ⑤ CH_3CHO

10 F는 Cl에 비해 전기음성도(electronegativity)가 더 큼에도 불구하고, C-F 결합보다 C-Cl결합이 더 큰 쌍극자 모멘트(dipole moment)를 갖는다. 그 이유를 설명하시오.

11 다음 중 가장 끓는점(b.p)이 낮은 알킬 할라이드는?

① t-butyl chloride ② n-butyl chloride ③ t-butyl bromide
④ n-butyl iodide ⑤ t-butyl iodide

12 다음 알킬 할라이드의 끓는점이 증가하는 순서가 올바르게 나열된 것은?

① ethyl bromide < propyl bromide < isopropyl bromide < ethyl fluoride
② ethyl fluoride < propyl bromide < isopropyl bromide < ethyl bromide
③ ethyl fluoride < ethyl bromide < isopropyl bromide < propyl bromide
④ ethyl bromide < ethyl fluoride < propyl bromide < isopropyl bromide
⑤ ethyl bromide < ethyl fluoride < isopropyl bromide < propyl bromide

13 다음 알코올의 끓는점이 증가하는 순서가 올바르게 나열된 것은?

① $(CH_3)_3COH < (CH_3)_3CCH_2OH < (CH_3)_2CHCH_2CH_2OH < CH_3(CH_2)_4OH$
② $(CH_3)_3COH < (CH_3)_2CHCH_2CH_2OH < (CH_3)_3CCH_2OH < CH_3(CH_2)_4OH$
③ $(CH_3)_3COH < CH_3(CH_2)_4OH < (CH_3)_2CHCH_2CH_2OH < (CH_3)_3CCH_2OH$
④ $(CH_3)_2CHCH_2CH_2OH < (CH_3)_3CCH_2OH < (CH_3)_3COH < CH_3(CH_2)_4OH$
⑤ $CH_3(CH_2)_4OH < (CH_3)_2CHCH_2CH_2OH < (CH_3)_3CCH_2OH < (CH_3)_3COH$

14 다음 화합물의 IUPAC 이름으로 옳은 것은?

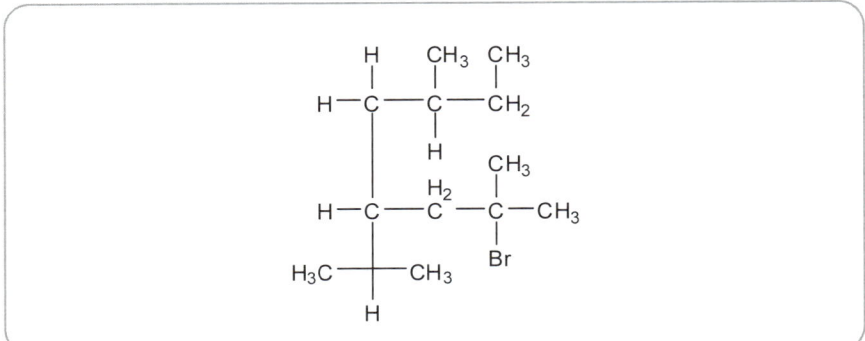

① 2-bromo-4-isopropyl-2,6-dimethyloctane
② 2,6-dimethyl-2-bromo-4-isopropyloctane
③ 7-chloro-5-isopropyl-3,7-dimethyloctane
④ 4-chloro-2-isopropyl-2,6-dimethyloctane
⑤ 2-chloro-4-isopropyl-2,7-dimethyloctane

알코올과 알킬할라이드

15 화합물의 구조와 IUPAC 이름이 올바르게 짝지어진 것은?

① 3-chloro-5-cyclopropyl-1,1-dimethylcyclohexane

② 4-(2-chloropropyl)heptan-3-ol

③ 2-cyclohexylethane-1,2-diol

④ 4-bromo-3-(1-methylethyl)heptane

⑤ 3-(1-bromocyclopentyl)butan-2-ol

16 다음 각 화합물에 대한 IUPAC 이름을 쓰시오.

a.

b.

c.

d.

e.

[17~20] 다음에 주어진 에너지 도표를 보고 물음에 답하시오.

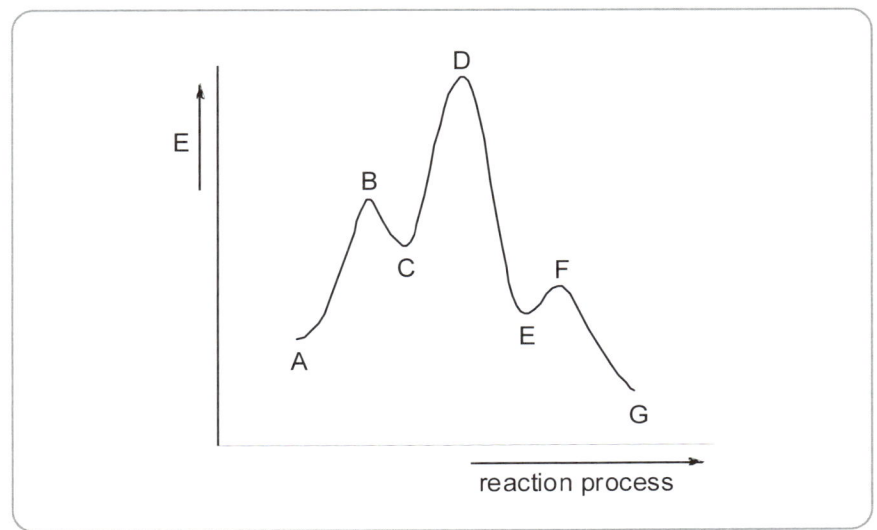

17 위 에너지 도표에서 반응 중간체(intermediate)에 해당하는 것은?

18 위 에너지 도표에서 가장 반응속도가 빠른 단계는 몇 번째 step인가?

19 위 에너지 도표에서 속도결정단계(rate-determining step)는 몇 번째 step인가?

20 위 에너지 도표에서 전이상태(transition state)에 해당하는 것은?

알코올과 알킬할라이드

21 다음 〈보기〉의 화합물 중에서 친핵체(nucleophile)가 <u>아닌</u> 것은?

| 보기 |

ㄱ. CH_3NH_2 ㄴ. $^+CH_3$ ㄷ. PH_3
ㄹ. CH_3O^- ㅁ. $HCC:^-$

① ㄱ ② ㄴ ③ ㄷ
④ ㄹ ⑤ ㅁ

22 다음 화합물에서 친전자성(Electophilic) 위치를 모두 옳게 고른 것은?

| 보기 |

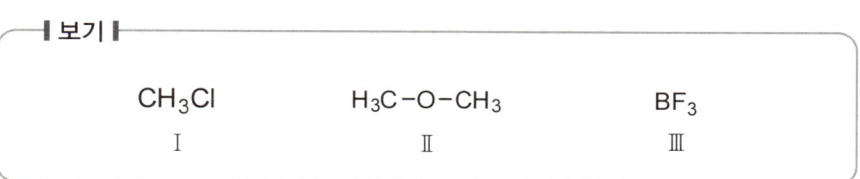

CH_3Cl $H_3C-O-CH_3$ BF_3
Ⅰ Ⅱ Ⅲ

① Ⅰ = 탄소; Ⅱ = 탄소; Ⅲ = 붕소
② Ⅰ = 염소; Ⅱ = 탄소; Ⅲ = 붕소
③ Ⅰ = 탄소; Ⅱ = 산소; Ⅲ = 붕소
④ Ⅰ = 탄소; Ⅱ = 탄소; Ⅲ = 염소
⑤ Ⅰ = 탄소; Ⅱ = 산소; Ⅲ = 염소

23 다음 화합물에서 친핵성(nucleophilic) 위치를 모두 옳게 고른 것은?

| 보기 |

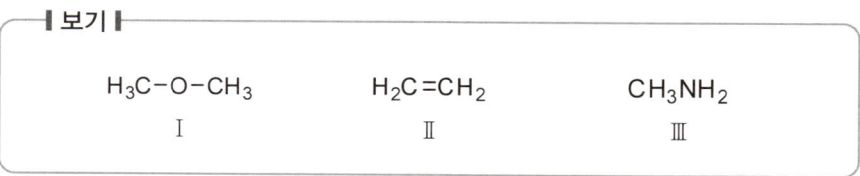

$H_3C-O-CH_3$ $H_2C=CH_2$ CH_3NH_2
Ⅰ Ⅱ Ⅲ

① Ⅰ = 수소; Ⅱ = 파이결합의 전자; Ⅲ = 질소
② Ⅰ = 산소; Ⅱ = 탄소; Ⅲ = 질소
③ Ⅰ = 수소; Ⅱ = 탄소; Ⅲ = 탄소
④ Ⅰ = 산소; Ⅱ = 파이결합의 전자; Ⅲ = 질소
⑤ Ⅰ = 산소; Ⅱ = 파이결합의 전자; Ⅲ = 탄소

24 A가 B가 되는 반응의 종류는?

| 보기 |

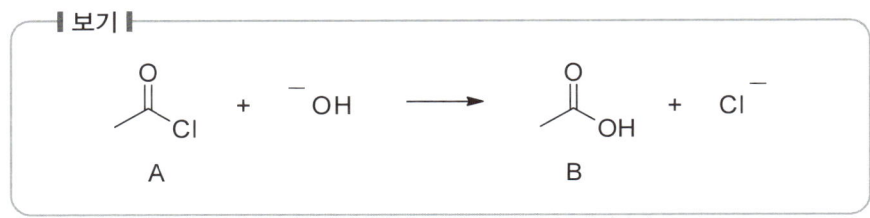

① 첨가반응　　② 제거반응　　③ 치환반응
④ 산-염기반응　⑤ 산화-환원반응

25 A가 B가 되는 반응의 종류는?

| 보기 |

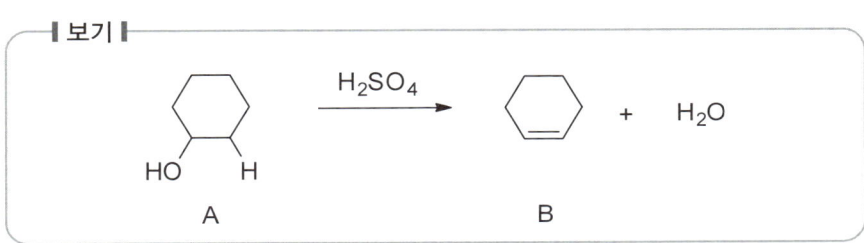

① 첨가반응　　② 제거반응　　③ 치환반응
④ 산-염기반응　⑤ 산화-환원반응

26 A가 B가 되는 반응의 종류는?

| 보기 |

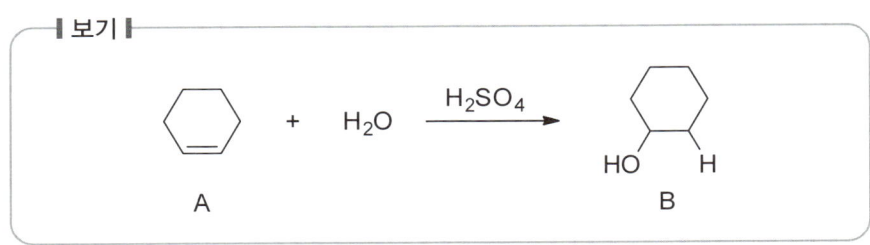

① 첨가반응　　② 제거반응　　③ 치환반응
④ 산-염기반응　⑤ 산화-환원반응

알코올과 알킬할라이드

27 다음 중 올바른 설명인 것은?

① 활성화에너지의 크기로 반응의 메커니즘을 파악할 수 있다.
② 활성화에너지의 크기로 반응속도를 판단할 수 있다.
③ 느린 반응은 낮은 활성화에너지를 갖는다.
④ 활성화에너지는 생성물과 중간체의 에너지차이이다.
⑤ 빠른 반응은 큰 활성화에너지를 갖는다.

28 다음 중 가장 강염기는 무엇인가?

① ⁻OH ② ⁻SH ③ ⁻NH$_2$
④ Cl⁻ ⑤ ⁻CH$_3$

29 다음 화합물에 표시된 수소의 산성도가 작은 것에서 큰 순서로 바르게 나열된 것은?

| 보기 |

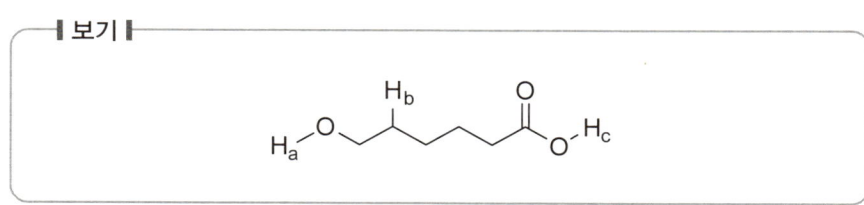

① Ha < Hb < Hc ② Hb < Hc < Ha ③ Hc < Ha < Hb
④ Hb < Ha < Hc ⑤ Hc < Hb < Ha

30 다음 화합물에 표시된 히드록시(Hydroxy)기 중 KOH와의 반응성이 가장 큰 것은?

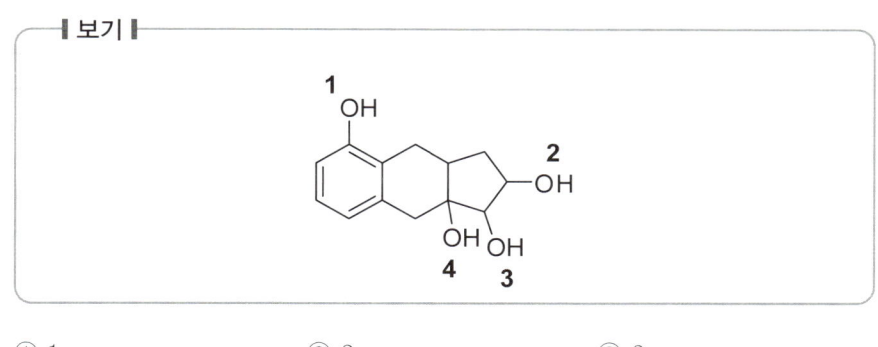

① 1　　　　　② 2　　　　　③ 3
④ 4　　　　　⑤ 반응안함

31 Ethylene과 acetylene의 비교에 대한 설명으로 옳은 것은 무엇인가?

① ethylene의 C–H 결합은 더 큰 s-character를 가지므로 더 산성이다.
② ethylene의 C–H 결합은 더 작은 s-character를 가지므로 더 산성이다.
③ acetylene의 C–H 결합은 더 큰 s-character를 가지므로 더 산성이다.
④ acetylene의 C–H 결합은 더 작은 s-character를 가지므로 더 산성이다.
⑤ acetylene의 C–H 결합은 더 큰 p-character를 가지므로 더 산성이다.

32 다음 산-염기 반응에서 평형이 정반응 쪽으로 우세하지 않은 것은?

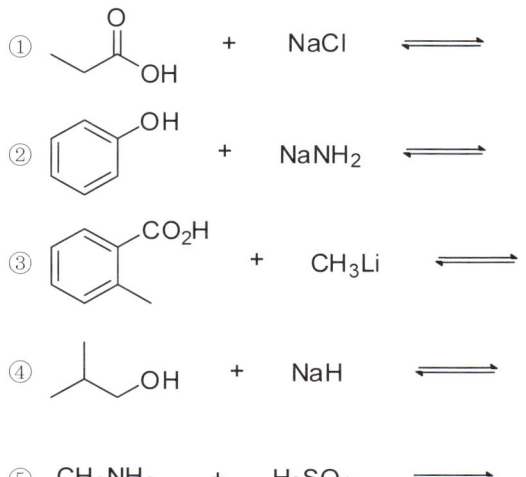

알코올과 알킬할라이드

33 다음 산-염기 반응의 생성물을 그려라. 출발물질을 산과 염기로 표시하고, 생성물을 짝산과 짝염기로 표시하라.

a. CH_3OH + $^-NH_2$ ⇌

b. CH_3CH_2OH + HBr ⇌

c. $H_3CC≡C^-$ + H_2O ⇌

d. 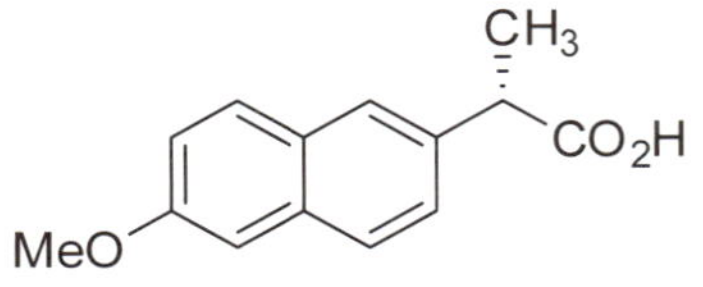 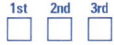 + $NaOH$ ⇌

e. 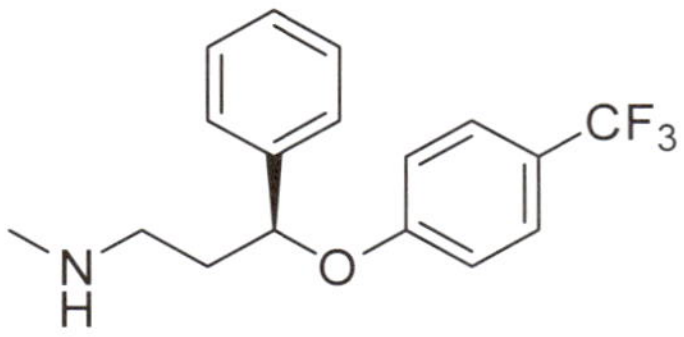 (구조식) + HCl ⇌

f. 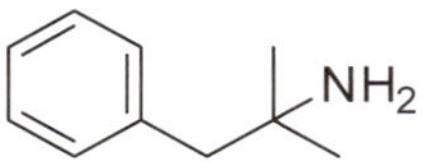 (구조식) + CH_3CO_2H ⇌

34 다음 중 가장 산성도가 큰 화합물은 무엇인가?

① CH_3OH ② CH_3NH_2 ③ $ClCH_2OCH_3$
④ CH_3F ⑤ $ClCH_2OH$

35 CH₃COOH(acetic acid)와 HCOOH(formic acid)에 대한 설명으로 옳은 것은?

① CH₃COOH은 수용액하에서 완전히 이온화된다.
② HCOOH는 CH₃COOH보다 약산이다.
③ HCOO⁻는 CH₃COO⁻보다 약염기이다.
④ CH₃COOH은 KOH와 반응하지만, HCOOH는 반응하지 않는다.
⑤ HCOOH는 KOH와 반응하지만, CH₃COOH는 반응하지 않는다.

36 페놀(phenol)이 에탄올(ethanol)에 비해 산성도가 큰 이유로 옳은 것은?

① 탄소의 수가 더 많다
② 입체장애가 크다
③ 방향족 고리에 의한 음이온의 비편재 효과
④ 에탄올이 더 산성이다
⑤ 음이온의 편재효과가 더 크다

37 다음 화합물 중 H_2O와의 반응에서 Brønsted-Lowry 산과 염기로 모두 작용할 수 있는 물질로 모두 올바르게 고른 것은?

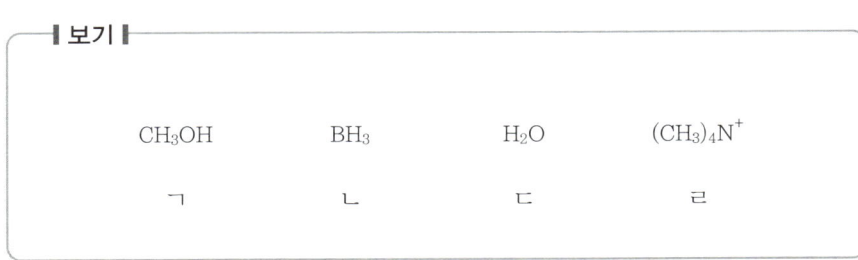

보기
CH₃OH   BH₃   H₂O   (CH₃)₄N⁺
ㄱ   ㄴ   ㄷ   ㄹ

① ㄱ, ㄴ   ② ㄱ, ㄷ   ③ ㄴ, ㄹ
④ ㄱ, ㄹ   ⑤ ㄴ, ㄷ

알코올과 알킬할라이드

38 다음 화합물 중 Brønsted-Lowry 염기로 가장 작용하기 어려운 것은?

① BF_3 ② NH_3 ③ H_2O
④ PO_4^{3-} ⑤ HCO_3^-

39 다음 중 가장 약산인 물질은?

① HBr ② H_2S ③ PH_3
④ HCl ⑤ SiH_4

40 다음 중 가장 강염기인 물질은?

① HO^- ② H_2N^- ③ CH_3COO^-
④ Cl^- ⑤ HCO_3^-

41 다음 화합물들을 산성도가 증가하는 순서대로 올바르게 나열한 것은?

보기			
CH_3COOH	FCH_2COOH	$ClCH_2COOH$	$BrCH_2COOH$
ㄱ	ㄴ	ㄷ	ㄹ

① ㄱ < ㄹ < ㄷ < ㄴ ② ㄱ < ㄷ < ㄹ < ㄴ ③ ㄴ < ㄷ < ㄹ < ㄱ
④ ㄴ < ㄹ < ㄷ < ㄱ ⑤ ㄱ < ㄹ < ㄴ < ㄷ

42 다음 화합물들을 산성도가 증가하는 순서대로 올바르게 나열한 것은?

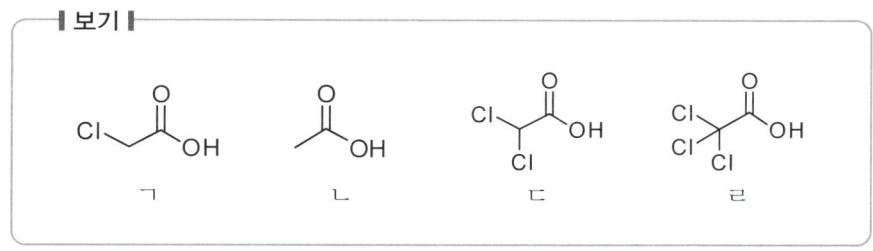

① ㄴ < ㄷ < ㄱ < ㄹ ② ㄹ < ㄷ < ㄱ < ㄴ ③ ㄹ < ㄱ < ㄴ < ㄷ
④ ㄹ < ㄴ < ㄷ < ㄱ ⑤ ㄴ < ㄱ < ㄷ < ㄹ

43 다음 화합물들을 산성도가 감소하는 순서대로 올바르게 나열한 것은?

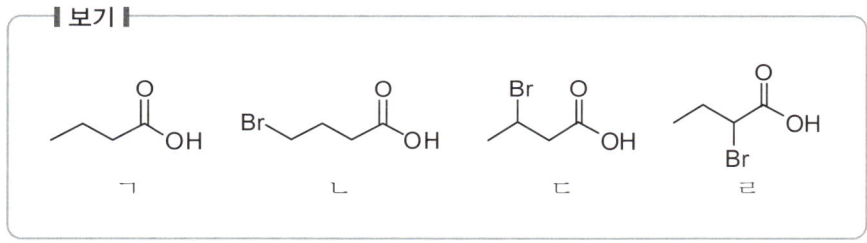

① ㄱ > ㄴ > ㄷ > ㄹ ② ㄹ > ㄷ > ㄴ > ㄱ ③ ㄹ > ㄱ > ㄷ > ㄴ
④ ㄹ > ㄴ > ㄷ > ㄱ ⑤ ㄱ > ㄷ > ㄴ > ㄹ

44 다음 화합물들을 산성도가 증가하는 순서대로 올바르게 나열한 것은?

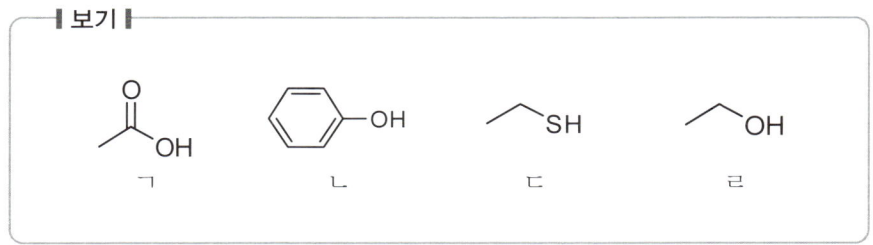

① ㄱ < ㄴ < ㄷ < ㄹ ② ㄹ < ㄷ < ㄱ < ㄴ ③ ㄷ < ㄹ < ㄴ < ㄱ
④ ㄱ < ㄴ < ㄹ < ㄷ ⑤ ㄹ < ㄷ < ㄴ < ㄱ

알코올과 알킬할라이드

45 다음 화합물에 표시된 수소 Ha~Hd를 산성도가 증가하는 순서대로 옳게 나열한 것은?

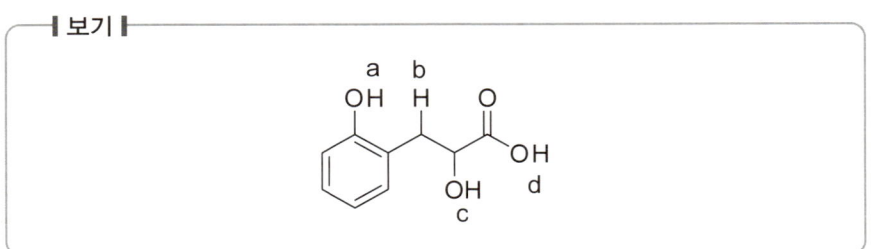

① Ha < Hb < Hc < Hd
② Hb < Hc < Ha < Hd
③ Hd < Ha < Hc < Hb
④ Hb < Hc < Hd < Ha
⑤ Hd < Ha < Hb < Hc

46 다음 반응의 평형에서 정반응이 우세한($K_{eq} > 1$) 반응을 모두 올바르게 고른 것은?

ㄱ. CH_3CH_2OH + $NaNH_2$ ⇌ CH_3CH_2ONa + NH_3

ㄴ. CH_3CO_2H + $NaOH$ ⇌ CH_3CO_2Na + H_2O

ㄷ. $HC\equiv CH$ + $NaOH$ ⇌ $HC\equiv CNa$ +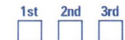

ㄹ. $HC\equiv CH$ + $NaNH_2$ ⇌ $HC\equiv CNa$ + NH_3

① ㄱ, ㄷ　　② ㄴ, ㄹ　　③ ㄱ, ㄹ
④ ㄱ, ㄴ, ㄷ　　⑤ ㄱ, ㄴ, ㄹ

47 다음 화합물들을 산성도가 감소하는 순서대로 올바르게 나열한 것은?

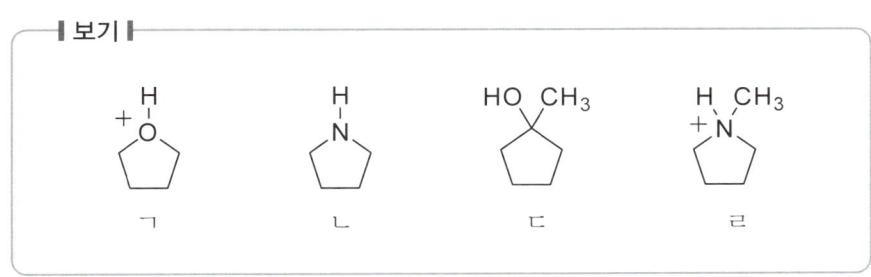

① ㄱ > ㄴ > ㄷ > ㄹ ② ㄱ > ㄹ > ㄴ > ㄷ ③ ㄱ > ㄹ > ㄷ > ㄴ
④ ㄱ > ㄷ > ㄹ > ㄴ ⑤ ㄷ > ㄱ > ㄴ > ㄹ

48 다음 화합물에서 가장 산성도가 큰 수소는 무엇인가?

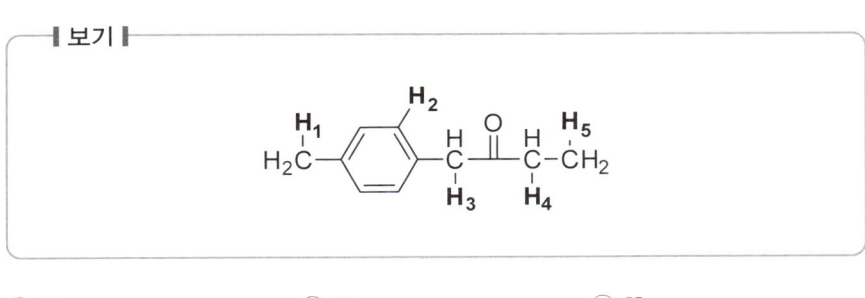

① H_1 ② H_2 ③ H_3
④ H_4 ⑤ H_5

49 다음 화합물들을 산성도가 감소하는 순서대로 올바르게 나열한 것은?

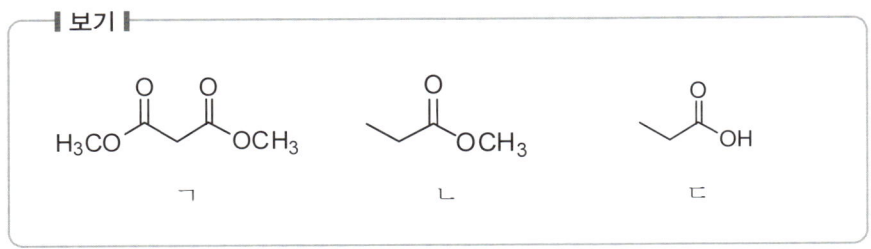

① ㄱ > ㄴ > ㄷ ② ㄷ > ㄱ > ㄴ ③ ㄴ > ㄱ > ㄷ
④ ㄱ > ㄷ > ㄴ ⑤ ㄷ > ㄴ > ㄱ

알코올과 알킬할라이드

50 다음 화합물에서 가장 산성도가 큰 수소는 무엇인가?

| 보기 |

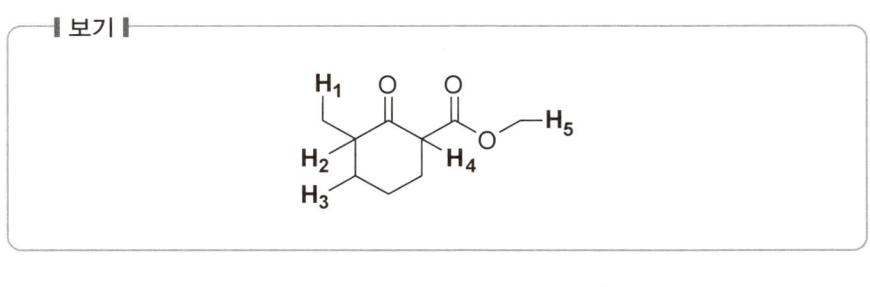

① H_1 ② H_2 ③ H_3
④ H_4 ⑤ H_5

51 다음 〈보기〉에는 세 개의 화합물에서 C–H 결합의 pKa가 주어져 있다.

| 보기 |

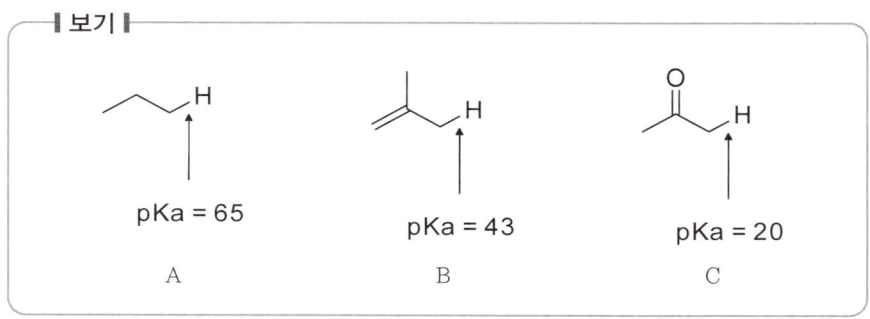

각 화합물의 짝염기를 그리고 가능한 모든 공명 구조를 그려라. 또한, 관찰된 pKa값의 경향성을 설명하라.

15 다음 각 IUPAC 이름에 해당하는 구조를 그려라.

a. 4-methyl-1-hexene

b. 5-ethyl-2-methyl-2-octene

c. 2-isopropyl-4-methyl-1-pentene

d. 1-ethyl-5-isopropylcyclohexene

e. (E)-4-isopropyl-4-hepten-3-ol

f. 5-sec-butyl-2-cyclohexenol

g. (E)-4-ethyl-3-heptene

h. 3,3-dimethylcyclopentene

i. 4-vinylcyclopentene

j. (Z)-3-isopropyl-2-heptene

k. cis-3,4-dimethylcyclopentene

l. 1-isopropyl-4-propylcyclohexene

16 다음 각 IUPAC 이름은 틀린 것이다. 올바른 IUPAC 이름으로 고쳐라.

a. 2-butyl-3-methyl-1-pentene

b. (Z)-2-methyl-2-hexene

c. (E)-1-isopropyl-1-butene

d. 5-methylcyclohexene

e. 4-isobutyl-2-methylcyclohexene

f. 1-sec-butyl-2-cyclopentene

g. 1-cyclohexen-4-ol

h. 3-ethyl-3-octen-5-ol

52 다음 〈보기〉의 탄소양이온을 안정한 순으로 바르게 나열한 것은?

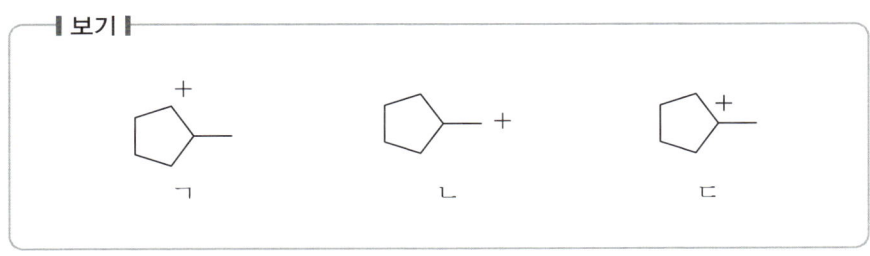

① ㄱ < ㄴ < ㄷ
② ㄴ < ㄱ < ㄷ
③ ㄴ < ㄷ < ㄱ
④ ㄷ < ㄱ < ㄴ
⑤ ㄷ < ㄴ < ㄱ

53 다음 〈보기〉의 탄소양이온 중 가장 안정한 것은?

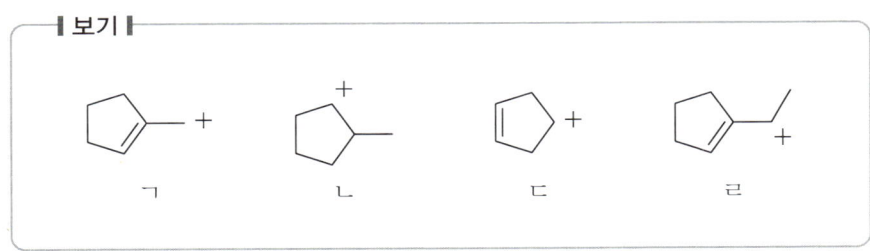

① ㄱ
② ㄴ
③ ㄷ
④ ㄹ
⑤ ㄱ, ㄹ

알코올과 알킬할라이드

54 다음 〈보기〉의 탄소 양이온 A 혹은 B 중 어느 것이 더 안정한가?

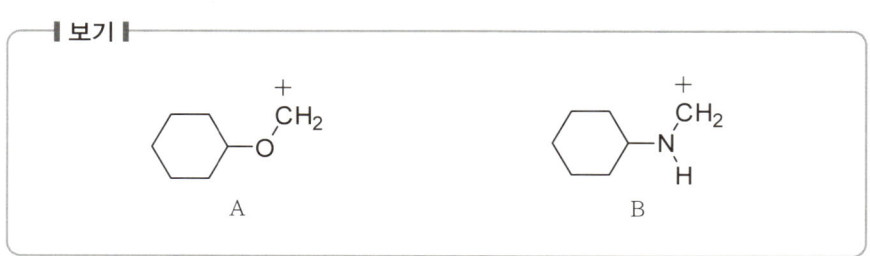

55 다음 〈보기〉의 반응에 따른 생성물 A의 구조로 옳은 것을 모두 고르시오.

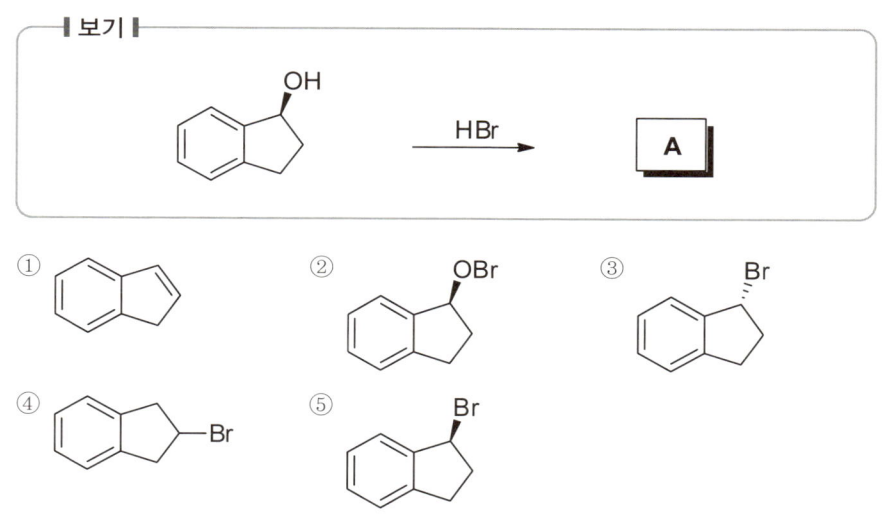

56 다음 〈보기〉의 반응에 따른 주생성물 A의 구조로 옳은 것은?

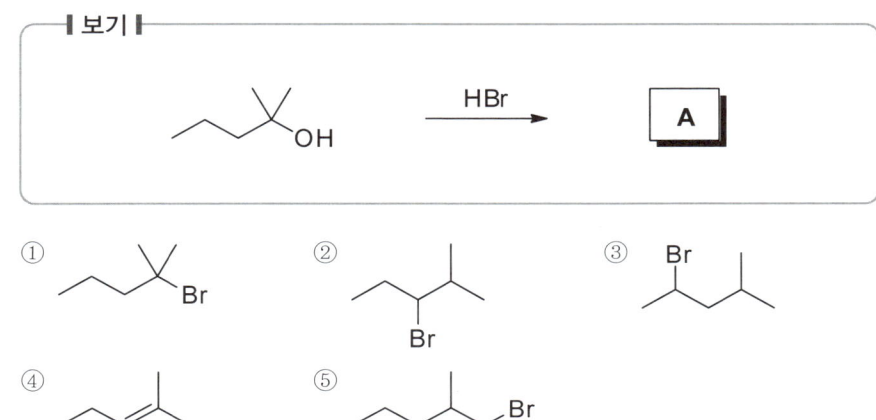

57 다음 〈보기〉의 반응에 따른 생성물 A의 구조로 옳은 것을 모두 고르시오.

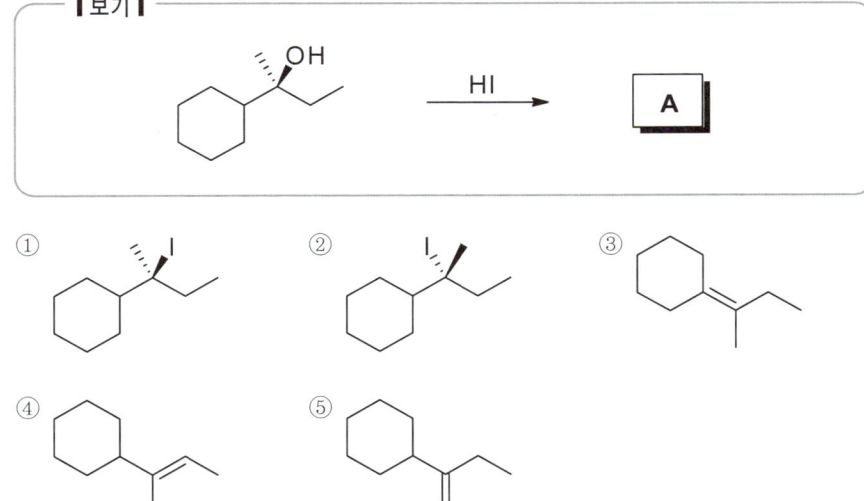

ACE 500제

유기화학
기본편

CHAPTER 4

알켄과 알카인 I

알켄과 알카인 I

01 다음 화합물의 IUPAC 이름으로 옳은 것은?

$$\begin{array}{c}\text{CH}_3 \quad\quad \text{CH}_2\text{CH}(\text{CH}_3)_2 \\ \diagdown \quad\quad \diagup \\ \text{C}=\text{C} \\ \diagup \quad\quad \diagdown \\ \text{CH}_3\text{CH}_2 \quad\quad \text{H}\end{array}$$

① (Z)-2,3,6-trimethyl-2-heptene
② (Z)-2,3,6-trimethyl-3-heptene
③ (E)-3,6-dimethyl-3-heptene
④ (Z)-3,6-dimethyl-3-heptene
⑤ (E)-3,6-dimethyl-6-heptene

02 다음 화합물의 IUPAC 이름으로 옳은 것은?

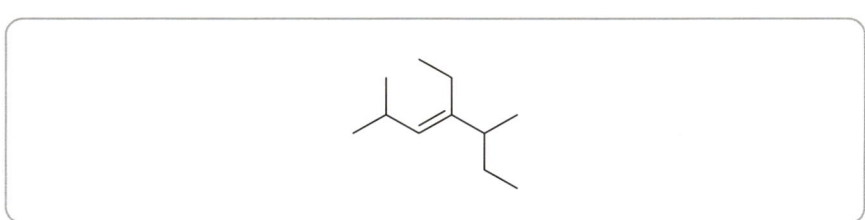

① (E)-4-ethyl-2,5-dimethyl-3-heptene
② (Z)-4-ethyl-2,5-dimethyl-3-heptene
③ (E)-5-ethyl-6,3-dimethyl-6-heptene
④ (E)-4-ethyl-2,5-dimethyl-4-heptene
⑤ (E)-2-ethyl-4,5-dimethyl-3-heptene

03 다음 화합물의 IUPAC 이름으로 옳은 것은?

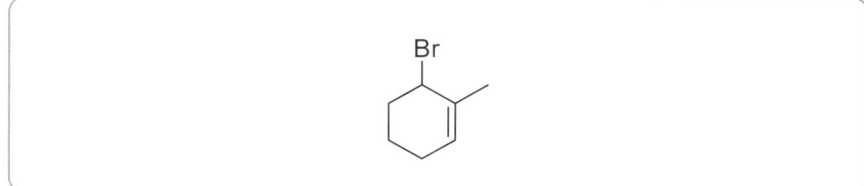

① 6-bromo-1-methylcyclohex-1-ene
② 1-bromo-2-methylcyclohex-2-ene
③ 2-bromo-1-methylcyclohex-1-ene
④ 3-bromo-2-methylcyclohex-1-ene
⑤ 1-bromo-6-methylcyclohex-5-ene

04 다음 화합물의 IUPAC 이름으로 옳은 것은?

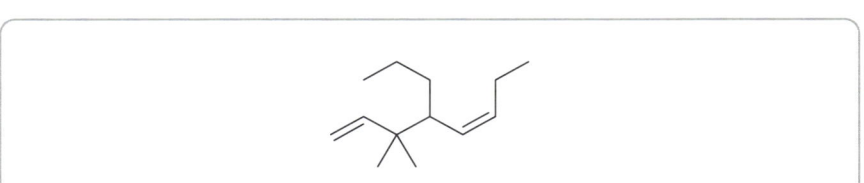

① (E)-3,3-dimethyl-4-propylocta-1,5-diene
② (Z)-3,3-dimethyl-4-propylocta-1,5-diene
③ (Z)-3-methyl-4-propylocta-1,5-diene
④ (Z)-4-propyl-3,3-dimethylocta-1,5-diene
⑤ (E)-2,3-dimethyl-4-propylocta-1,5-diene

알켄과 알카인 I

05 다음의 화합물 중 그 이름이 국제 순수 및 응용화학 연맹(IUPAC)의 명명법에 따라 바르게 명명된 것은?

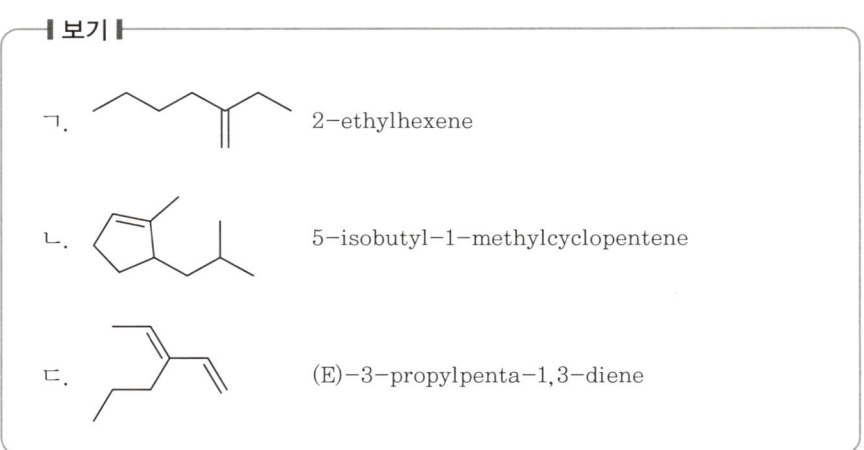

① ㄱ ② ㄴ ③ ㄷ
④ ㄱ, ㄷ ⑤ ㄱ, ㄴ, ㄷ

06 화합물의 구조와 IUPAC 이름이 옳지 않게 짝지어진 것은?

① 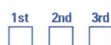 6-methoxy-1-methylcyclohepta-1,4-diene

② 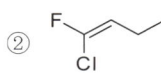 (Z)-1-chloro-1-fluorobut-1-ene

③ 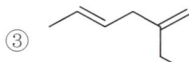 (E)-2-ethylhexa-1,4-diene

④ 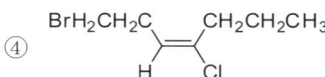 (Z)-1-bromo-4-chlorohept-3-ene

⑤ 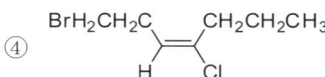 (Z)-2-chloro-4-ethylhex-2-ene

07 화합물의 구조와 IUPAC 이름이 옳지 <u>않게</u> 짝지어진 것은?

① 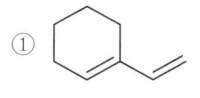 1-vinylcyclohex-1-ene

② 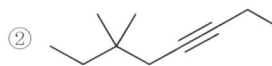 6,6-dimethyloct-3-yne

③ 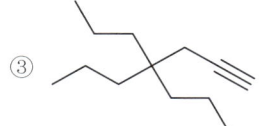 4,4-dipropylhept-1-yne

④ CH₃CHC≡CCHCH₂CH₃
     │   │
    CH₃   CH₂CH₂CH₃ 5-ethyl-2-methyloct-3-yne

⑤ 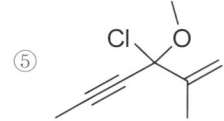 3-chloro-2-methyl-3-methoxyhex-1-en-4-yne

08 화합물의 구조와 IUPAC 이름이 올바르게 짝지어진 것은?

① 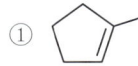 2-methylcyclopent-1-ene

② 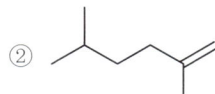 1,4-dimethylhex-1-ene

③ (CH₃CH₂)₂C=CHCH₂CH₂CH(CH₃)₂ 3-ethyl-8-methylnon-3-ene

④ 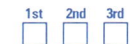 1,3-dimethylcyclopent-1-ene

⑤ CH₂=CCH₂CH₂CH₃
      │
    CH₂CHCH₃
        │
      CH₂CH₃ 2-propyl-4-methylhex-1-ene

알켄과 알카인 I

09 화합물의 구조와 IUPAC 이름이 옳지 <u>않게</u> 짝지어진 것은?

① 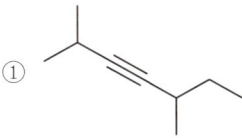 2,5-dimethyl-3-heptyne

② 5-methyl-4-hexen-1-yne

③ 6-bromo-1-methylcyclohexene

④ 3,5-diethyl-1-octene

⑤ 3-chloro-2,5-dimethyl-2,6-heptadiene

10 다음 화합물의 IUPAC 이름으로 올바른 것은?

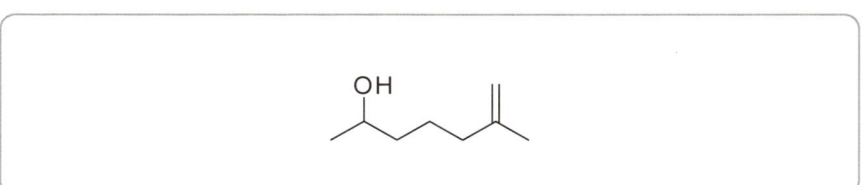

① 5-methyl-5-hexen-2-ol
② 6-methyl-6-hepten-2-ol
③ 6-hydroxy-2-methylheptene
④ 6-hydroxy-2-methyl-1-heptene
⑤ 2-methyl-2-hepten-6-ol

11 다음 화합물의 IUPAC 이름으로 올바른 것은?

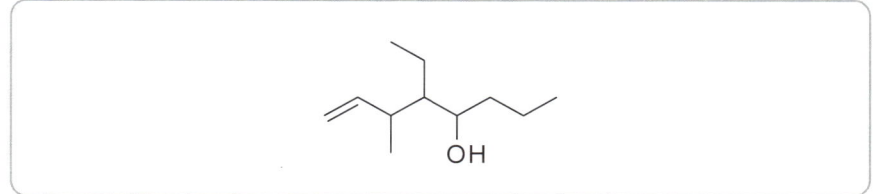

① 4-ethyl-3-methyl-1-octen-5-ol
② 3-ethyl-4-methyl-2-octen-5-ol
③ 5-ethyl-7-methyl-6-octen-4-ol
④ 4-ethyl-6-methyl-1-octen-5-ol
⑤ 5-ethyl-6-methyl-7-octen-4-ol

12 다음 화합물의 IUPAC 이름으로 옳은 것은?

$CH_3CH(CH_3)CH_2CCCH_2CH(CH_2CH_3)CH_3$

① 3,8-dimethyl-4-nonyne
② 3,8-dimethyl-5-nonyne
③ 2,7-dimethyl-4-nonyne
④ 2,7-dimethyl-5-nonyne
⑤ 2,6-dimethyl-3-decyne

알켄과 알카인 I

13 다음 화합물의 IUPAC 이름으로 옳은 것은?

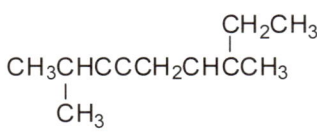

CH₃CHCCCH₂CHCH₃ with CH₃ below first CH and CH₂CH₃ above second CH

① 3,8-dimethylnon-3-en-6-yne
② 3,7-dimethylnon-3-en-6-yne
③ 3,8-dimethylnon-2-en-4-yne
④ 3,6-dimethylnon-3-en-5-yne
⑤ 3,8-dimethylnon-6-en-3-yne

14 다음 화합물의 IUPAC 이름으로 옳은 것은?

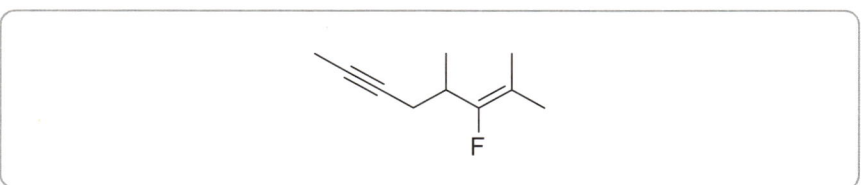

① 3-fluoro-2,4-dimethyloct-6-en-2-yne
② 2,4-dimethyl-3-fluorohep-6-en-2-yne
③ 3-fluoro-2,4-dimethyloct-2-en-6-yne
④ 2,4-dimethyl-3-fluorohep-2-en-6-yne
⑤ 3-fluoro-2,4-dimethylhept-2-en-6-yne

알켄과 알카인 I

17 다음 〈보기〉의 화합물 중 E/Z 이성질체가 가능한 것은?

| 보기 |

ㄱ. CH₃CH₂CH=CHCH₂CH₃   ㄴ. CH₃CH₂CH=CHCl

ㄷ. (CH₃)₂C=CHCH₃   ㄹ. CH₂=CHCH₂(CH₃)₂

① ㄱ, ㄴ　　② ㄴ, ㄷ　　③ ㄷ, ㄹ
④ ㄱ, ㄷ　　⑤ ㄴ, ㄹ

18 다음 〈보기〉의 알켄을 E/Z 규칙을 적용하여 바르게 나타낸 것은?

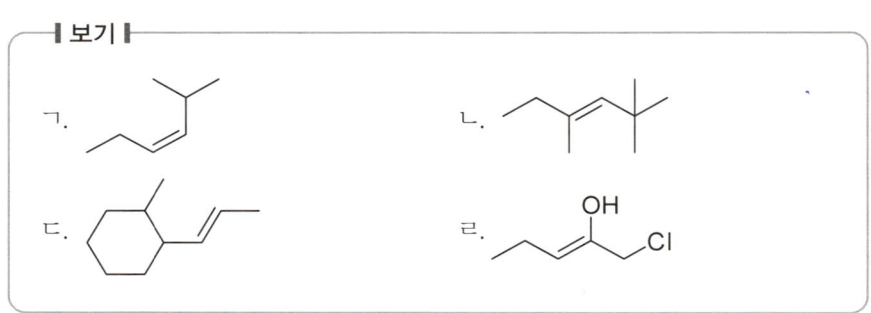

① a; Z, b; E, c; E, d; Z　　② a; Z, b; E, c; E, d; E
③ a; E, b; Z, c; E, d; E　　④ a; Z, b; Z, c; E, d; Z
⑤ a; E, b; E, c; E, d; E

19 다음의 알켄 중 E/Z 규칙에 따라 (E)입체배열을 갖는 것은?

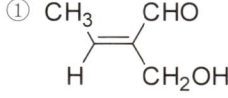
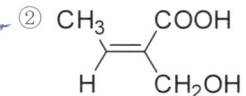

20 다음의 알켄 중 E/Z 규칙에 따라 (Z)입체배열을 갖는 것은?

① (CH₃)₃C   CH₂Cl
        \\C=C/
    ClCH₂   H

② (CH₃)₃C   H
        \\C=C/
    ClCH₂   CH₃

③ CH₃   CH₃
     \\C=C/
  ClCH₂   H

④ (CH₃)₃C   CH₃
        \\C=C/
    CH₃   CH₂Cl

⑤ (CH₃)₃C   CH₂CH₂Cl
        \\C=C/
    H   CH₂Cl

21 Kavain은 진정효과가 있는 화학물질이다. Kavain에 존재하는 알켄의 배열을 모두 올바르게 나타낸 것은?

| 보기 |

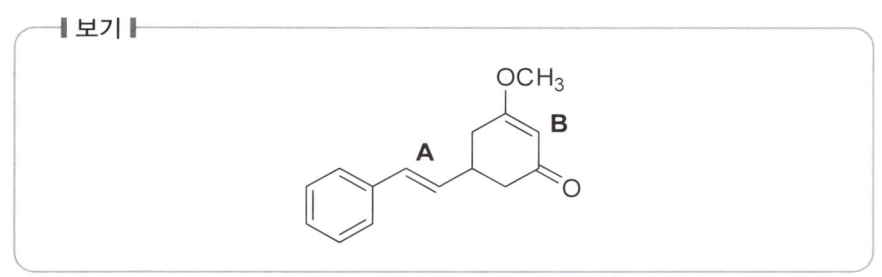

① A = trans   B = Z   ② A = trans   B = E   ③ A = E   B = Z
④ A = cis   B = Z   ⑤ A = Z   B = E

22 다음 〈보기〉의 화합물을 안정성이 증가하는 순서대로 바르게 나열한 것은?

| 보기 |

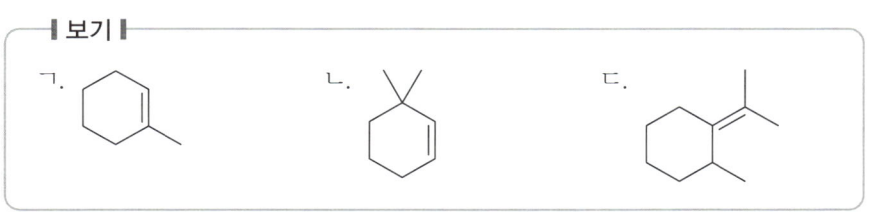

① ㄷ < ㄴ < ㄱ   ② ㄴ < ㄷ < ㄱ   ③ ㄷ < ㄱ < ㄴ
④ ㄱ < ㄷ < ㄴ   ⑤ ㄴ < ㄱ < ㄷ

알켄과 알카인 I

23 다음 화합물 중 수소화열이 가장 작은 화합물로 옳은 것은?

① cis-2-butene ② trans-2-butene ③ $CH_2CHCH_2CH_3$
④ CH_2CCHCH_3 ⑤ 2-methylpropene

24 다음 화합물 중 짝지은 다이엔(Conjugated diene)을 포함하는 것을 모두 올바르게 고른 것은?

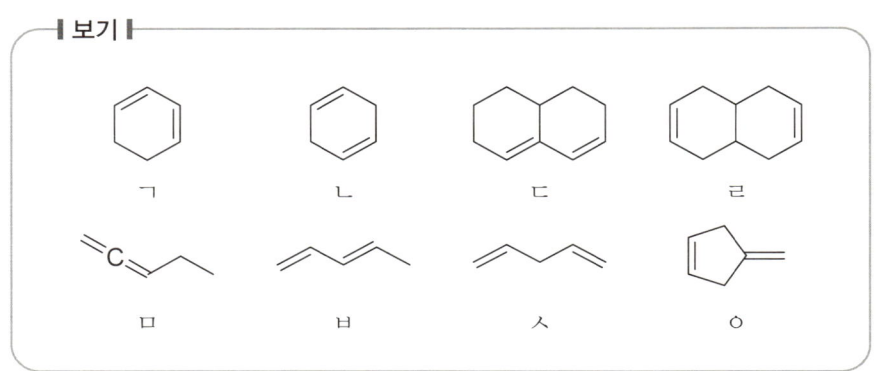

① ㄱ, ㅁ, ㅇ ② ㄱ, ㄴ, ㅂ ③ ㄱ, ㄷ, ㅇ
④ ㄱ, ㄷ, ㅂ ⑤ ㄴ, ㄷ, ㄹ

25 다음 화합물들의 수소화열이 감소하는 순서대로 올바르게 나열한 것은?

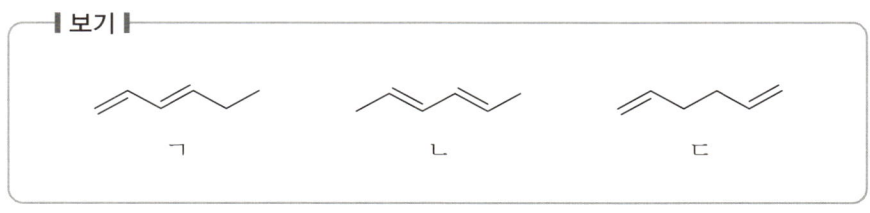

① ㄱ > ㄴ > ㄷ ② ㄷ > ㄱ > ㄴ ③ ㄴ > ㄱ > ㄷ
④ ㄱ > ㄷ > ㄴ ⑤ ㄴ > ㄷ > ㄱ

26 다음 화합물 중 수소화열이 가장 작은 것은?

① 1,5-hexadiene   ② (E)-1,4-hexadiene   ③ 3,4-hexadiene
④ (E,E)-2,4-hexadiene   ⑤ 2,3-hexadiene

27 다음 화합물들의 안정성이 증가하는 순서대로 올바르게 나열한 것은?

| 보기 |

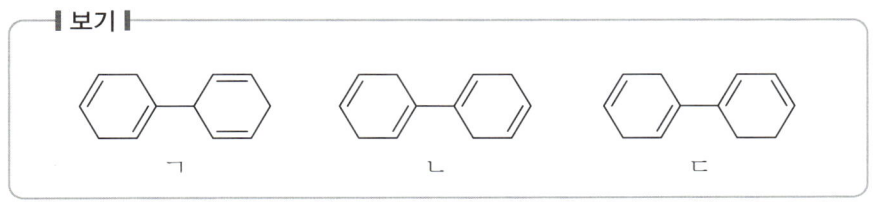

① ㄱ < ㄴ < ㄷ   ② ㄷ < ㄱ < ㄴ   ③ ㄴ < ㄱ < ㄷ
④ ㄱ < ㄷ < ㄴ   ⑤ ㄷ < ㄴ < ㄱ

28 다음의 알켄중 수소화열(heat of hydrogenation)이 가장 큰 것은 무엇인가?

① 2,3-dimethyl-2-butene
② 2-methyl-2-butene
③ trans-2-butene
④ cis-2-butene
⑤ 1-hexene

알켄과 알카인 Ⅰ

29 다음 〈보기〉의 화합물 중에서 수소첨가반응열이 증가하는 순서대로 바르게 나열된 것은?

| 보기 |
ㄱ. 3,6-dimethylcyclohepta-1,4-diene
ㄴ. 2,5-dimethylcyclohepta-1,3-diene
ㄷ. 1,4-dimethylcyclohepta-1,3-diene

① ㄱ < ㄴ < ㄷ　　② ㄱ < ㄷ < ㄴ　　③ ㄷ < ㄴ < ㄱ
④ ㄴ < ㄷ < ㄱ　　⑤ ㄷ < ㄱ < ㄴ

30 다음 중 수소화열이 가장 큰 화합물은 무엇인가?

① 1,4-hexadiene　② 1,5-hexadiene　③ 1,2-hexadiene
④ 1,3-hexadiene　⑤ hex-1-ene

31 다음 중 수소화열이 가장 작은 화합물은 무엇인가?

① 5-methyl-1,2-hexadiene
② (E)-5-methyl-1,3-hexadiene
③ 5-methyl-1,4-hexadiene
④ 2-methyl-1,5-hexadiene
⑤ (E)-2-methyl-2,4-hexadiene

32 다음 중 가장 안정한 화합물은 무엇인가?

① (E)-2-methyl-1,3-pentadiene
② 2-methyl-1,2-pentadiene
③ (Z)-2-methyl-1,3-pentadiene
④ 2-methyl-2,3-pentadiene
⑤ 2-methyl-1,4-pentadiene

33 C_5H_{10}의 이성질체 중 1몰 당 연소열이 가장 낮은 알켄을 고르시오.

① 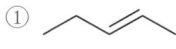　② 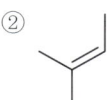　③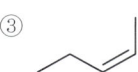

④ 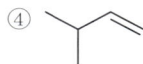　⑤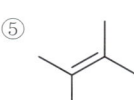

34 다음 화합물 중 수소화열이 가장 큰 것은 무엇인가?

① 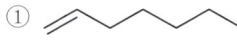　② 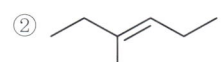　③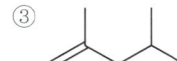

④ 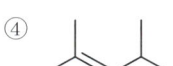　⑤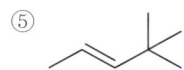

알켄과 알카인 I

35 다음 중 산 촉매 탈수반응(dehydration)이 가장 빠른 알코올은?

① 1-butanol
② 2-methyl-1-butanol
③ 2-methyl-2-butanol
④ 3-methyl-1-butanol
⑤ 3-methyl-2-butanol

36 다음의 반응에 의한 주생성물 A로 옳은 것은?

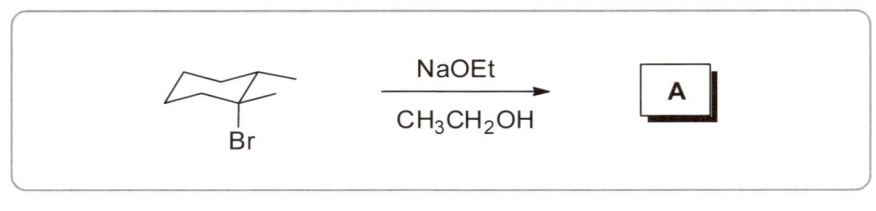

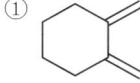   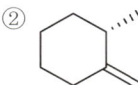   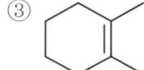

37 2-Bromo-2-methylpentane을 에탄올 용매하에서 NaOEt로 처리했을 때 얻어지는 주생성물로 옳은 것은 무엇인가?

① 2-methylpent-1-ene
② 2-methylpent-2-ene
③ (E)-4-methylpent-2-ene
④ (Z)-4-methylpent-2-ene
⑤ 4-methylpent-1-ene

38 주생성물의 IUPAC 이름이 옳은 것만을 〈보기〉에서 있는 대로 고른 것은? (단, 주생성물은 적절한 분리·정제 과정을 통하여 얻는다.)

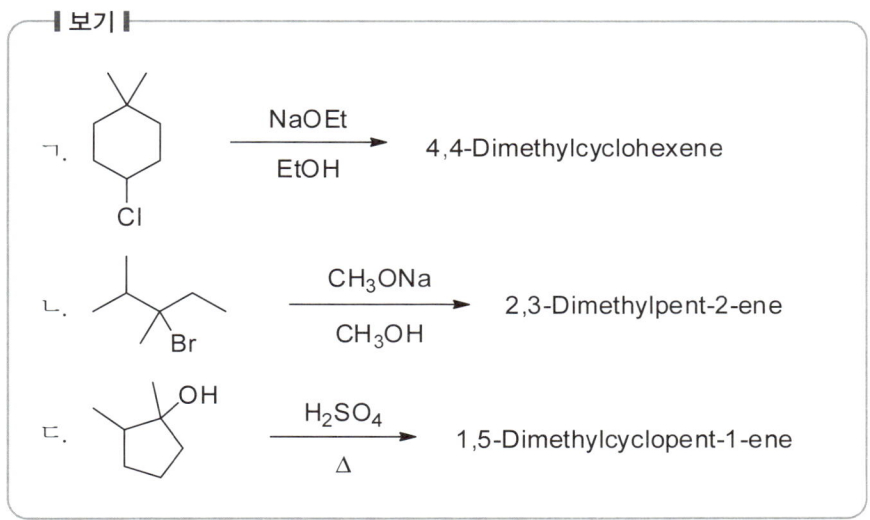

① ㄱ　　② ㄴ　　③ ㄷ
④ ㄱ, ㄴ　　⑤ ㄴ, ㄷ　　⑥ ㄱ, ㄷ
⑦ ㄱ, ㄴ, ㄷ

39 다음 〈보기〉에 주어진 반응의 주생성물 A로 옳은 것은?

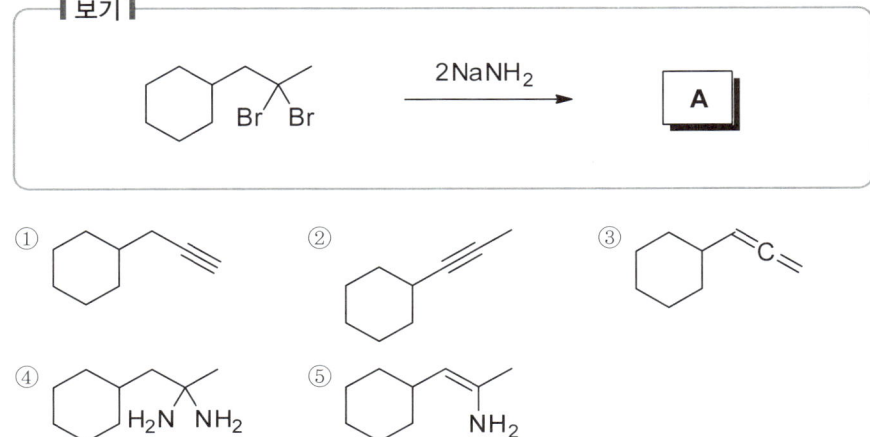

알켄과 알카인 I

40 다음 〈보기〉에 주어진 반응의 주생성물 A로 옳은 것은?

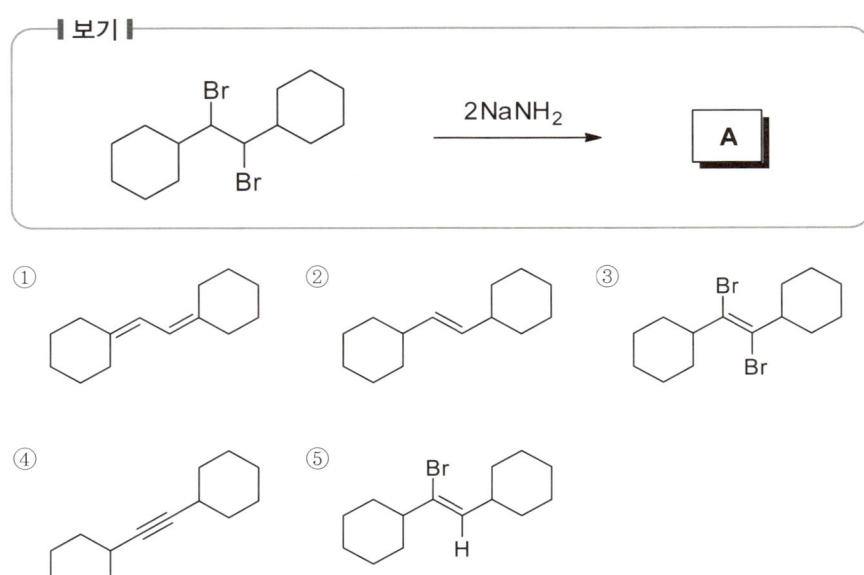

41 다음 각 할로젠화물과 NaOEt와의 E2반응으로 얻어지는 생성물을 그리시오.

a.

b.

c.

42 다음 반응의 주생성물을 그리시오.

a. 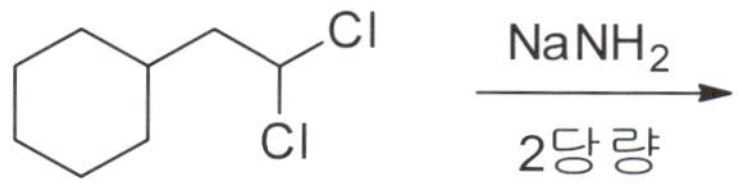 사이클로헥실-CH₂-CHCl₂ $\xrightarrow{\text{NaNH}_2, \text{2당량}}$

b. 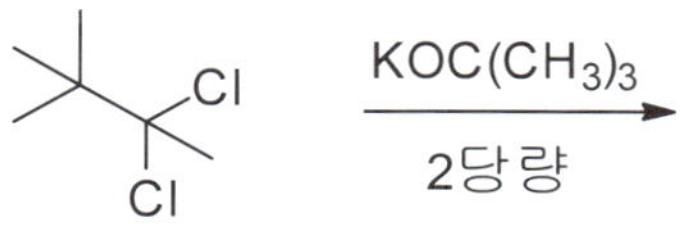 (CH₃)₃C-CCl₂-H $\xrightarrow{\text{KOC(CH}_3)_3, \text{2당량}}$

c. 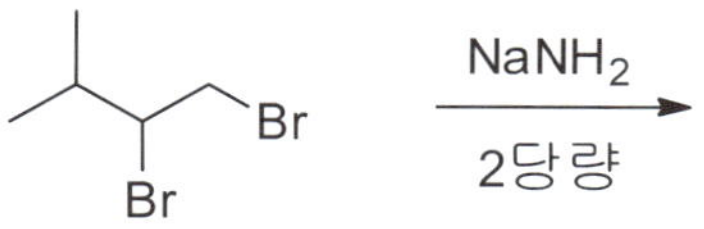 (CH₃)₂CH-CHBr-CH₂Br $\xrightarrow{\text{NaNH}_2, \text{2당량}}$

ACE 500제
유기화학
기본편

ACE 500제 유기화학 기본편 | 윤관식

CHAPTER

5

알켄과 알카인 II

알켄과 알카인 Ⅱ

01 다음 〈보기〉에 주어진 반응의 주생성물 A로 옳은 것은?

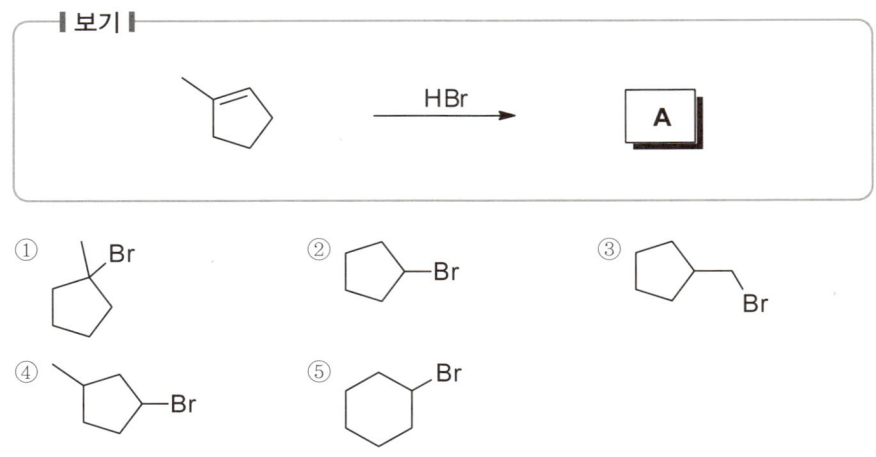

02 다음 〈보기〉에 주어진 반응의 주생성물 A의 구조로 옳은 것을 모두 고르시오.

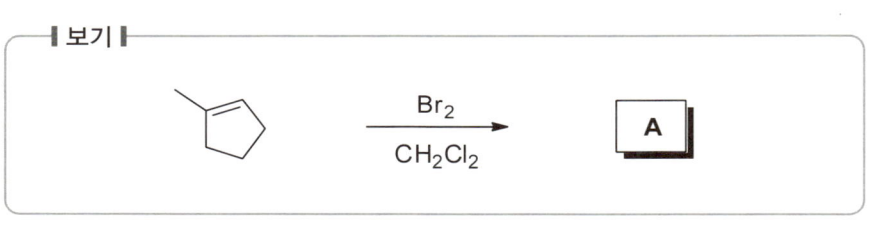

03 다음 〈보기〉에 주어진 반응의 주생성물 A의 구조로 옳은 것을 모두 고르시오.

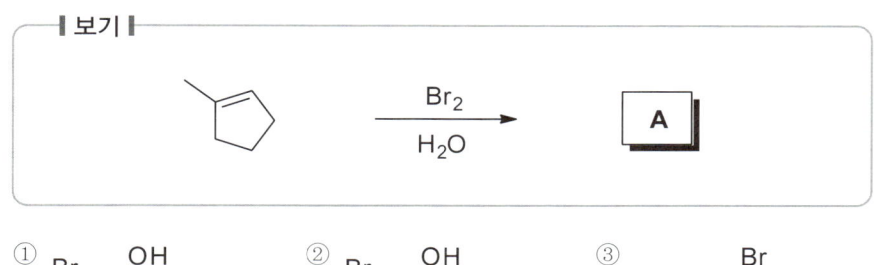

04 다음 〈보기〉의 반응에 따른 결과물의 구조를 통해 반응이 진행되는 동안 발생한 중간체에 대해 바르게 표현된 것은?

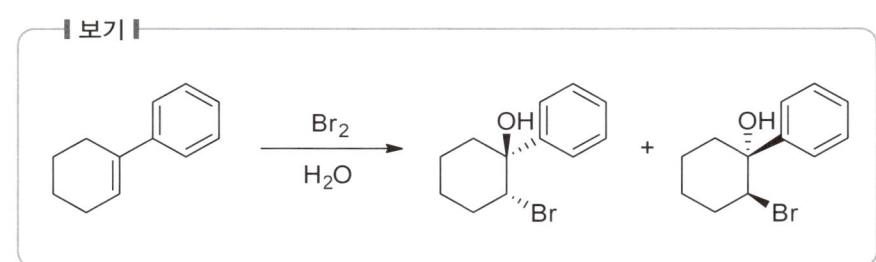

① 이차 탄소양이온(2°carbocation)
② 벤질 탄소양이온(Benzylic carbocation)
③ 아릴 탄소양이온(Aryl carbocation)
④ 삼차 탄소양이온(3°carbocation)
⑤ 다리걸친 브로모늄 이온(Bridged bromonium ion)

알켄과 알카인 Ⅱ

05 산 촉매 하에서 물과 가장 빠르게 반응하는 알켄은?

① 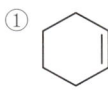 ② 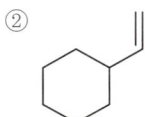 ③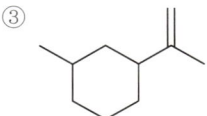

④ 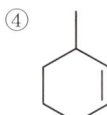 ⑤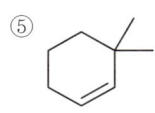

06 1-propene의 HBr 첨가반응에 관해 바르게 설명하고 있는 것은?

① 먼저 Br⁻가 공격한다.
② 먼저 Br· 이 공격한다.
③ bromopropane의 이성질화가 일어난다.
④ 일차 탄소양이온이 형성된다.
⑤ 이차 탄소양이온이 형성된다.

07 다음의 화합물 중 HCl(1당량)과의 반응 시 가장 반응속도가 빠른 것은?

① 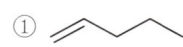 ② 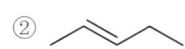 ③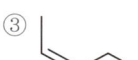

④ 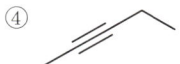 ⑤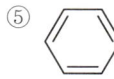

08 다음 〈보기〉에 주어진 반응의 생성물 A의 구조로 옳은 것을 모두 고르시오.

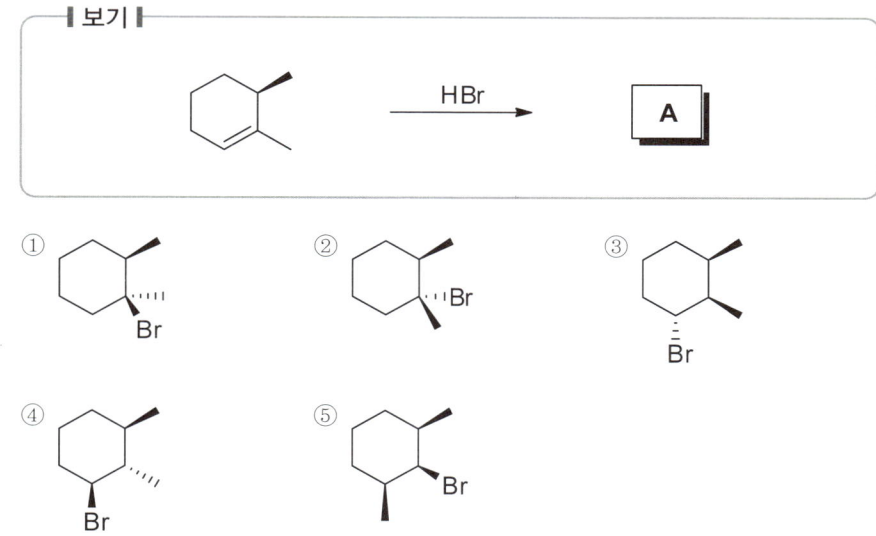

09 다음 〈보기〉에 주어진 반응의 주생성물 A로 옳은 것은?

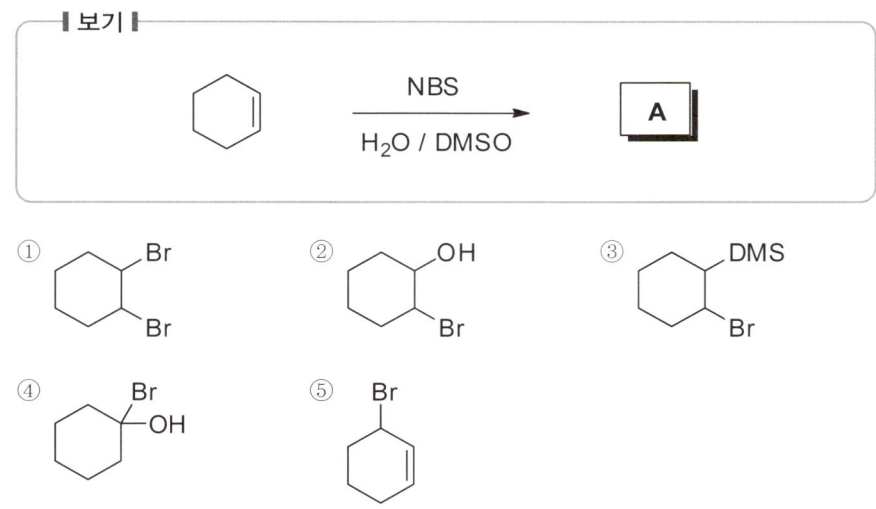

알켄과 알카인 Ⅱ

10 다음 〈보기〉에 주어진 반응의 생성물의 구조로 옳은 것을 모두 고르시오.

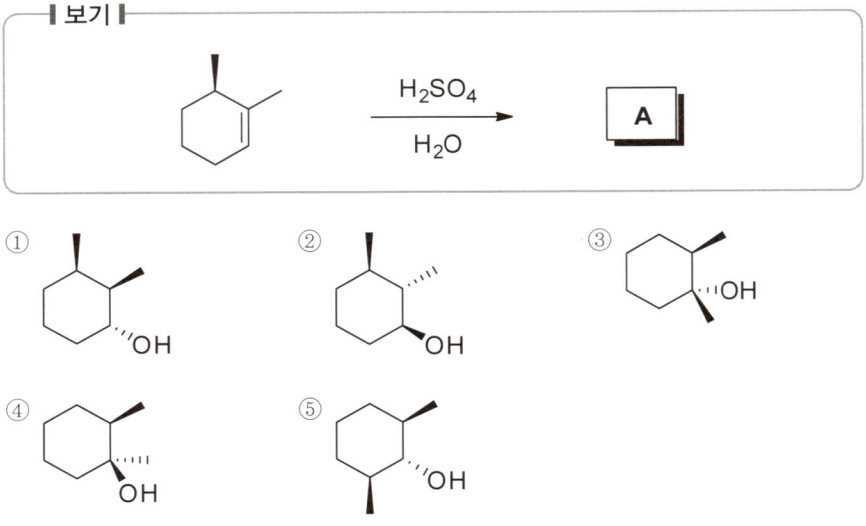

11 다음 〈보기〉에 주어진 반응의 주생성물 A로 옳은 것은?

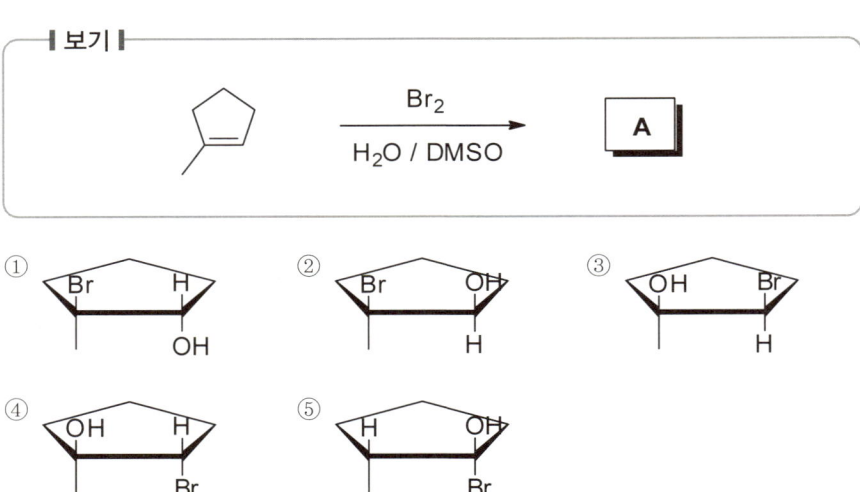

12 다음 〈보기〉에 주어진 반응의 생성물로 옳지 않은 것은?

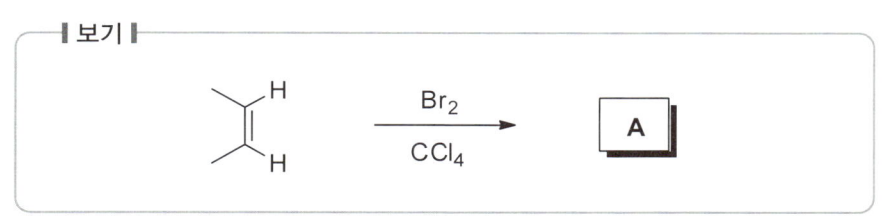

13 다음 〈보기〉의 반응을 완결시키기 위해 (가)에 들어갈 시약으로 옳은 것은?

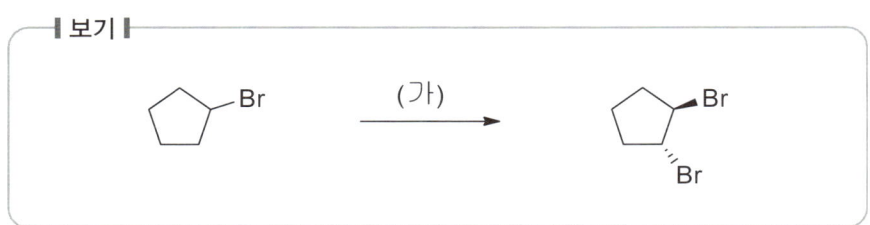

① KOC(CH$_3$)$_3$, Br$_2$
② KOC(CH$_3$)$_3$, 9-BBN
③ KOC(CH$_3$)$_3$, Br$_2$, H$_2$O
④ H$_2$SO$_4$, Br$_2$, H$_2$O
⑤ H$_2$SO$_4$, NBS

알켄과 알카인 Ⅱ

14 다음 〈보기〉에 주어진 반응의 생성물의 구조로 옳은 것을 모두 고르시오.

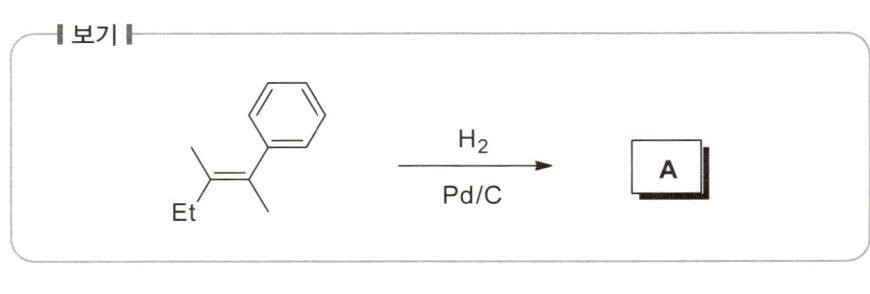

15 다음 〈보기〉에 주어진 반응의 주생성물 A의 가장 안정한 형태로 옳은 것은?

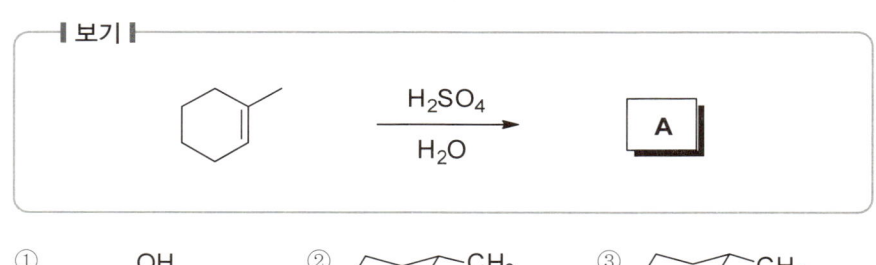

16 다음은 산 촉매에서의 수화 반응을 나타낸 것이다. 이 때 생성되는 탄소 양이온 중간체를 공격하는 친핵체는 무엇인가?

| 보기 |

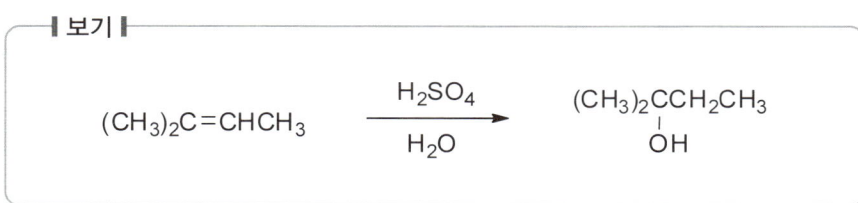

① ⁻OH ② H_2O ③ H^+
④ H_3O^+ ⑤ SO_4^{2-}

17 다음 〈보기〉의 2-methyl-2-butene과 Br_2가 반응할 때 생성되는 중간체로 옳은 것은?

| 보기 |

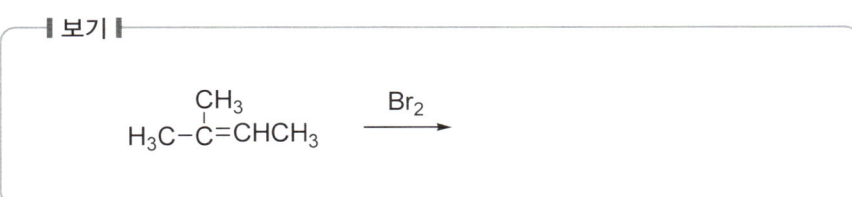

알켄과 알카인 II

18 다음 에너지다이어그램에서 탄소양이온 중간체인 $(CH_3)_3C^+$의 위치 에너지는 어느 구간에 해당하는가?

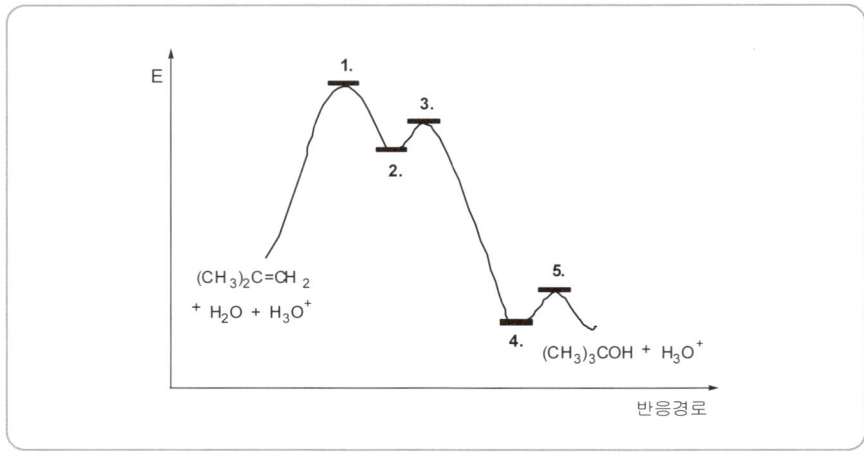

① 1   ② 2   ③ 3
④ 4   ⑤ 5

19 주생성물의 구조가 옳은 것만을 〈보기〉에서 있는 대로 고른 것은? (단, 각 단계에서 주생성물은 적절한 분리·정제 과정을 통하여 얻어진다.)

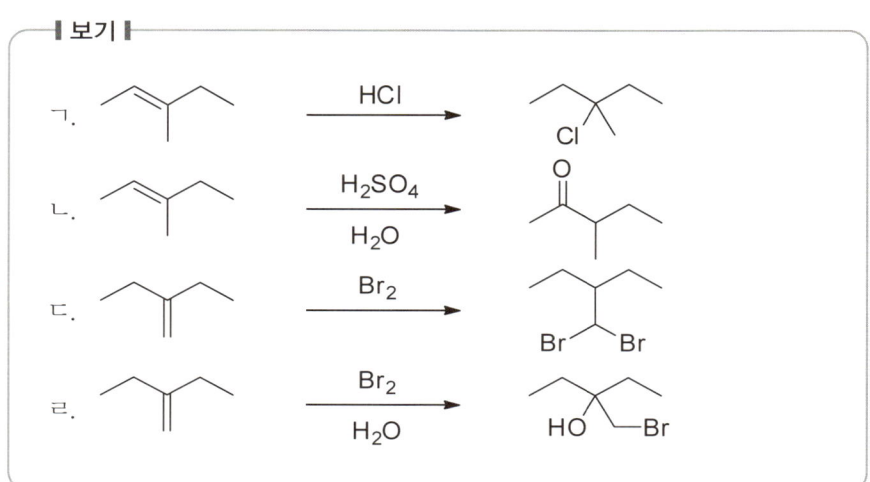

① ㄱ, ㄴ   ② ㄱ, ㄹ   ③ ㄴ, ㄷ
④ ㄴ, ㄹ   ⑤ ㄷ, ㄹ

20 다음 중 탄소양이온 중간체를 경유하여 진행되는 반응을 모두 고르시오.

① $(CH_3CH_2)_2C=CHCH_3 + H_2SO_4$

② $(CH_3CH_2)_2C=CHCH_3 + HCl$

③ Bromoethane + sodium acetylide(NaCCH)

④ $(CH_3CH_2)_3COH + H_2SO_4$, $180°C$

⑤ $(CH_3CH_2)_3CCl + H_2O$, $110°C$

21 알켄의 산촉매 수화반응(hydration)의 메커니즘에 대한 설명으로 옳은 것은?

① 친전자체(electrophile)가 첨가되는 단계가 느린 단계이다.
② 친핵체(nucleophile)가 첨가되는 단계가 빠른 단계이다.
③ 반응중간체(intermediate)는 탄소양이온(carbocation)이다.
④ 물이 Bronsted 염기로 작용하여 수소를 제거한다.
⑤ 위의 설명은 모두 옳다.

22 1,3-cyclohexadiene의 HBr 첨가반응에서 속도론적 생성물(kinetic product)로 옳은 것은?

① 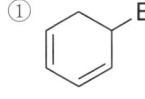　② 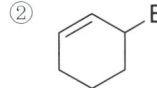　③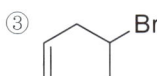

④ 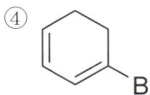　⑤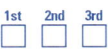

알켄과 알카인 II

23 다음 〈보기〉의 반응을 통해 속도론적 생성물을 얻기 위한 조건은 무엇인가?

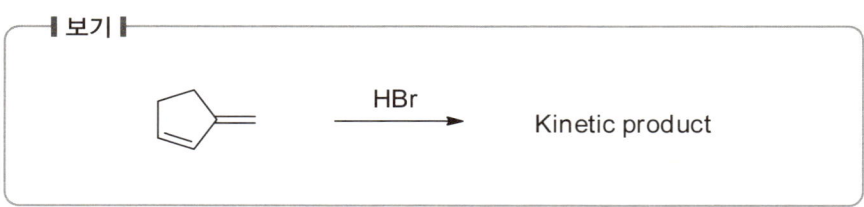

① HBr 과량사용
② 반응시간을 길게 한다
③ 낮은 온도조건
④ 높은 압력 조건
⑤ peroxide(과산화물)를 사용

24 다음 〈보기〉의 화합물 중에서 HBr첨가반응의 반응성이 증가하는 순서로 옳은 것은?

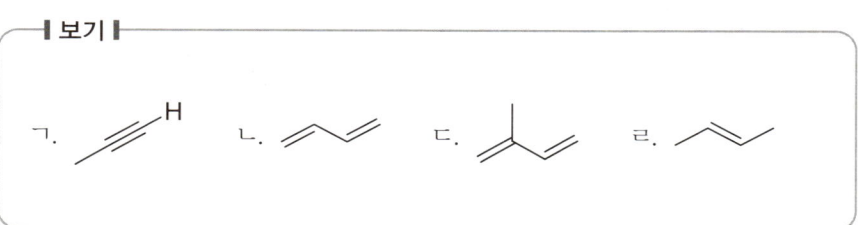

① ㄱ < ㄴ < ㄷ < ㄹ
② ㄱ < ㄹ < ㄴ < ㄷ
③ ㄷ < ㄴ < ㄹ < ㄱ
④ ㄷ < ㄴ < ㄱ < ㄹ
⑤ ㄹ < ㄱ < ㄴ < ㄷ

25 1몰의 무수 HCl을 1,3-pentadiene과 반응시켰을 때 가장 생성물로 얻어지기 어려운 것은?

① 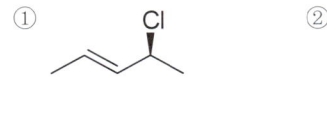 ② (Cl 구조) ③ (Cl 구조)

④ (Cl 구조) ⑤ (Cl 구조)

26 주생성물의 구조가 옳은 것만을 〈보기〉에서 있는 대로 고른 것은? (단, 주생성물은 적절한 분리·정제 과정을 통하여 얻는다.)

| 보기 |

ㄱ. (이소프렌) $\xrightarrow{\text{HBr}, 0\,°C}$ (3-bromo-3-methyl-1-butene)

ㄴ. (diene) $\xrightarrow{\text{HBr}, 가열}$ (생성물)

ㄷ. (2,3-dimethyl-1,3-butadiene) $\xrightarrow{\text{HBr}, 40\,°C}$ (생성물)

① ㄱ ② ㄴ ③ ㄷ
④ ㄱ, ㄴ ⑤ ㄱ, ㄷ ⑥ ㄴ, ㄷ
⑦ ㄱ, ㄴ, ㄷ

알켄과 알카인 II

27 다음 〈보기〉반응을 통해 얻어지는 주생성물A에 대한 IUPAC 이름으로 옳은 것은?

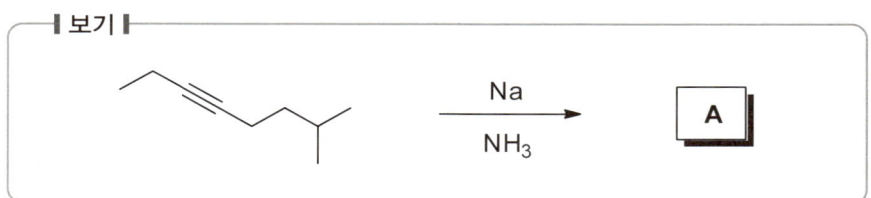

① (Z)-7-methyloct-3-ene
② (Z)-7-methylhct-3-ene
③ (E)-2-methyloct-5-ene
④ (E)-7-methyloct-3-ene
⑤ 7-methyloctane

28 다음 주어진 각 화합물쌍이 토토머(tautomer) 관계인 것은?

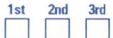

29 다음 〈보기〉 화합물들의 염기성이 증가하는 순서가 옳은 것은?

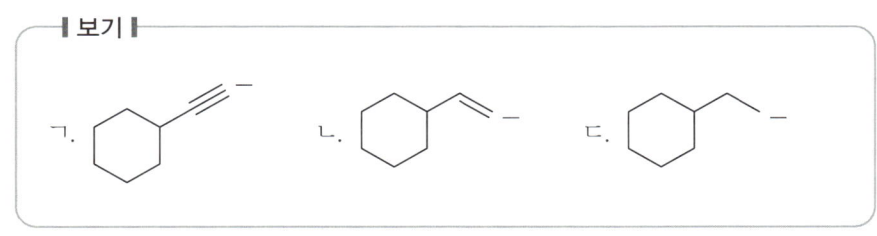

① ㄱ < ㄴ < ㄷ
② ㄴ < ㄷ < ㄱ
③ ㄷ < ㄱ < ㄴ
④ ㄱ < ㄷ < ㄴ
⑤ ㄷ < ㄴ < ㄱ

30 다음 〈보기〉에 주어진 반응의 주생성물 A로 옳은 것은?

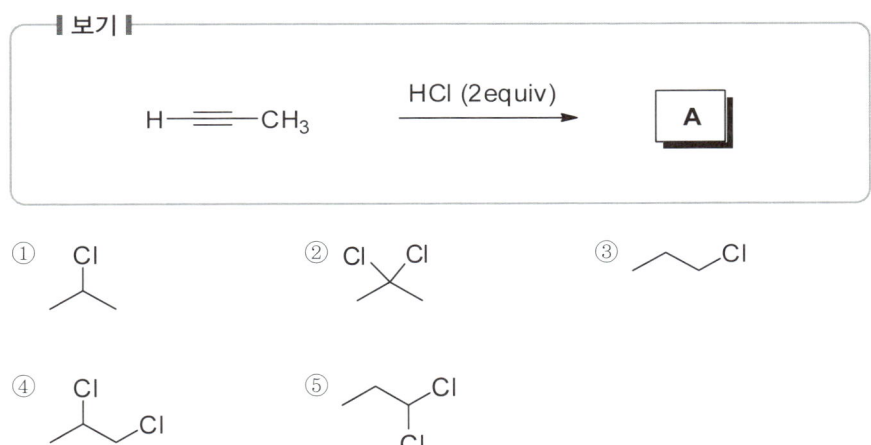

알켄과 알카인 Ⅱ

31 다음 〈보기〉에 주어진 반응의 주생성물 A로 옳은 것은?

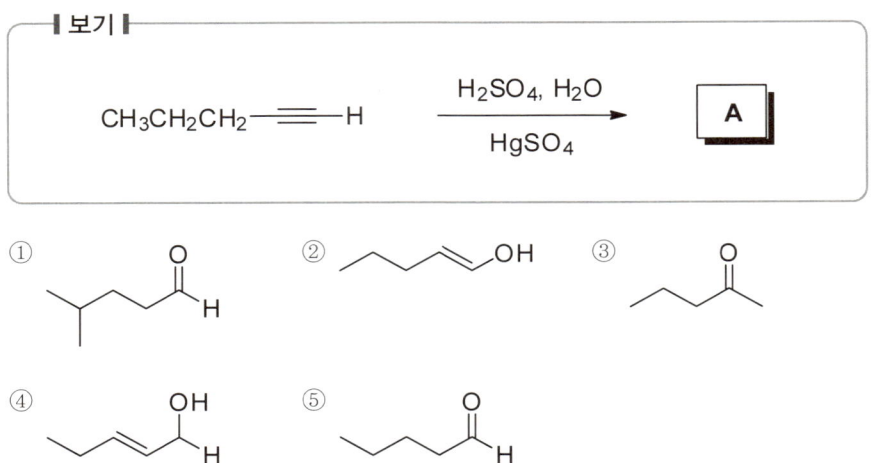

32 다음 〈보기〉에 주어진 반응의 주생성물 A로 옳은 것은?

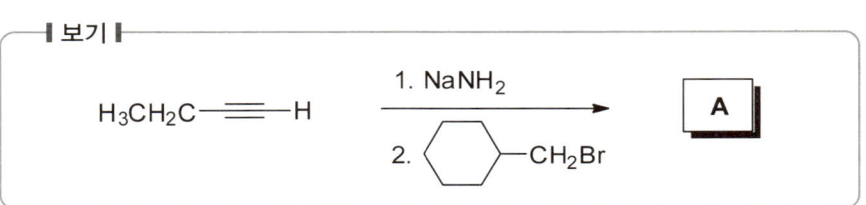

33 다음 〈보기〉의 반응을 완결시키기 위해 (가)에 들어갈 시약으로 옳은 것은?

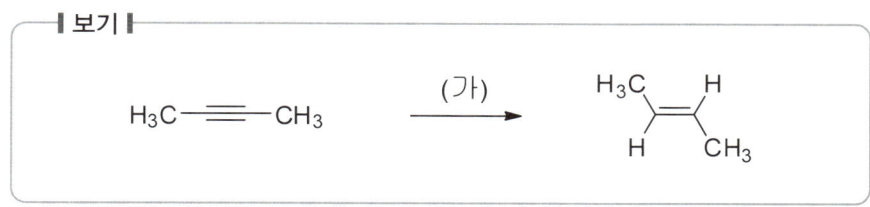

① Li/NH₃ ② ZnCl₂, HCl ③ H₂, Pd
④ H₂, Lindlar Pd ⑤ Pd, PbSO₄

34 다음 〈보기〉의 반응에서 얻어지는 중간 생성물 A의 구조로 옳은 것은?

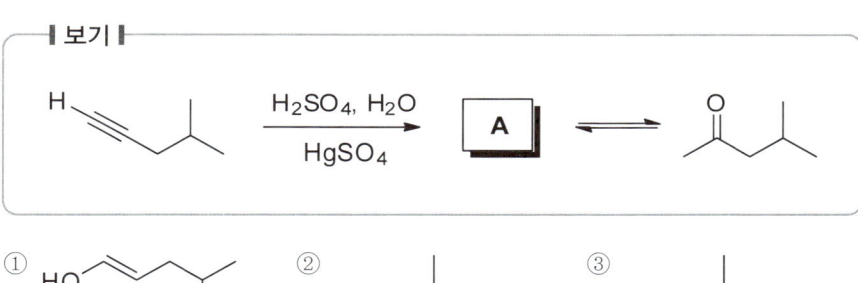

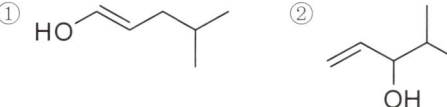

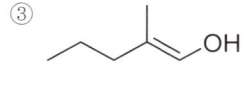

알켄과 알카인 Ⅱ

35 다음 〈보기〉에 주어진 반응의 주생성물 A로 옳은 것은?

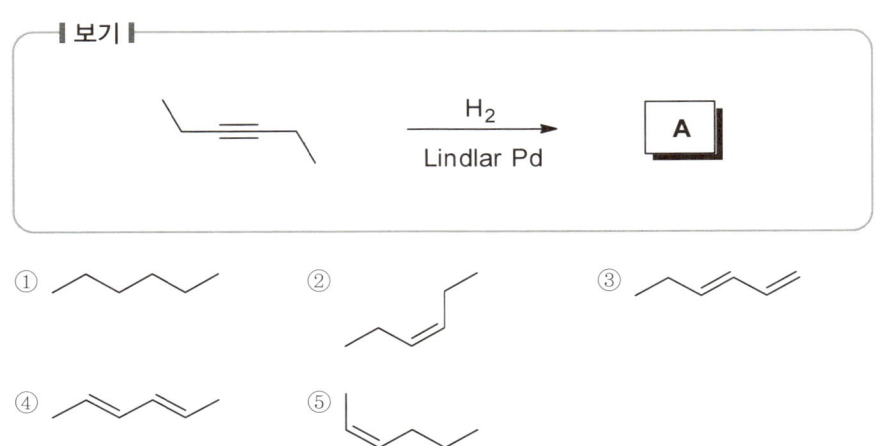

36 다음 〈보기〉의 반응과 (가)~(라)에 대한 설명으로 옳지 <u>않은</u> 것은?

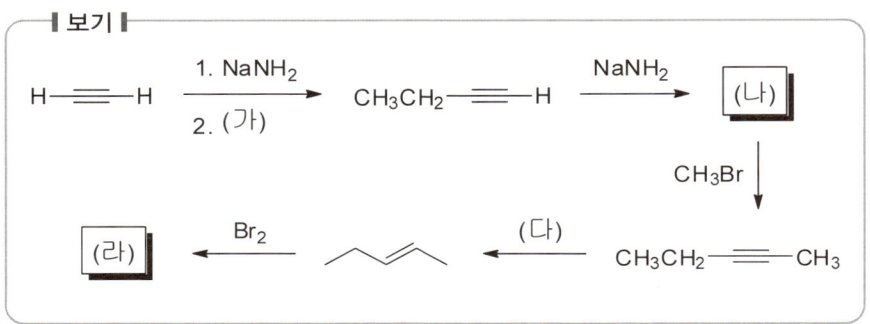

① 첫 번째 단계에서는 산성도가 큰 아세틸렌의 말단 수소가 염기인 NH_2^-에 의해 제거된다.
② (가)에는 ethyl bromide가 들어갈 수 있다.
③ (나)의 구조는 $CH_3CH_2-C \equiv C^-$이다.
④ (다)에서는 Lindlar catalyst와 수소를 첨가해주었다.
⑤ (라)의 IUPAC명칭은 2,3-Dibromopentane이다.

37 다음 주어진 반응에서 주생성물의 구조가 옳지 않은 것은?

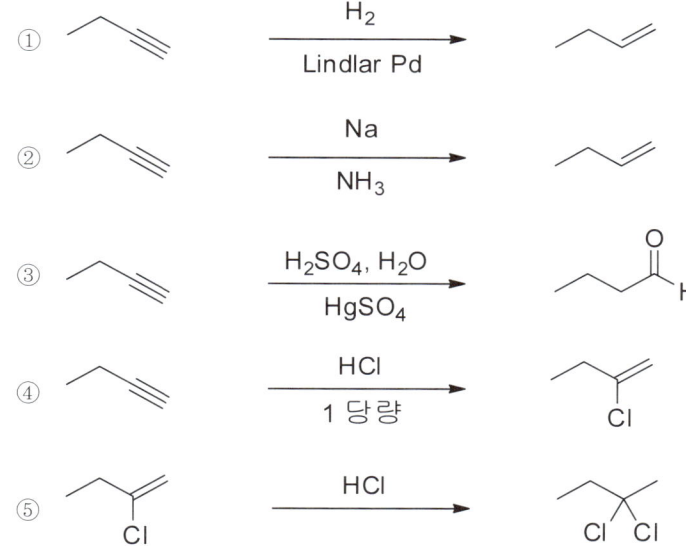

38 다음 〈보기〉에 주어진 반응의 생성물 A로 옳은 것은?

| 보기 |

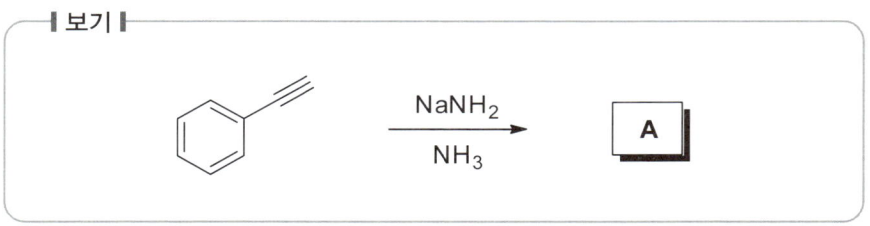

① C₆H₅CCNH₂   ② C₆H₅CCNa   ③ C₆H₅CHCH₂
④ C₆H₅CHCHNH₂ ⑤ C₆H₅CHCHNa

알켄과 알카인 Ⅱ

39 Sulfuric acid(H_2SO_4)과 mercury(II) sulfate($HgSO_4$)를 이용한 알카인의 수화반응을 통해 케톤(ketone)을 만드는 과정의 중간체의 구조로 옳은 것은?

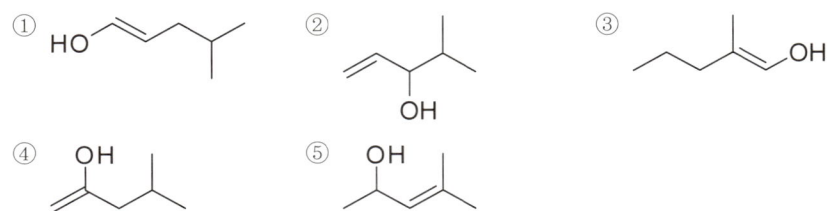

40 다음 〈보기〉의 반응에서 반응물 A로 옳은 것은?

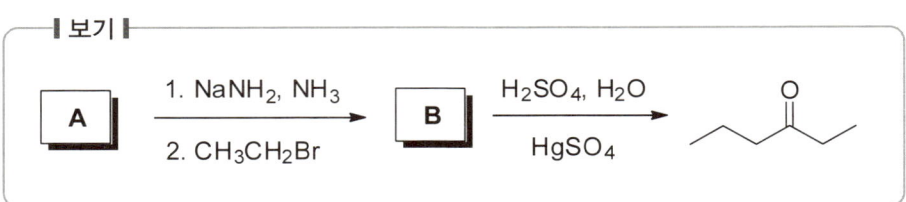

① 1-Butyne ② 1-Butene ③ trans-2-butene
④ cis-2-butene ⑤ 2-Butyne

41 다음 〈보기〉의 반응에서 생성물 B의 IUPAC 명칭으로 옳은 것은?

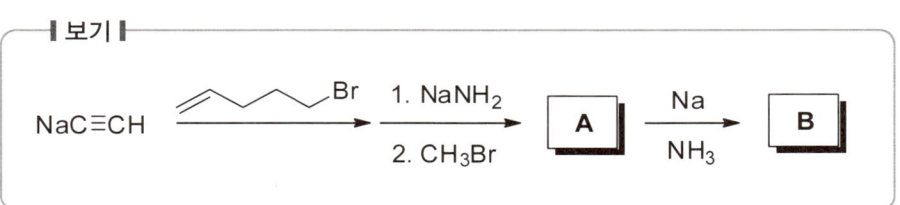

① Octane ② Octa-1,7-diene ③ (E)-Octa-1,6-diene
④ (Z)-Octa-1,6-diene ⑤ 1-Octene

[42~44] 다음은 1-pentyne과 1,4-pentadiene의 수소첨가반응에 따른 에너지 도표이다.

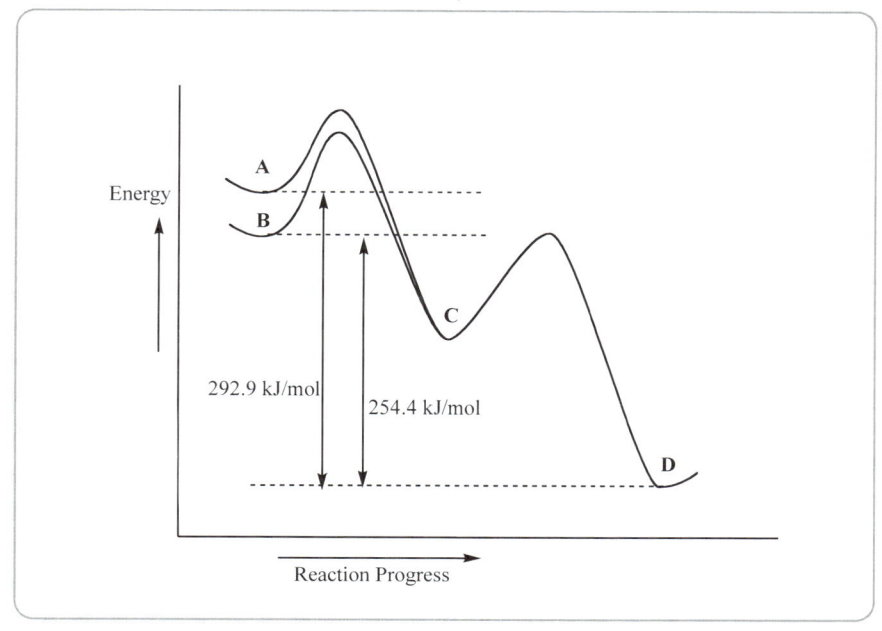

42 1,4-pentadiene의 수소화열은 약 254.4 kJ/mol이며 1-pentyne의 수소화열은 약 292.9 kJ/mol이다. 둘 중 더 안정한 화합물은 무엇인가?

43 화합물 C와 D의 IUPAC 명칭은 무엇인가?

44 화합물 A를 C로 만들기에 적합한 시약은 무엇인가?

알켄과 알카인 II

45 알카인을 액체 암모니아와 Na를 이용하여 환원시키는 반응에서 일반적으로 인정되는 메커니즘에서의 중간체로 옳은 것을 모두 고르시오.

① vinyl anion   ② vinyl radical   ③ radical anion
④ vinyl cation   ⑤ radical cation

46 주생성물의 구조가 옳은 것만을 〈보기〉에서 있는 대로 고른 것은? (단, 주생성물은 적절한 분리·정제 과정을 통하여 얻는다.)

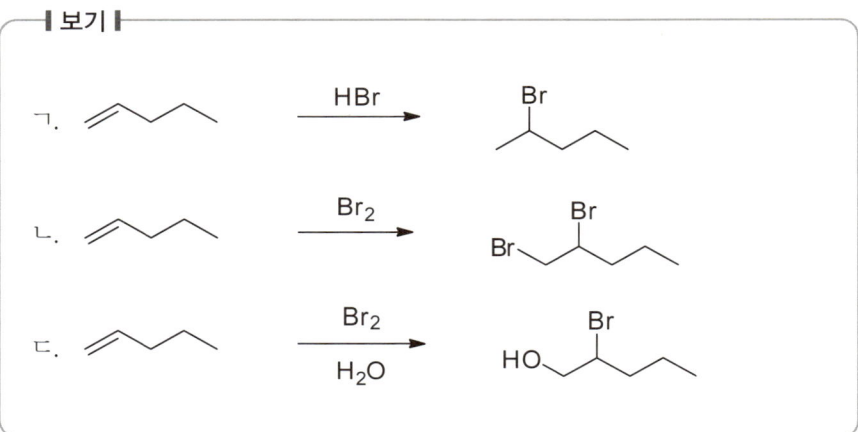

① ㄱ   ② ㄴ   ③ ㄷ
④ ㄱ, ㄴ   ⑤ ㄴ, ㄷ   ⑥ ㄱ, ㄷ
⑦ ㄱ, ㄴ, ㄷ

47 다음 빈칸에 들어갈 시약으로 순서대로 올바르게 나열한 것은?

| 보기 |

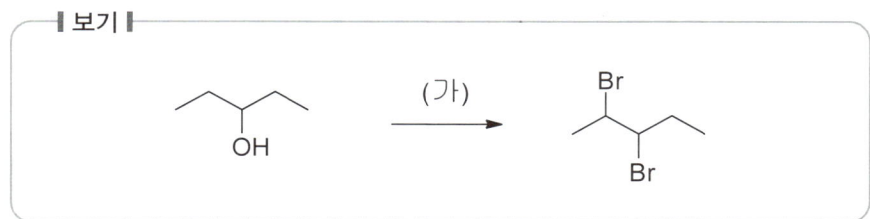

① 1. H₂SO₄, heat
   2. HBr
   3. Br₂, hv

② 1. H₂SO₄, heat
   2. H₂ / Pt
   3. 2Br₂, hv

③ 1. Br₂, hv
   2. H₂SO₄, heat
   3. H₂ / Pt

④ 1. H₂SO₄, heat
   2. Br₂

⑤ 1. H₂SO₄, heat
   2. Br₂
   3. H₂ / Pt

48 2-methylpropene과 HCl과 반응하는 에너지 도표의 지점 중 다음 화학종과 상응하는 지점을 고르시오.

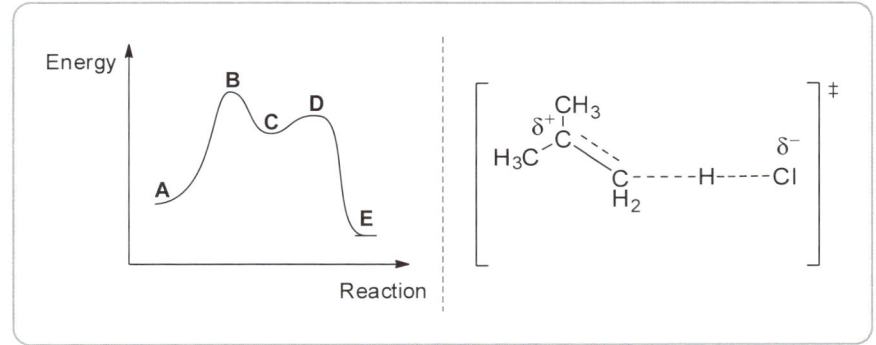

알켄과 알카인 Ⅱ

49 cis-3-nonene을 생성하는 시약의 조합으로 가장 적절한 것은?

① 1. 1-Butyne, NaNH₂   2. 1-Bromopentane   3. Na, NH₃
② 1. 1-Butyne, NaNH₂   2. 1-Bromopentane   3. H₂, Lindlar Pd
③ 1. 1-Pentyne, NaNH₂ 2. 1-Bromobutane   3. H₃O⁺, HgSO₄
④ 1. 1-Pentyne, NaNH₂ 2. 1-Bromobutane   3. 2HCl   4. NaNH₂
⑤ 1. 1-Pentyne, NaNH₂ 2. 2-Bromobutane   3. H₂, Lindlar Pd

50 알카인의 수은촉매수화반응시 주생성물로 얻어지기 어려운 화합물을 모두 올바르게 고른 것은?

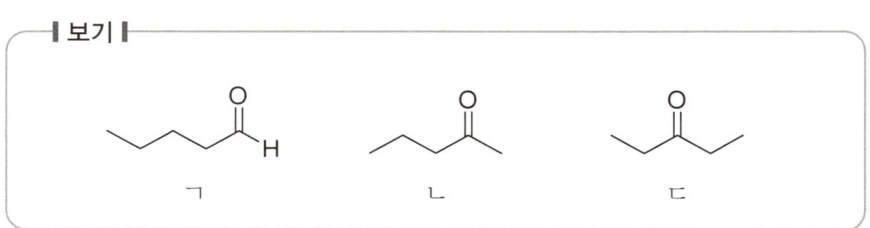

① ㄱ
② ㄴ
③ ㄷ
④ ㄱ, ㄴ
⑤ ㄱ, ㄷ

51 다음 가정된 반응처럼 실제 반응도 잘 일어나겠는가? 만약 아니라면, 그 이유는 무엇인가?

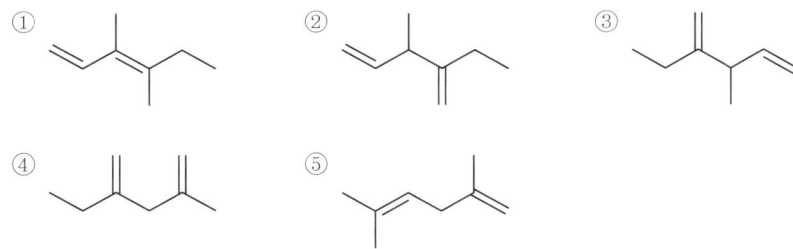

① 반응이 가능하다.
② 반응이 불가능하다. 1,2-Dibromocyclohexane을 반응물로 하여야 한다.
③ 반응이 불가능하다. Cyclohexyne이 생성되지 않는다.
④ 반응이 불가능하다. Cyclohexanone의 Enol은 Cyclohexyne에 의해서 생성되지 않는다.
⑤ 반응이 불가능하다. Cyclohexanone의 Enol은 토토머화를 하지 않는다.

52 다음 화합물 중 Br_2와 반응하여 1,4-첨가하는 것을 고르시오.

53 다음 중 속도론적, 열역학적 생성물에 대한 설명으로 옳은 것을 고르시오.

① 열역학적 생성물이 더 빠르게 생성된다.
② 저온에서 속도론적 생성물이 우세하다.
③ 평형상태에서 속도론적 생성물이 우세하다.
④ 저온에서 열역학적 생성물이 우세하다.
⑤ 열역학적 생성물은 덜 안정하다.

알켄과 알카인 Ⅱ

54 주생성물의 구조가 옳은 것만을 〈보기〉에서 있는 대로 고른 것은? (단, 주생성물은 적절한 분리·정제 과정을 통하여 얻는다.)

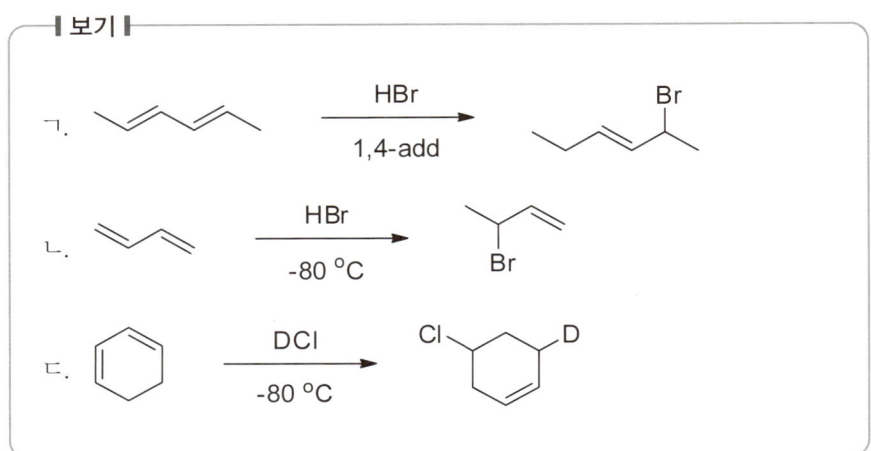

① ㄱ ② ㄴ ③ ㄷ
④ ㄱ, ㄴ ⑤ ㄴ, ㄷ ⑥ ㄱ, ㄷ
⑦ ㄱ, ㄴ, ㄷ

55 다음 주어진 반응의 주생성물 A의 구조로 옳은 것은?

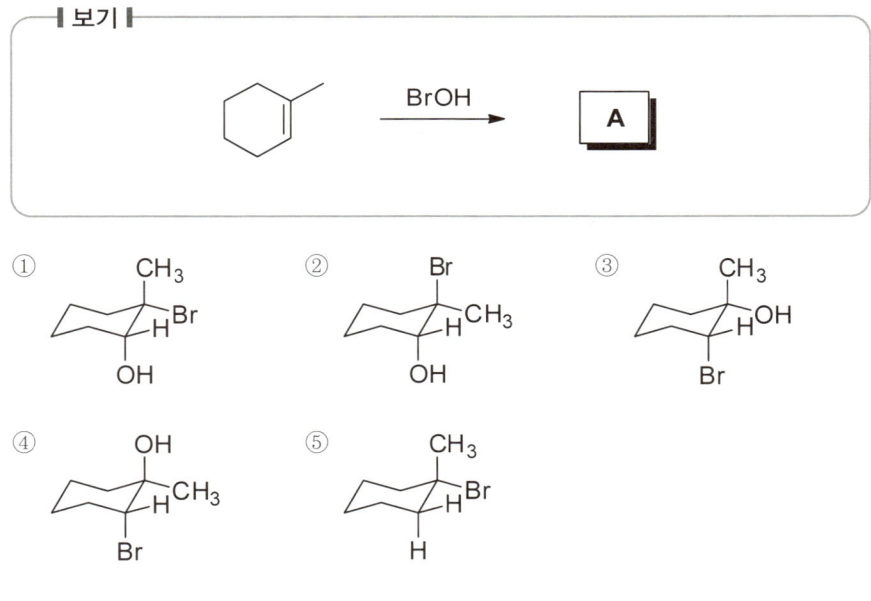

56 다음 주어진 반응의 주생성물 A의 구조로 옳은 것은?

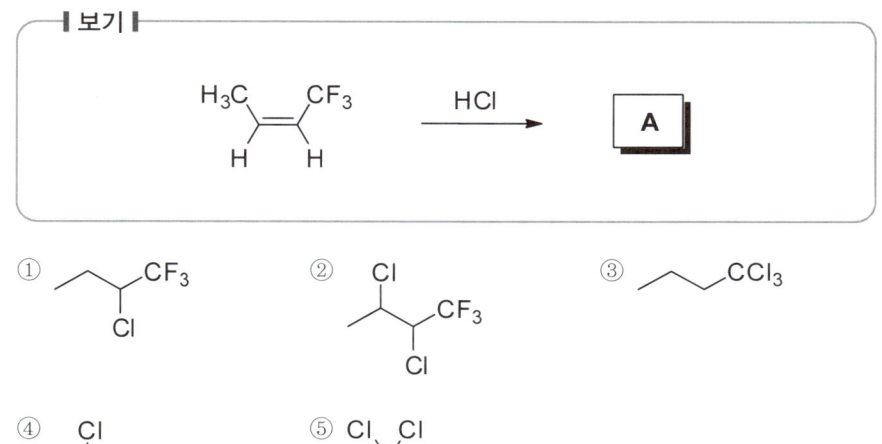

57 Muscalure 합성 과정의 A~D 화합물을 그리시오.

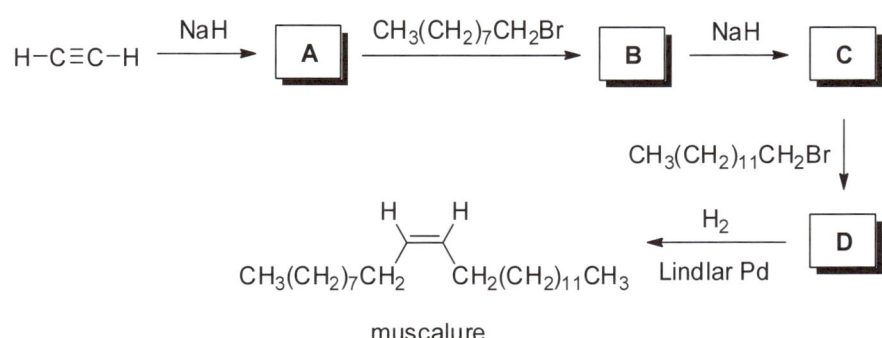

ACE 500제
유기화학
기본편

CHAPTER 6

방향족화합물

방향족화합물

01 다음 〈보기〉에 주어진 화합물 중 방향족화합물(aromatic)인 것은?

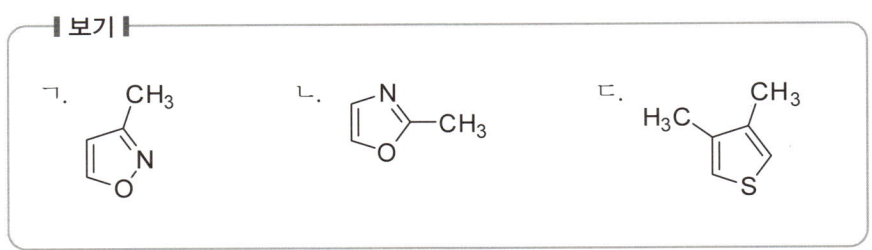

① ㄱ   ② ㄴ   ③ ㄷ
④ ㄱ, ㄴ   ⑤ ㄱ, ㄷ   ⑥ ㄴ, ㄷ
⑦ ㄱ, ㄴ, ㄷ

[02~03] 다음 〈보기〉에 주어진 화합물을 보고 물음에 답하시오.

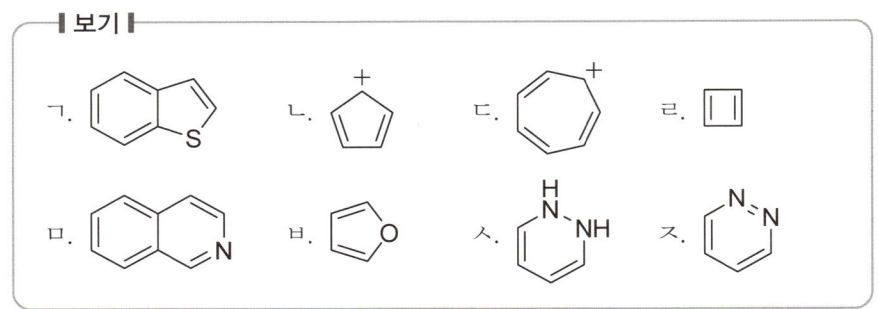

02 위 〈보기〉에서 방향족화합물(aromatic compound)이 <u>아닌</u> 것을 모두 고른 것은?

① ㄱ, ㄴ, ㅅ   ② ㄴ, ㄷ, ㄹ   ③ ㄴ, ㄹ, ㅅ
④ ㅂ, ㅅ, ㅈ   ⑤ ㅁ, ㅅ, ㄹ

03 위 〈보기〉에서 방향족화합물(aromatic compound)인 것을 모두 고른 것은?

① ㄱ, ㄴ, ㅁ, ㅈ   ② ㄴ, ㄷ, ㄹ   ③ ㄴ, ㄹ, ㅅ
④ ㄱ, ㄷ, ㅁ, ㅂ, ㅈ   ⑤ ㄱ, ㄷ, ㅁ, ㅂ, ㅅ, ㅈ

04 다음 〈보기〉의 화합물 중 방향족 화합물은 모두 몇 개인가?

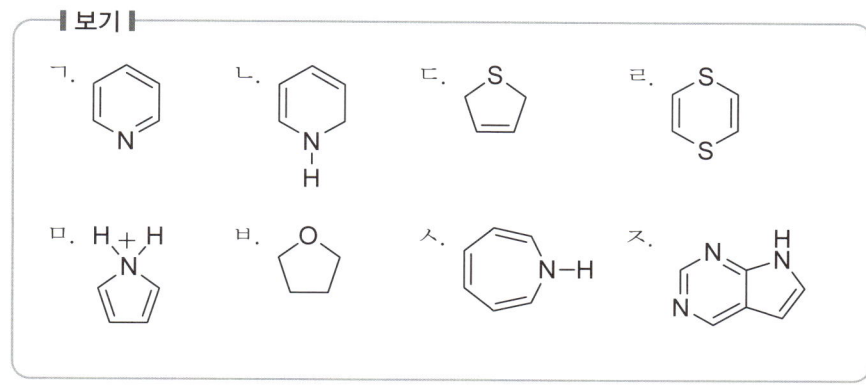

① 2개 ② 3개 ③ 5개
④ 6개 ⑤ 7개

05 다음에 주어진 화합물 중 반방향족화합물(anti-aromatic)인 것은?

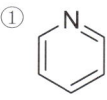 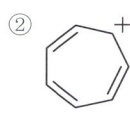 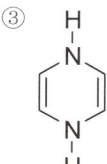

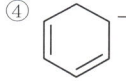 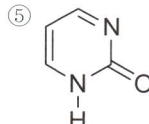

06 다음 〈보기〉에 주어진 화합물의 밑줄 친 수소(H)의 산성도가 증가하는 순서로 올바른 것은?

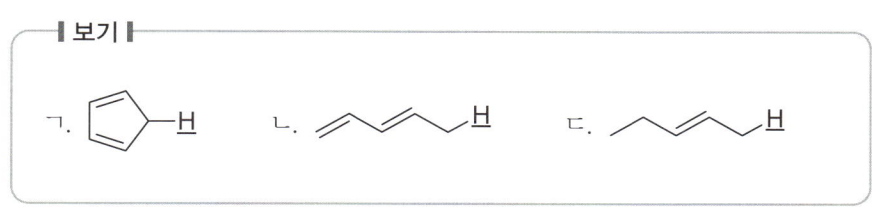

① ㄱ < ㄴ < ㄷ ② ㄷ < ㄴ < ㄱ ③ ㄴ < ㄱ < ㄷ
④ ㄷ < ㄱ < ㄴ ⑤ ㄴ < ㄷ < ㄱ

방향족화합물

07 다음 화합물을 염기성도가 감소하는 순서대로 올바르게 나열한 것은?

| 보기 |

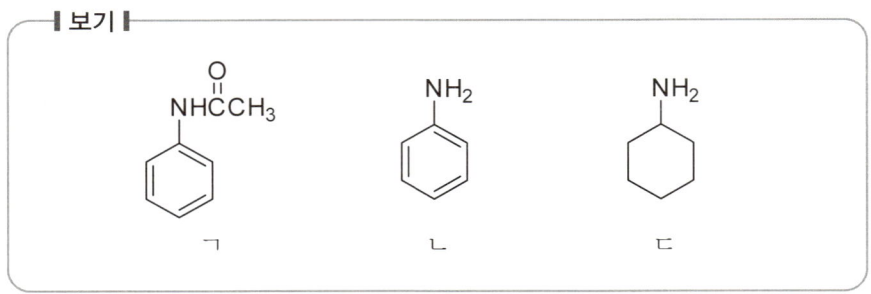

① ㄱ > ㄴ > ㄷ
② ㄱ > ㄷ > ㄴ
③ ㄷ > ㄴ > ㄱ
④ ㄷ > ㄱ > ㄴ
⑤ ㄴ > ㄱ > ㄷ

08 다음 〈보기〉에 주어진 구조에서 1~5로 표시된 수소 중 가장 산성도가 큰 것은 무엇인가?

| 보기 |

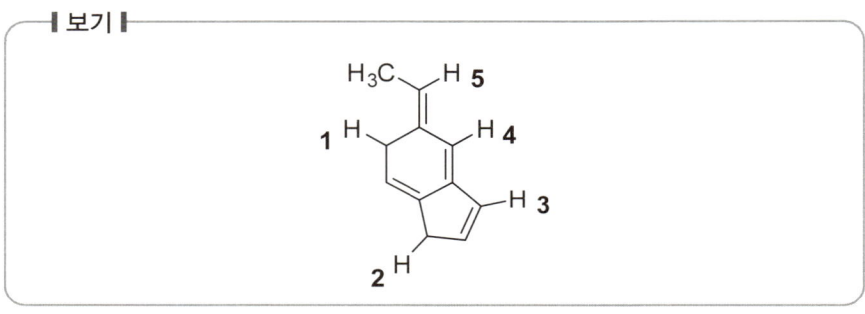

① 1
② 2
③ 3
④ 4
⑤ 5

09 다음 〈보기〉에 주어진 구조에서 1~3으로 표시된 수소의 산성도가 증가하는 순서로 옳은 것은?

| 보기 |

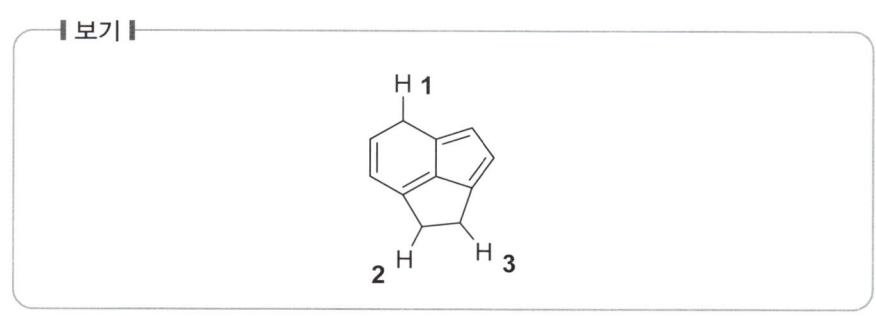

① 1 < 2 < 3 ② 2 < 3 < 1 ③ 3 < 1 < 2
④ 3 < 2 < 1 ⑤ 2 = 3 < 1

10 다음 〈보기〉에 주어진 구조에서 1~5로 표시된 수소 중 가장 산성도가 큰 것은 무엇인가?

| 보기 |

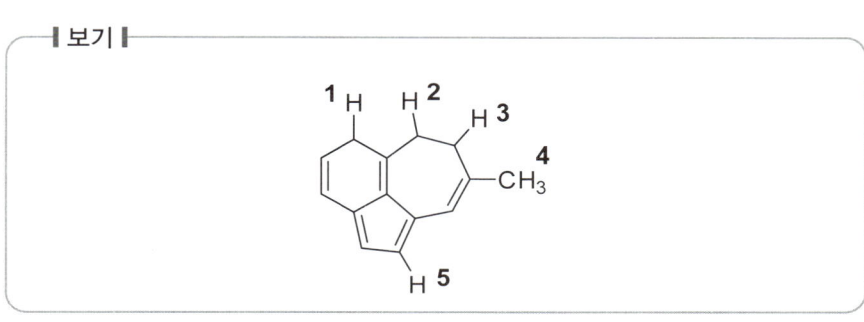

① 1 ② 2 ③ 3
④ 4 ⑤ 5

방향족화합물

11 다음 화합물의 IUPAC 이름으로 올바른 것은?

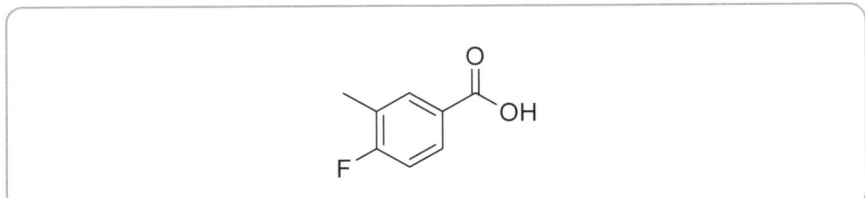

① 4-fluoro-3-methylbenzoate
② 4-fluoro-3-methylbenzoic acid
③ 3-methyl-4-fluorobenzoic acid
④ 4-fluoro-5-methylbenzoic acid
⑤ 3-fluoro-4-methylbenzoate

12 다음 화합물의 IUPAC 이름으로 올바른 것은?

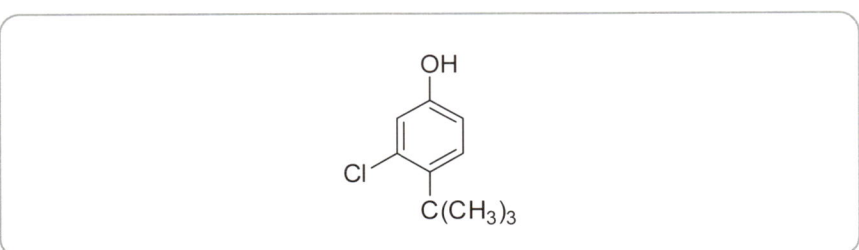

① 4-tert-butyl-3-chlorophenol
② 4-tert-butyl-5-chlorophenol
③ ortho-tert-butylchlorophenol
④ 2-tert-butyl-meta-chlorophenol
⑤ 4-tert-butyl-3-chloro-1-hydroxybenzene

13 다음 화합물의 IUPAC 이름으로 올바른 것은?

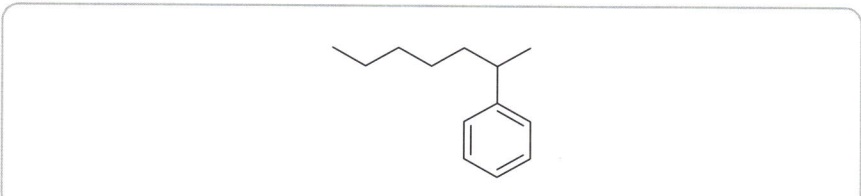

① 6-phenylheptane
② 2-heptylbenzene
③ 2-benzylheptane
④ 2-phenylheptane
⑤ 1-methyl-1-phenylhexane

14 다음 화합물의 IUPAC 이름으로 올바른 것은?

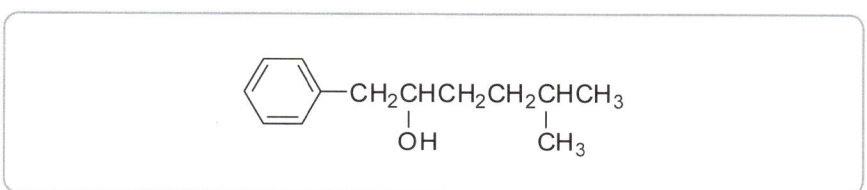

① 1-benzyl-4-methyl-1-pentanol
② 1-benzyl-5-methyl-2-hexanol
③ 2-methyl-5-hydroxy-6-phenylhexane
④ 1-benzyl-3-isopropyl-1-propanol
⑤ 5-methyl-1-phenyl-2-hexanol

방향족화합물

15 다음 화합물의 IUPAC 이름으로 올바른 것은?

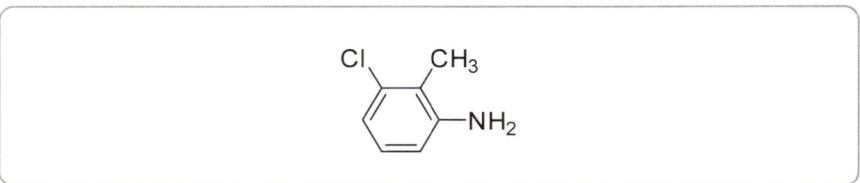

① 1-chloro-2-ethyl-5-pentylbenzene
② 1-chloro-6-ethyl-3-pentylbenzene
③ 2-chloro-1-ethyl-4-pentylbenzene
④ 3-chloro-4-ethyl-1-pentylbenzene
⑤ 5-chloro-4-ethyl-1-pentylbenzene

16 다음 화합물의 IUPAC 이름으로 올바른 것은?

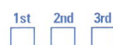

① o,m-chloromethyl aminobenzene
② 1-amino-5-chlorotoluene
③ 3-chloro-2-methylaniline
④ 1-chloro-2-methyl-3-benzylamine
⑤ o-methyl-m-aminochlorobenzene

17 다음 화합물의 IUPAC 이름으로 올바른 것은?

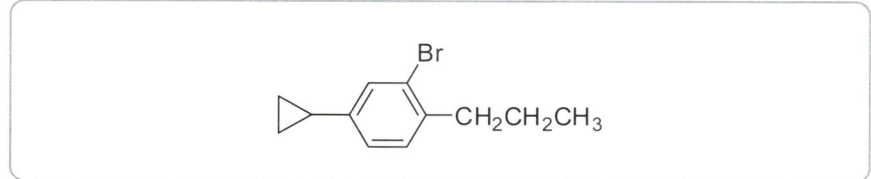

① 1-bromo-3-cyclopropyl-6-propylbenzene
② 3-bromo-1-cyclopropyl-4-propylbenzene
③ 2-bromo-6-cyclopropyl-3-propylbenzene
④ 1-bromo-5-cyclopropyl-2-propylbenzene
⑤ 2-bromo-4-cyclopropyl-1-propylbenzene

18 다음 화합물의 IUPAC 이름으로 올바른 것은?

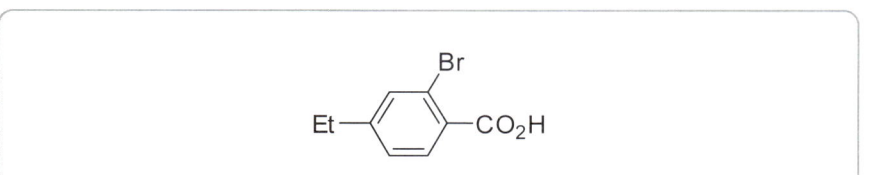

① 6-bromo-4-ethyllbenzoic acid
② 2-bromo-4-ethylbenzoic acid
③ ortho-bromo-para-ethylbenzoic acid
④ 1-bromo-3-ethylbenzoic acid
⑤ ortho-bromo-4-ethylbenzoic acid

방향족화합물

19 다음 화합물 중 aniline의 구조로 옳은 것은?

① Br-C6H4-OH ② C6H5-OH ③ C6H5-NH2

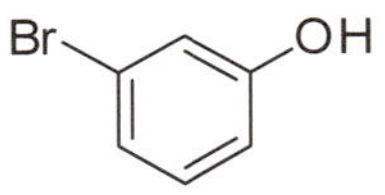

④ C6H5-OMe ⑤ C6H5-CH3

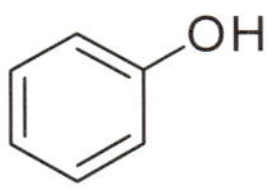

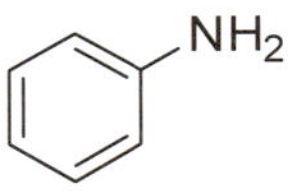

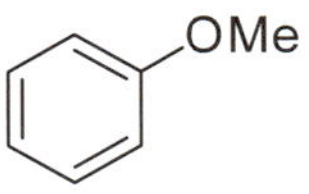

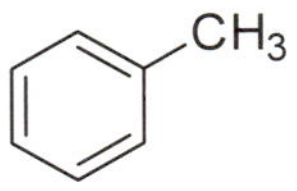

20 다음 중 1-chloro-2,4-dimethoxybenzene의 구조인 것은?

① 1-MeO, 3-Cl, 5-OMe ② 1-MeO, 2-MeO, 4-Cl ③ 1-OMe, 2-Cl, 4-OMe(MeO 위치)

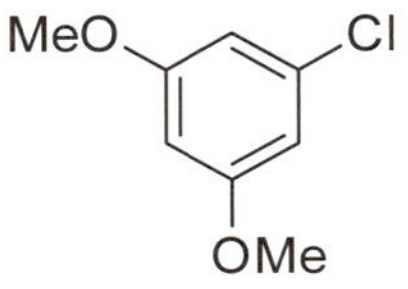

④ 1-MeO, 2-Cl 오기재 ⑤ 1-OMe, 2-Cl, 3-OMe

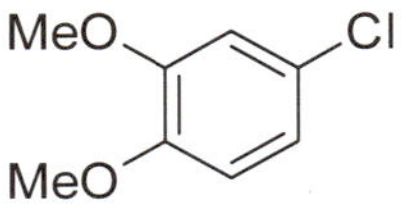

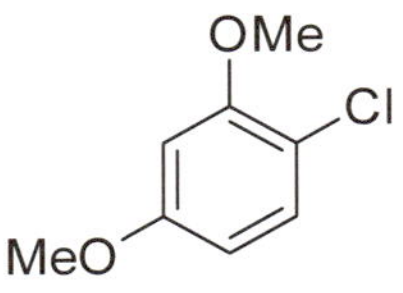

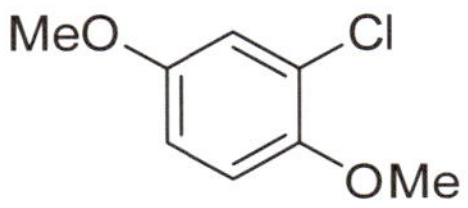

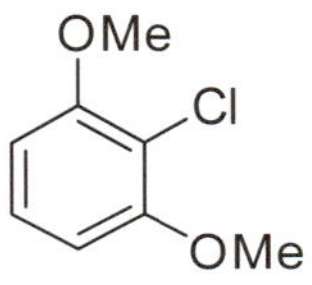

21 다음 중 para-chlorotoluene의 구조인 것은?

① 1-CH3, 4-Cl ② 1-Cl, 2-OMe ③ 1-OMe, 4-Cl

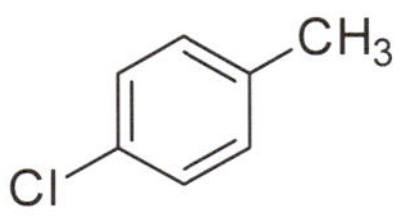

④ 1-Cl, 2-CH3 ⑤ 1-Cl, 3-CH3

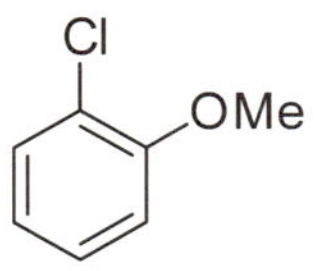

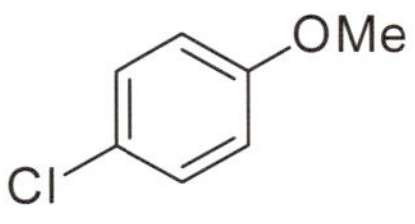

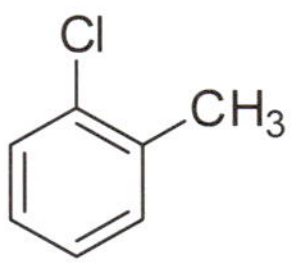

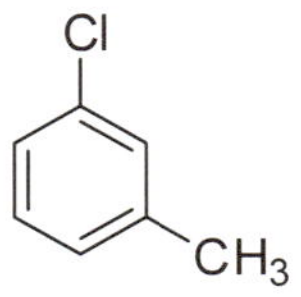

22 다음 화합물의 IUPAC 이름으로 옳은 것은?

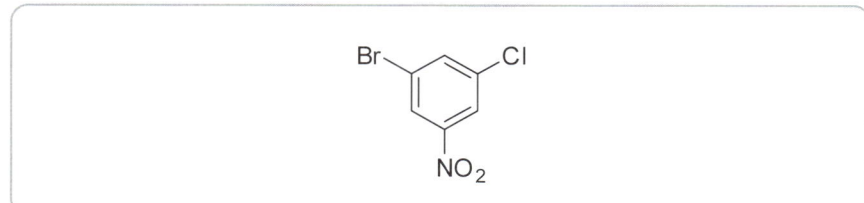

① 1-bromo-3-chloro-5-nitrobenzene
② 1-chloro-3-bromo-5-nitrobenzene
③ 3-bromo-5-chloro-1-nitrobenzene
④ 3-chloro-5-bromo-1-nitrobenzene
⑤ 5-bromo-1-chloro-3-nitrobenzene

23 2,4,6-tribromobenzene은 틀린 명명이다. 다음 중 맞는 명명을 골라라.

① tribromobenzene
② m,m-dibromobromobenzene
③ 3,5-dibromobromobenzene
④ 1,3,5-tribromobenzene
⑤ m,m,m-bromobenzene

24 다음 중 가장 끓는점(b.p)이 낮은 화합물은?

① 1,2,3-trichlorobenzene
② 1,2,4-trichlorobenzene
③ p-dichlorobenzene
④ m-dichlorobenzene
⑤ o-dichlorobenzene

방향족화합물

25 방향족 화합물의 친전자성 치환반응의 일반적인 메커니즘에서 첫 번째 단계는 무엇인가?

① 수소첨가　　② 수소제거　　③ 친전자체 첨가
④ 친전자체 제거　　⑤ 친핵체 첨가

26 방향족 니트로화 반응의 친전자체는 무엇인가?

① NO^+　　② NO_2^+　　③ NO_3^+
④ NO_2H　　⑤ NO_2

27 방향족 술폰화 반응의 친전자체는 무엇인가?

① H_2SO_3　　② H_2SO_4　　③ SO_3^+
④ HSO_3^+　　⑤ SO_2

28 방향족 니트로화 반응에서 황산을 사용하는 이유로 옳은 것은?

① 강염기로부터 반응을 유지하기 위해
② 친전자체의 활성을 높여주기 위해
③ 방향족 고리에 수소첨가를 위해
④ 강산으로부터 반응을 유지하기 위해
⑤ 친전자체의 지나친 활성을 감소시키기 위해

29 Friedel-Craft 알킬화 반응에서 친전자체는 무엇인가?

① 탄소양이온(carbocation)
② 루이스 산-염기 복합체(lewis acid-base complex)
③ 양성자(proton)
④ $AlCl_3$
⑤ 할로젠(halogen)

30 치환기중 NO_2가 meta-지향성인 이유로 옳은 것은?

① 입체장애가 크기 때문이다.
② 메타위치에 대한 전자밀도를 증가시켜 활성화 시켜주기 때문이다.
③ 중간체를 안정화 시켜주기 때문이다.
④ 오쏘와 파라위치에 대한 전자밀도를 메타에 비해 감소시켜 안정성을 감소시키기 때문이다.
⑤ NO_2는 오쏘, 파라 지향성기이다.

방향족화합물

31 다음 〈보기〉의 화합물과 친전자성 방향족 치환반응을 수행하였을 때 생성물의 친전자체의 위치로 옳은 것을 모두 고르시오.

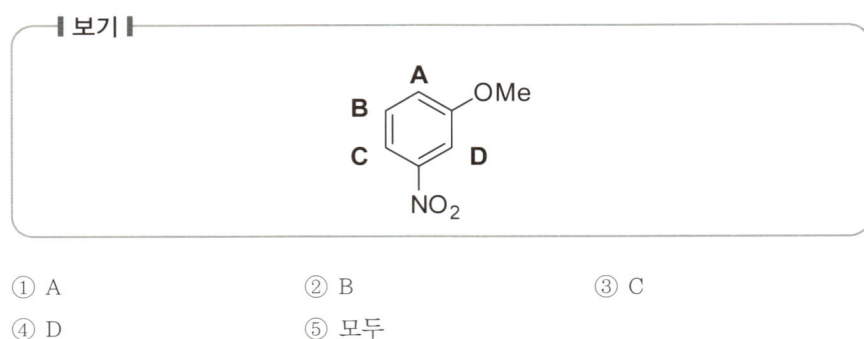

① A   ② B   ③ C
④ D   ⑤ 모두

32 다음 〈보기〉의 화합물과 친전자성 방향족 치환반응을 수행하였을 때 생성물의 친전자체의 위치로 옳은 것을 모두 고르시오.

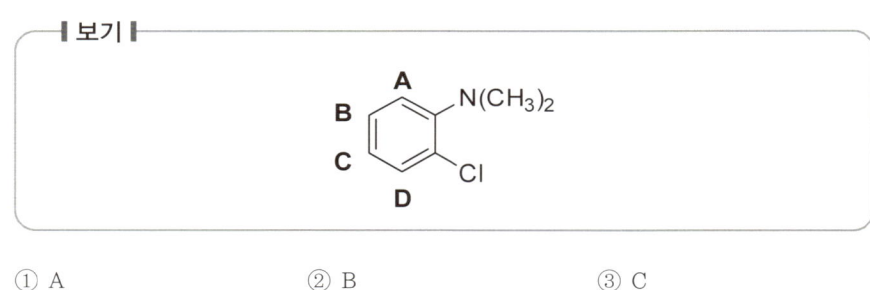

① A   ② B   ③ C
④ D   ⑤ 모두

33 다음 〈보기〉의 구조와 공명구조 관계인 것은?

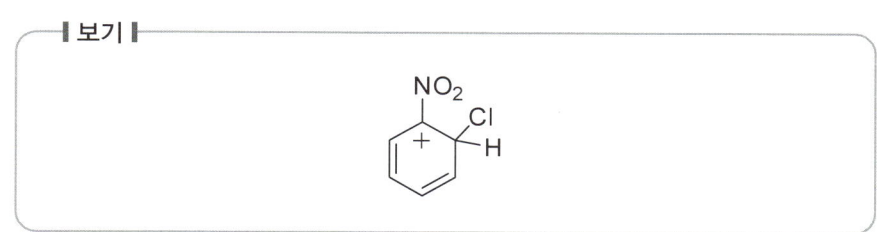

① 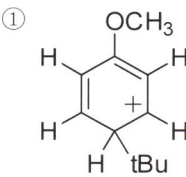   ② 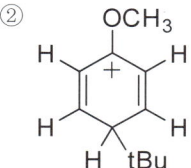   ③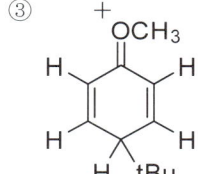

④ 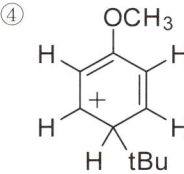   ⑤ 모두

34 다음 중 가장 안정한 공명구조로 올바른 것은?

방향족화합물

35 다음 중 가장 안정한 공명구조로 올바른 것은?

① 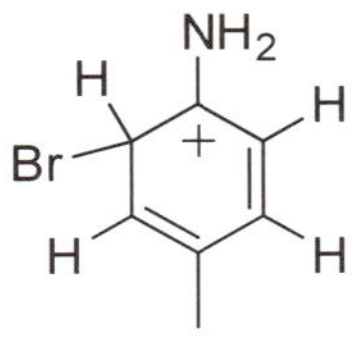 ② 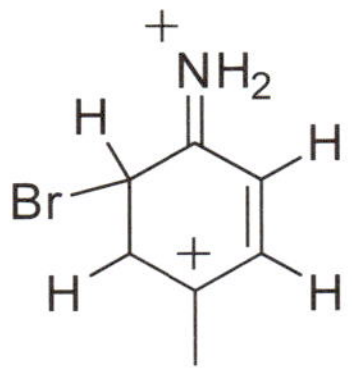 ③ 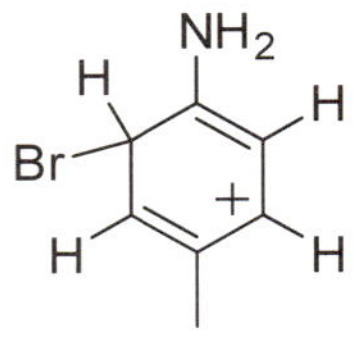 ④ 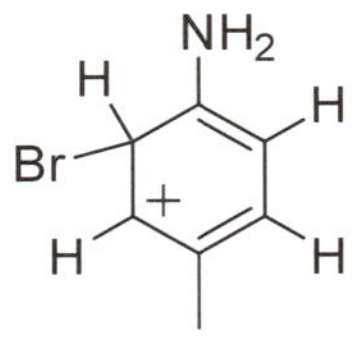 ⑤

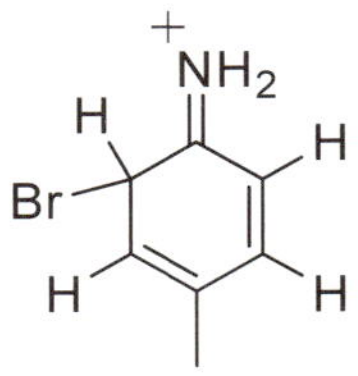

36 다음 중 공명관계가 아닌 구조는 무엇인가?

① 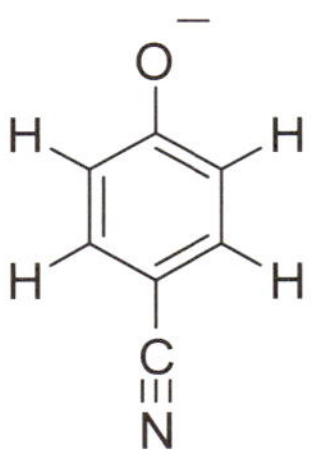 ② 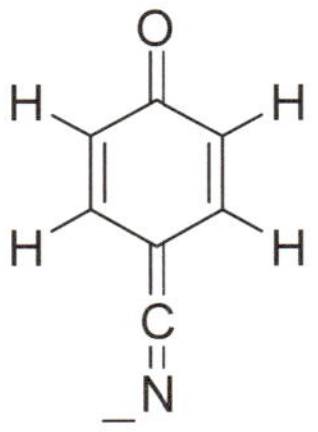 ③ 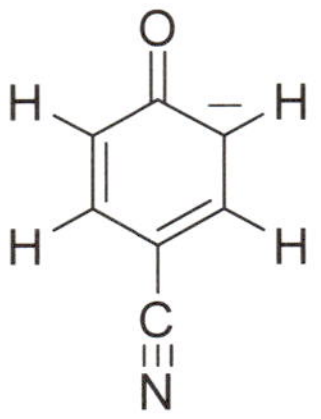 ④ 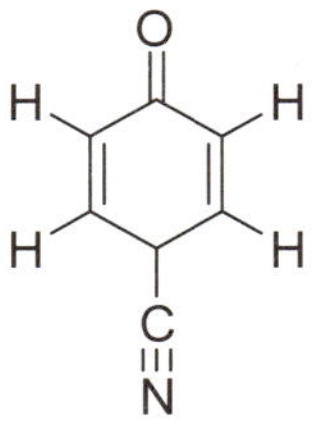 ⑤

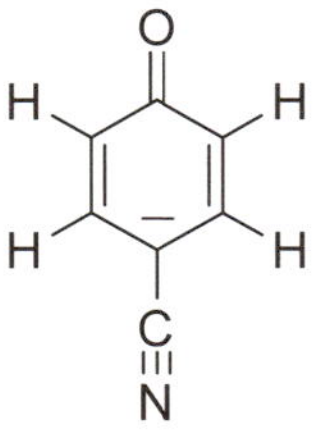

37 다음 치환기 중 친전자성 방향족 치환 반응(EAS) 시 활성화기(Activating group)인 것을 모두 올바르게 고른 것은?

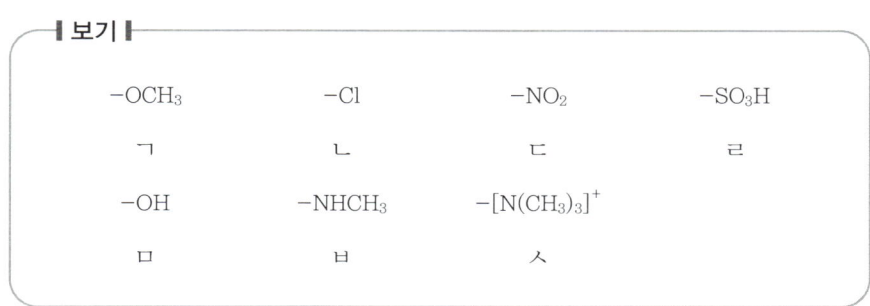

① ㄱ, ㅁ, ㅂ ② ㄱ, ㄴ, ㄷ ③ ㄱ, ㄹ, ㅁ
④ ㄱ, ㅁ, ㅂ, ㅅ ⑤ ㄱ, ㄴ, ㅁ, ㅂ

38 다음 〈보기〉에 제시된 방향족 화합물의 친전자성 방향족 치환 반응(EAS)에서 치환기가 미치는 영향을 올바르게 나타낸 것은?

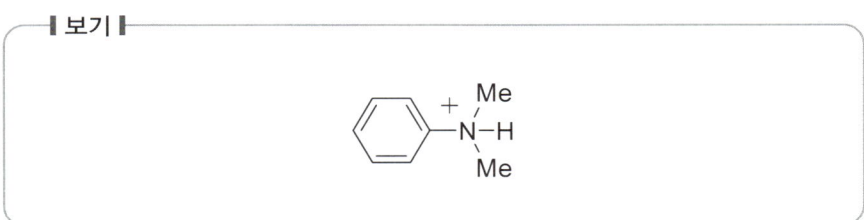

① ortho/para 지향성, 활성화기
② ortho/para 지향성, 비활성화기
③ meta 지향성, 활성화기
④ meta 지향성, 비활성화기
⑤ ortho/para/meta 지향성, 비활성화기

방향족화합물

39 다음 〈보기〉의 반응을 완결시키기 위해 (가)에 필요한 시약으로 옳은 것은?

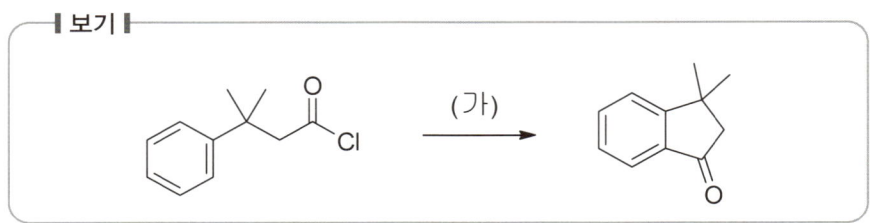

① HCl, H₂O   ② AlCl₃   ③ HNO₃
④ H₂/Pd   ⑤ H₂SO₄

40 다음 〈보기〉의 화합물 중 친전자성 방향족 치환반응의 반응성이 가장 적은 화합물은?

| 보기 |
| ㄱ. PhSCH₃ ㄴ. PhOC(O)CH₃ ㄷ. PhC(O)OCH₃ |

① ㄱ   ② ㄴ   ③ ㄷ
④ ㄴ, ㄷ   ⑤ ㄱ, ㄷ

41 다음 〈보기〉의 반응을 완결시키기 위해 (가)에 필요한 시약으로 옳은 것은?

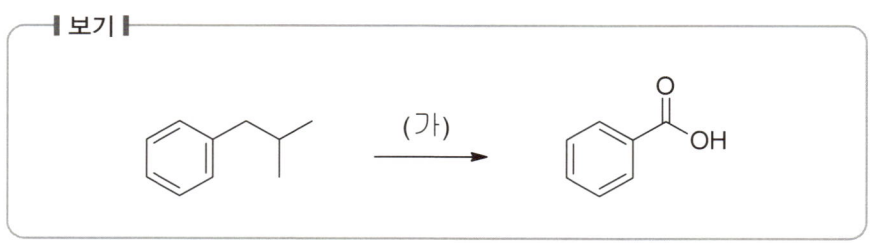

① Mg, CO₂   ② Br₂, FeBr₃   ③ O₃, Zn, H₂O
④ KMnO₄   ⑤ PCC

42 다음 〈보기〉의 반응에 따른 주생성물 A의 구조로 옳은 것은?

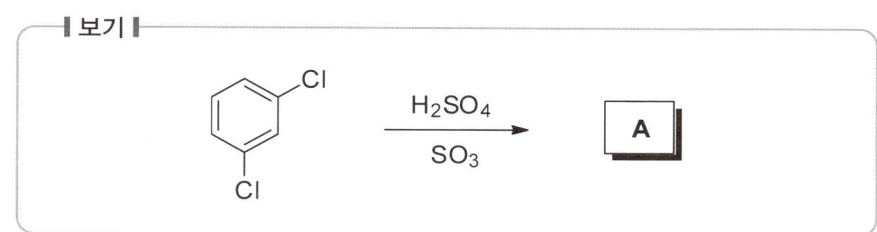

① HO₃S-C₆H₃(Cl)₂ (3,5-dichloro)   ② 2,4-dichloro-benzenesulfonic acid   ③ 2,6-dichloro-benzenesulfonic acid

④ 2,5-dichloro-1,4-benzenedisulfonic acid   ⑤ trisubstituted

43 다음 〈보기〉의 반응에 따른 주생성물 A의 구조로 옳은 것은?

PhCN + Br₂ / FeBr₃ → A

① 4-Br-benzonitrile   ② 3-Br-benzonitrile   ③ 2-Br-benzonitrile   ④ 2,4-diBr-benzonitrile   ⑤ 3,4-diBr-benzonitrile

방향족화합물

44 다음 주어진 반응에 따른 생성물의 구조로 옳은 것을 〈보기〉에서 모두 고른 것은?

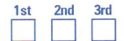

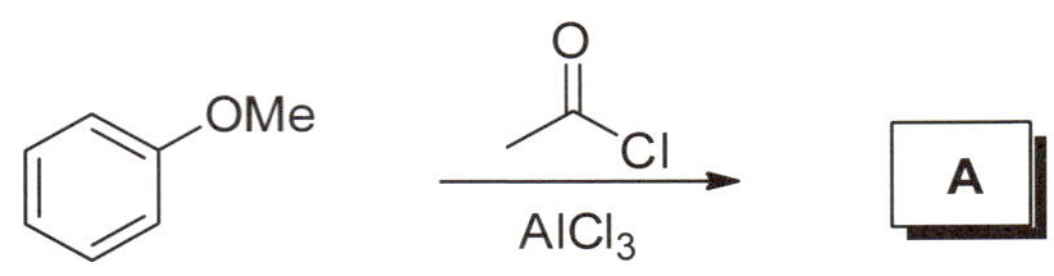

| 보기 |

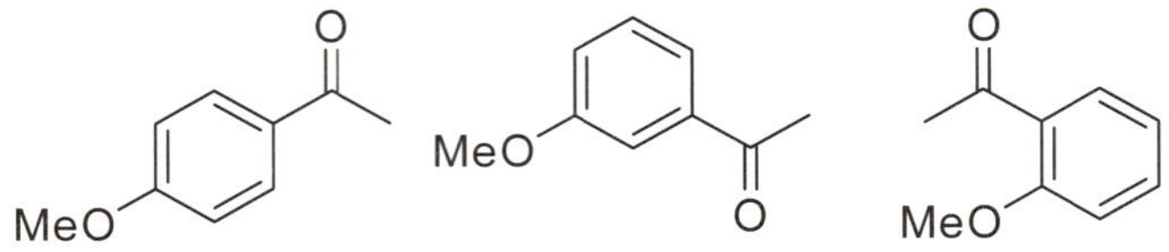

A: 4-메톡시아세토페논
B: 3-메톡시아세토페논
C: 2-메톡시아세토페논

① A ② B ③ C
④ A, B ⑤ A, C

45 다음 친전자성 방향족 치환반응에 대한 설명 중 옳지 <u>않은</u> 것은?

① -OCH₃는 강한 활성기이므로 벤젠고리는 o, p를 지향한다.
② -OCH₃는 활성 감소기이므로 벤젠고리는 o, p를 지향한다.
③ -Cl은 전기적으로 음성을 띠기 때문에 벤젠고리의 활성을 감소시킨다.
④ -Cl은 활성감소기임에도 불구하고 벤젠고리는 o, p를 지향한다.
⑤ -Cl은 전자를 끌어당기는 유도효과로 인해 벤젠고리의 활성을 감소시킨다.

46 다음 〈보기〉의 탄소 양이온 중 안정성이 증가하는 순서대로 바르게 나열한 것은?

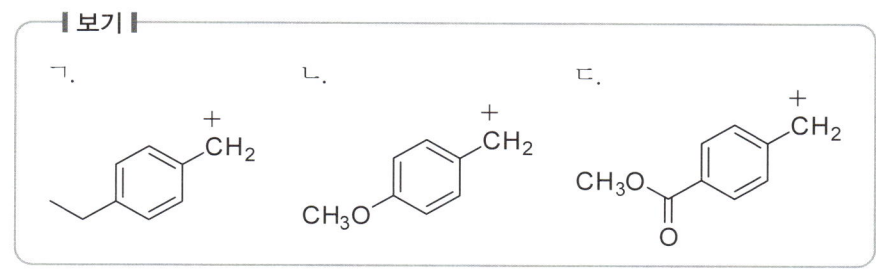

① ㄱ < ㄴ < ㄷ　　② ㄱ < ㄷ < ㄴ　　③ ㄴ < ㄷ < ㄱ
④ ㄷ < ㄱ < ㄴ　　⑤ ㄷ < ㄴ < ㄱ

47 다음 방향족 화합물 중 친전자성 방향족 치환반응이 일반적으로 가장 빠르게 잘 일어나는 것은?

① 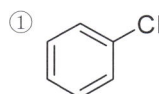　② ⌬—CH₃　③ ⌬—NH₂

④ 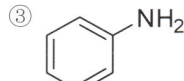　⑤ ⌬—OCH₃

방향족화합물

48 다음 방향족 화합물 중 m-나이트로화 반응이 가장 잘 일어나는 것은?

① 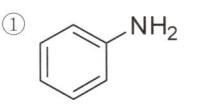   ② 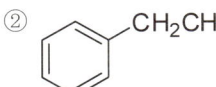   ③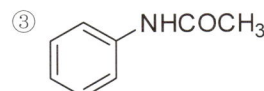

④ 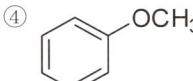   ⑤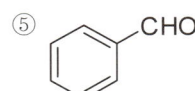

49 벤젠과 염소와의 친전자성 방향족 치환반응(electrophilic aromatic substitution)에서 $FeCl_3$를 사용하는 목적은 무엇인가?

① 라디칼 연쇄반응의 전파단계에서 염소라디칼의 생성을 위해 사용하는 라디칼 개시제이다.
② 탄소양이온 중간체를 불안정하게 만들어 탈 양성자화(deprotonation)의 속도를 증가시킨다.
③ Cl_2와 반응하여 염소이온을 형성하는 루이스 염기 촉매로 사용된다.
④ 벤젠을 불안정하게 만드는 역할을 한다.
⑤ 루이스 산 촉매로 Cl_2를 더 좋은 친전자체로 만들어준다.

50 다음 중 방향족 화합물의 니트로화반응(nitration)이 가장 느리게 일어나는 것은?

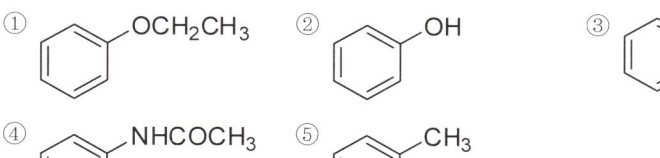

51 다음 중 방향족 화합물의 니트로화반응(nitration)이 가장 빠르게 일어나는 것은?

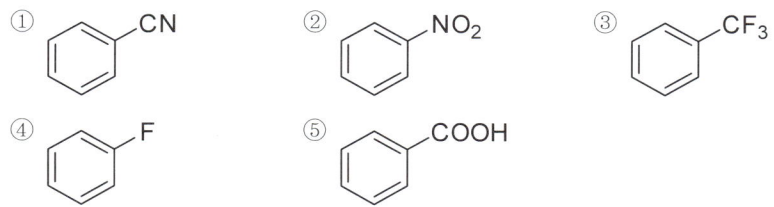

방향족화합물

52 다음 중 톨루엔의 니트로화반응시 형성된 중간체의 공명혼성체에 가장 기여도가 큰 구조는 무엇인가?

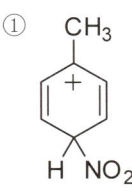
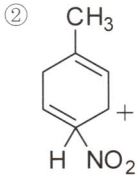

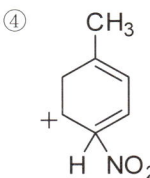
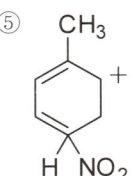

53 다음 중 아니솔(anisole)의 오쏘-브롬화반응시 형성된 중간체의 공명혼성체에 가장 기여도가 큰 구조는 무엇인가?

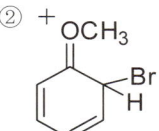
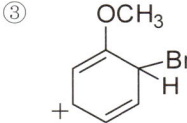

54
다음 〈보기〉에 주어진 반응의 주생성물을 그리시오.

보기

H₃CO—〔C₆H₄〕—〔C₆H₄〕—C(=O)CH₃ $\xrightarrow{\text{Br}_2\ (1\text{eq})}_{\text{FeBr}_3}$

55
다음 〈보기〉에 주어진 반응의 주생성물을 그리시오.

보기

H₃CH₂C—〔C₆H₄〕—C(=O)—〔C₆H₄〕—C(=O)—OCH₃ $\xrightarrow{\text{Cl}_2}_{\text{FeCl}_3}$

56
다음 〈보기〉에 주어진 설명 중 옳지 <u>않은</u> 것을 모두 고른 것은?

보기

ㄱ. 3-ethylbenzenesulfonic acid를 산성 수용액하에서 가열했을 때 얻어지는 물질은 ethylbenzene이다.
ㄴ. EAS에서 $-Br$ 치환기는 활성감소기(deactivator)이며 오쏘, 파라 지향성기이다.
ㄷ. EAS에서 $-NHCOCH_3$ 치환기는 활성감소기(deactivator)이며 메타 지향성기이다.

① ㄱ ② ㄴ ③ ㄷ
④ ㄱ, ㄴ ⑤ ㄱ, ㄷ ⑥ ㄴ, ㄷ
⑦ ㄱ, ㄴ, ㄷ

방향족화합물

57 다음 중 친전자성 방향족 치환반응에서 가장 강한 활성화기는 무엇인가?

① $-CH_2CH_3$ ② $-OCH_3$ ③ $-CO_2CH_3$
④ $-NO_2$ ⑤ $-N(CH_3)_2$

58 다음 중 $Br_2/FeBr_3$를 사용하여 가장 빠르게 브로민화반응이 진행될 수 있는 물질은 무엇인가?

① p-methylacetanilide
② bromobenzene
③ acetanilide($C_6H_5NHCOCH_3$)
④ benzenesulfonic acid
⑤ dibromobenzene

59 다음 중 $CH_3CH_2Cl/AlCl_3$를 사용하여 가장 빠르게 알킬화반응이 진행될 수 있는 물질은 무엇인가?

① benzene ② chlorobenzene ③ nitrobenzene
④ anisole ⑤ toluene

60 다음은 친전자성 방향족 치환반응의 〈반응식〉과 첫 번째 단계에 대한 〈에너지도표〉 이다. 치환기 Y로 적합한 것은 무엇인가?

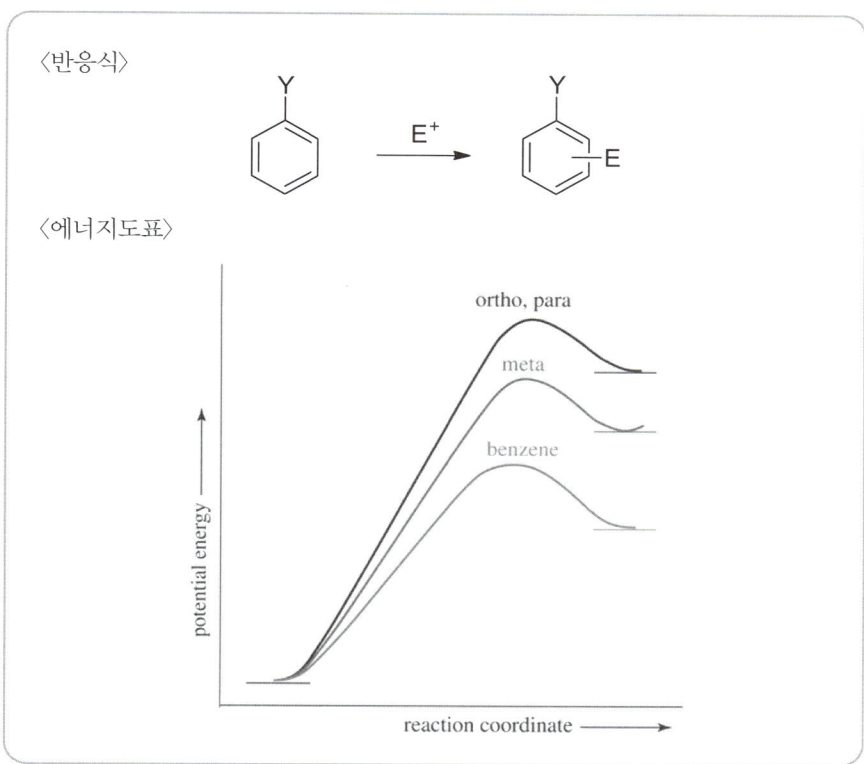

① Cl
② OCH_3
③ CO_2H
④ CH_3
⑤ NH_2

방향족화합물

61 주생성물의 구조가 옳은 것만을 〈보기〉에서 있는 대로 고른 것은? (단, 주생성물은 적절한 분리·정제 과정을 통하여 얻는다.)

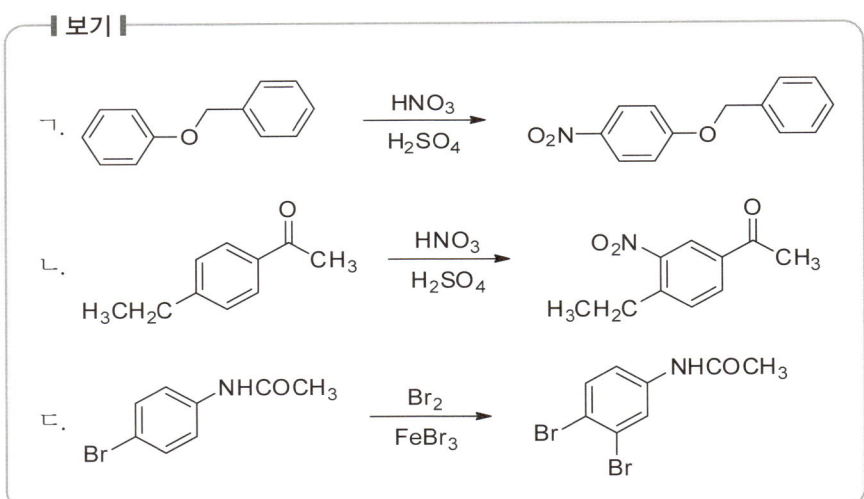

① ㄱ ② ㄴ ③ ㄷ
④ ㄱ, ㄴ ⑤ ㄱ, ㄷ ⑥ ㄴ, ㄷ
⑦ ㄱ, ㄴ, ㄷ

62 다음 〈보기〉에 주어진 반응에 대한 설명으로 옳은 것을 모두 고르시오.

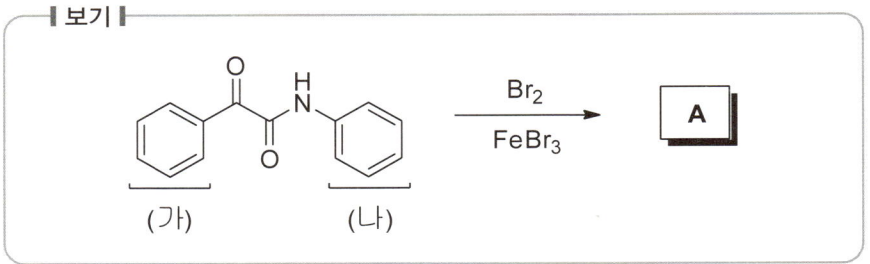

① A는 (가)에서 치환반응이 일어난 화합물이다.
② A는 (나)에서 치환반응이 일어난 화합물이다.
③ 벤젠에 비해 (가)는 전자밀도가 크며, (나)는 전자밀도가 작다.
④ 벤젠에 비해 (가)는 전자밀도가 작고, (나)는 전자밀도가 크다.
⑤ 벤젠에 비해 (가)와 (나)는 모두 전자밀도가 작다.

63 다음 (가), (나)는 방향족 화합물의 반응이다.

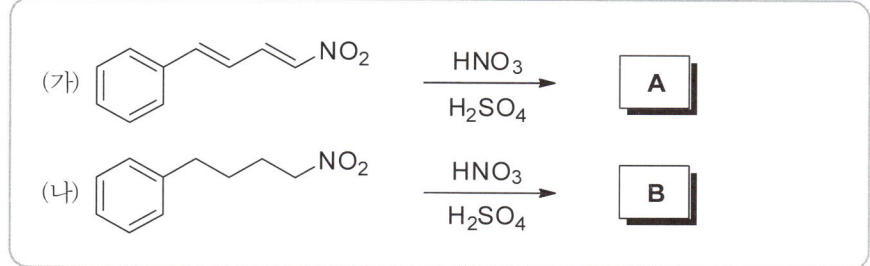

위의 반응에 대한 설명으로 옳은 것만을 〈보기〉에서 있는 대로 고른 것은?
(단, 주생성물은 적절한 분리·정제 과정을 통하여 얻는다.)

┤보기├
ㄱ. (가)의 생성물 A는 − m치환 생성물이다.
ㄴ. (나)의 생성물 B는 − o, p치환 생성물이다.
ㄷ. (가)와 (나)의 주생성물은 구조이성질체 관계이다.

① ㄱ　　　　② ㄴ　　　　③ ㄷ
④ ㄱ, ㄴ　　　⑤ ㄱ, ㄷ　　⑥ ㄴ, ㄷ
⑦ ㄱ, ㄴ, ㄷ

64 다음 〈보기〉에 주어진 화합물과의 할로젠화반응에서 반응성이 더 큰 고리를 올바르게 나타낸 것은?

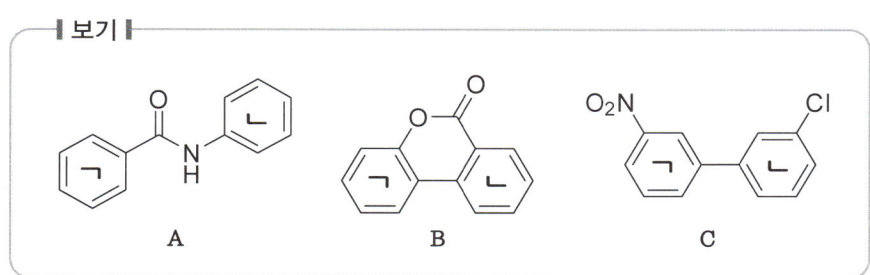

	A	B	C
①	ㄱ	ㄱ	ㄴ
②	ㄱ	ㄴ	ㄴ
③	ㄴ	ㄱ	ㄴ
④	ㄴ	ㄴ	ㄱ
⑤	ㄴ	ㄱ	ㄱ

방향족화합물

65 다음 화합물의 친전자성 방향족 치환 반응(EAS) 시 치환이 일어나는 자리로 가장 올바른 것은?

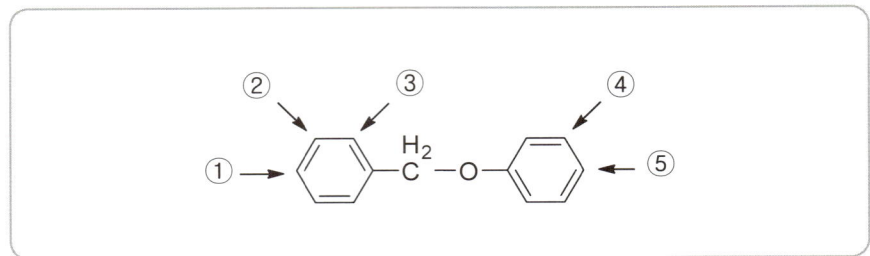

66 친전자성 방향족 치환 반응의 마지막 단계에서 탈양성자화(Deprotonation)가 일어나는 추진력(Driving force)으로 올바른 것은?

① 염기를 중화시킨다.
② 친전자체를 위한 공간을 만든다.
③ 고리를 더 반응성 있게 만든다.
④ 탄소양이온 중간체가 너무 불안정 하다.
⑤ 고리를 다시 방향족성으로 만든다.

67 벤젠과 $Br_2/FeBr_3$ 반응에서 왼쪽 상태에 해당하는 지점을 골라라.

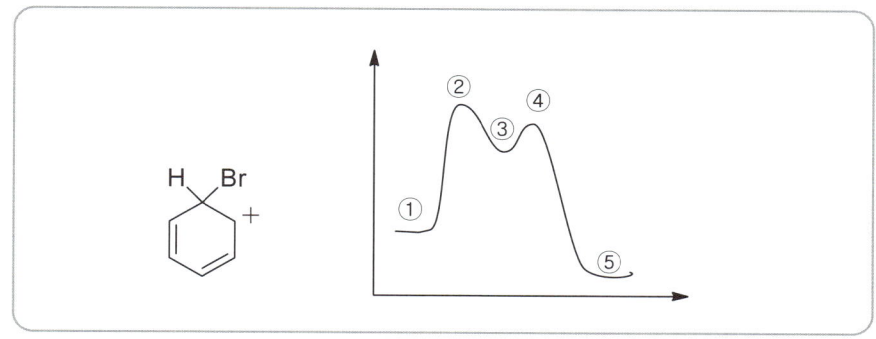

68 벤젠과 HNO_3/H_2SO_4 반응에서 왼쪽 상태에 해당하는 지점을 골라라.

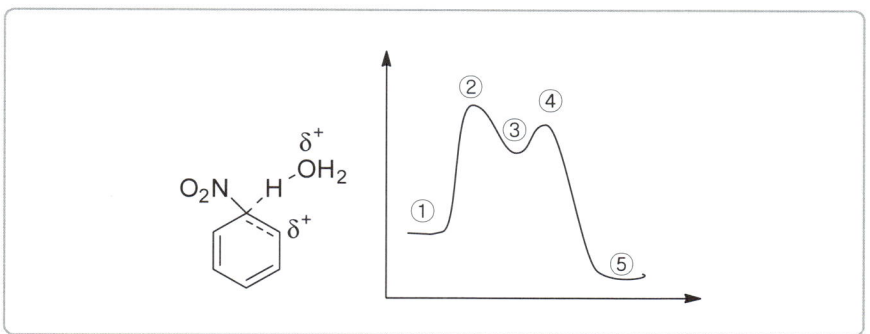

ACE 500제
유기화학
기본편

CHAPTER

7

입체화학

입체화학

01 다음 〈보기〉에 주어진 화합물의 관계를 설명한 것 중 옳은 것을 모두 고르시오.

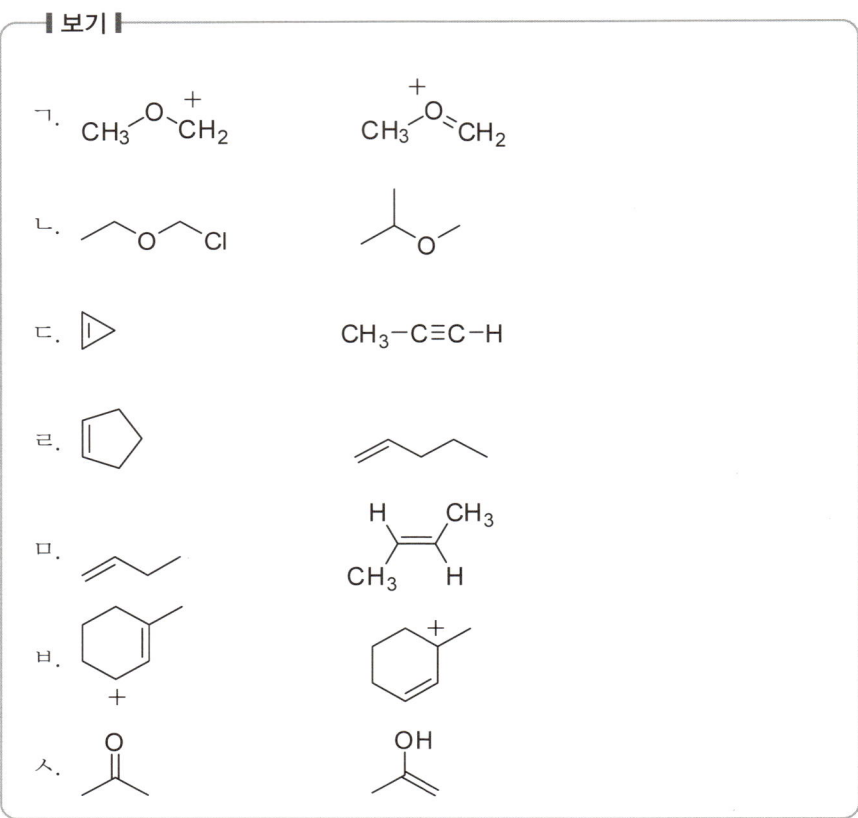

① 서로 공명구조 관계에 있는 화합물은 ㄱ과 ㄴ이다.
② 구조 이성질체 관계에 있는 화합물은 ㄴ, ㄷ, ㅁ이다.
③ 기하 이성질체 관계에 있는 화합물은 ㄹ과 ㅁ이다.
④ 서로 공명구조 관계에 있는 화합물은 ㄱ과 ㅂ이다.
⑤ ㅅ은 토토머 관계에 있다.

02 다음 구조에 대한 설명으로 옳은 것은 모두 몇 개인가?

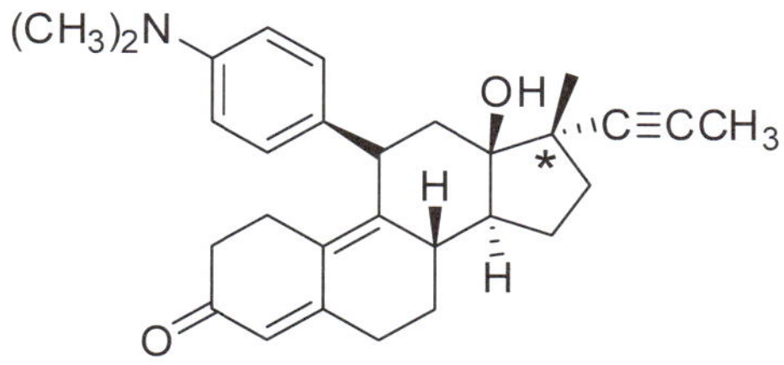

보기

ㄱ. 질소는 sp^2 혼성화(hybridization) 되어 있다.
ㄴ. 표시된 카이랄 탄소(chiral carbon)의 입체배열은 (S)이다.
ㄷ. 탄소-탄소 이중결합의 입체배열은 모두 (Z)이다.
ㄹ. 카이랄 중심(chiral center)은 모두 6개이다.

① 1개　　　　　② 2개　　　　　③ 3개
④ 4개　　　　　⑤ 0개

입체화학

03 다음 (가)~(다)에 대한 설명으로 옳은 것만을 〈보기〉에서 있는 대로 고른 것은?

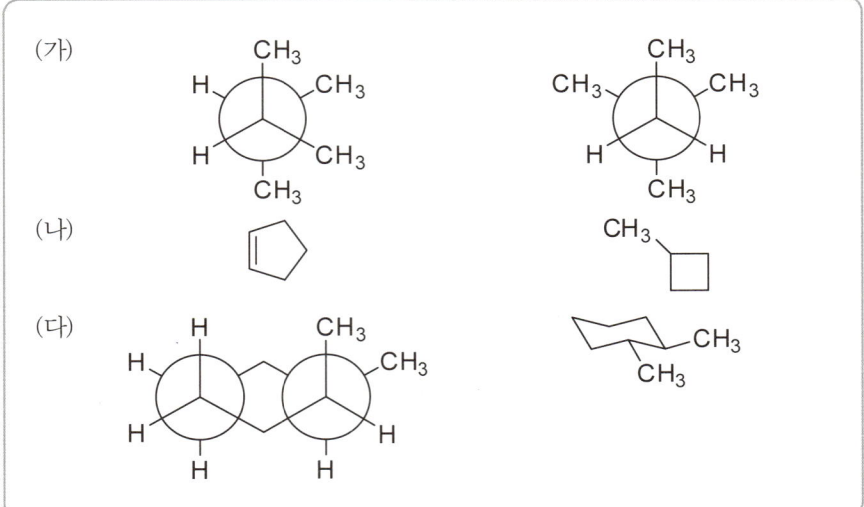

|보기|

ㄱ. (가)의 화합물들은 동일물질이다.
ㄴ. (나)의 화합물들은 구조이성질체 관계이다.
ㄷ. (다)의 화합물들은 입체이성질체 관계이다.

① ㄱ ② ㄴ ③ ㄷ
④ ㄱ, ㄴ ⑤ ㄱ, ㄷ ⑥ ㄴ, ㄷ
⑦ ㄱ, ㄴ, ㄷ

04 (2R,3R)-2-bromo-3-methylhexane을 쐐기-대쉬 표현법(A), 뉴먼 투영식(B), 피셔 투영식(C)등으로 그려보시오. (단, 뉴먼 투영식은 C2-C3을 투영했을 때이다.)

05 다음 〈보기〉에 주어진 두 구조의 관계는 무엇인가?

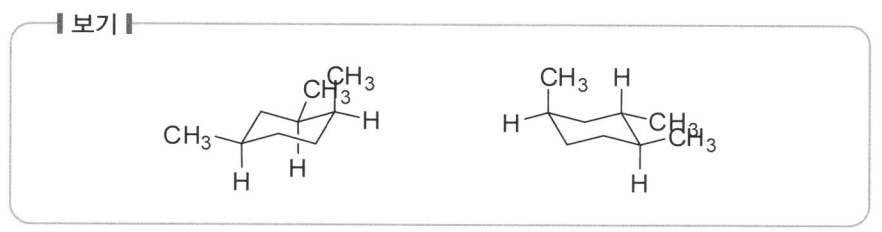

① 입체 이성질체
② 구조 이성질체
③ 거울상 이성질체
④ 동등한 구조
⑤ 이형태체

06 다음 〈보기〉의 두 화합물에 대한 설명으로 옳은 것은?

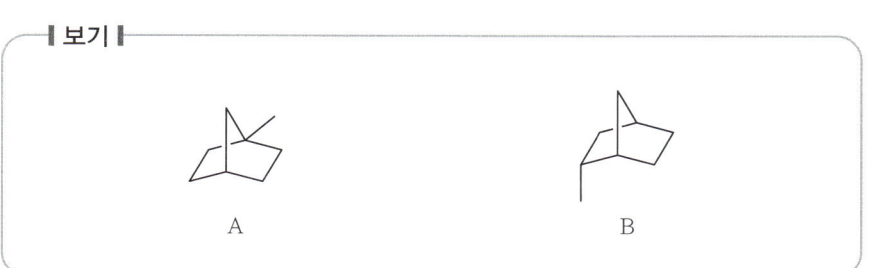

① 화합물 A와 B는 모두 광학활성이다.
② 화합물 A와 B는 모두 광학비활성이다.
③ 화합물 A는 광학비활성, 화합물 B는 광학활성이다.
④ 화합물 A는 광학활성, 화합물 B는 광학비활성이다.
⑤ 화합물 A와 B는 거울상이성질체 관계이다.

입체화학

07 다음의 입체 이성질체에 대한 설명 중 올바른 것은?

① 3개의 카이랄 중심(chiral centers)를 가지는 화합물의 입체 이성질체의 수는 최대 8개이다.
② D형은 (+)-광학활성이고, L형은 (-)-광학활성이다.
③ 거울상 이성질체는 분광학적 성질은 같고 물리적 성질은 다르다.
④ 부분입체이성질체(Diastereomer)간에는 분광학적 성질은 다르고 물리적 성질만 같다.
⑤ 메조 화합물은 물리적 성질이 같고 화학적 성질은 다르다.

08 다음 〈보기〉의 반응에 따라 알켄이 금속촉매 수소화 반응에 의해 알케인으로 전환 되었을 때 알켄의 광학회전에 어떤 현상이 나타나는지 가장 잘 표현한 것은?

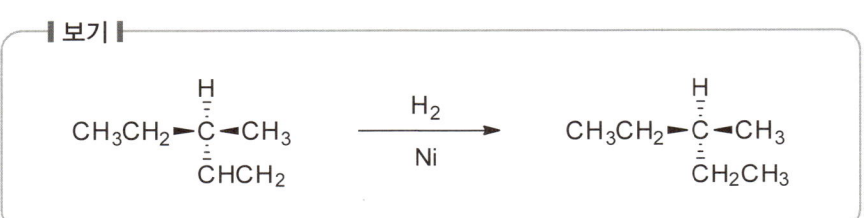

① 광회전도가 증가한다.
② 광회전도는 '0'이 된다.
③ 우선성이 좌선성으로 변한다.
④ 광회전도는 같은 상태로 머무른다.
⑤ 예측할 수 없다.

09 다음 alkaloid morphine이 가지는 카이랄 탄소(chiral carbon)는 모두 몇 개인가?

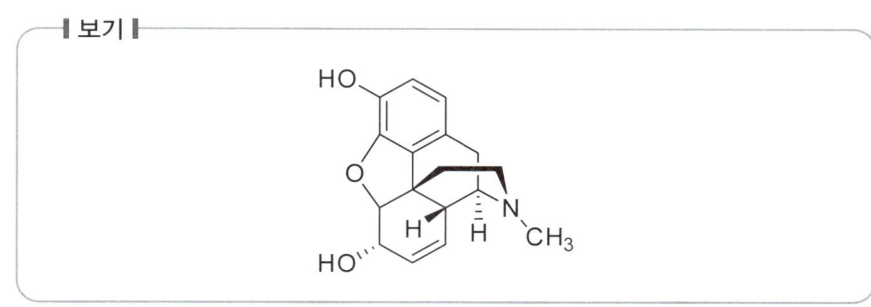

① 3개　　② 4개　　③ 5개
④ 6개　　⑤ 7개

10 다음 중 거울상 이성질체가 존재하는 것을 모두 고르시오.

① 3-chloropentane
② 3-methylhexane
③ 1-bromo-2-chloroethane
④ bromocyclobutane
⑤ 3-hydroxyhexane(=3-hexanol)

11 다음 중 거울상 이성질체가 없는 것을 모두 고르시오.

① 2-aminopropane
② 2-butanol
③ 2-hydroxymethylcyclohexanol
④ 3-methylheptane
⑤ 3-methylpentane

입체화학

12 다음 화합물들 중 광학활성(optical activity)을 가질 수 있는 것은?

① 2-bromo-2-chlorobutane
② 2-methylpropane
③ 2,2-dimethyl-1-butanol
④ 2,2,4-trimethylpentane
⑤ bromocyclobutane

13 다음 〈보기〉의 화합물 중 카이랄 탄소(chiral carbon)가 존재하는 화합물은?

| 보기 |
ㄱ. 2-methylpentane
ㄴ. chlorocyclohexane
ㄷ. 3-methyl-2-butanol
ㄹ. 2-hydroxypropanoic acid (CH₃CH(OH)CO₂H)

① ㄱ, ㄴ   ② ㄱ, ㄷ   ③ ㄴ, ㄹ
④ ㄷ, ㄹ   ⑤ ㄱ, ㄴ, ㄷ

14 다음 〈보기〉의 화합물 A ~ D에 대한 설명으로 옳은 것을 모두 고르시오.

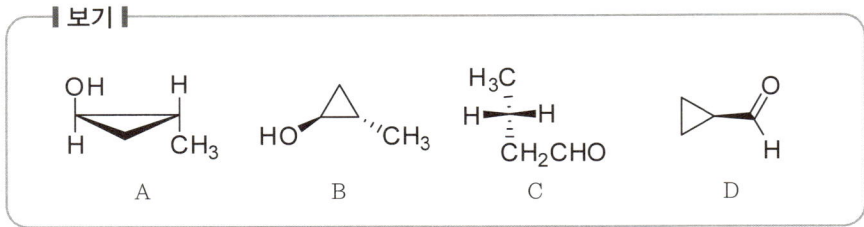

① A와 B는 동일물질이다.
② B와 C는 구조이성질체 관계이다.
③ 화합물 D는 화합물 B의 구조이성질체이다.
④ 화합물 C는 광학활성을 갖는다.
⑤ 화합물 B의 두 치환기는 서로 고우시(gauche) 관계이다.

1st 2nd 3rd

15

아래에 제시된 화합물 중 서로 거울상 이성질체 관계인 것은?

①
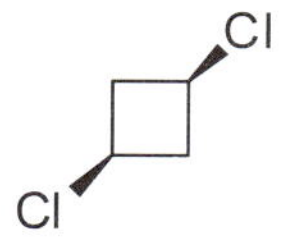
Cl
Cl
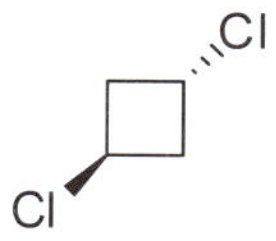
Cl
Cl

②
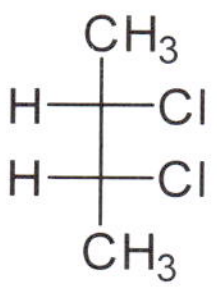
CH3
H
Cl
H
Cl
CH3
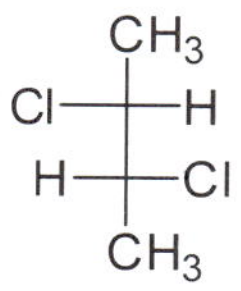
CH3
Cl
H
H
Cl
CH3

③
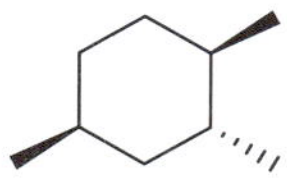
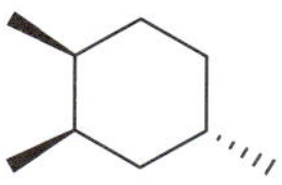

④
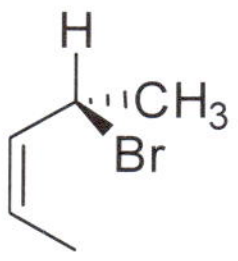
H
CH3
Br
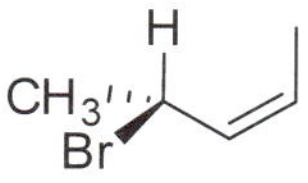
H
CH3
Br

⑤
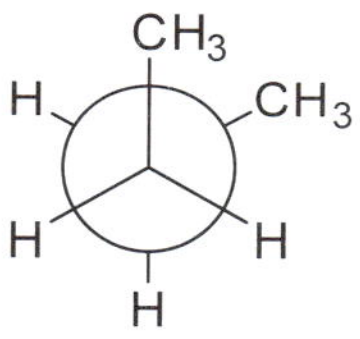
CH3
H
CH3
H
H
H
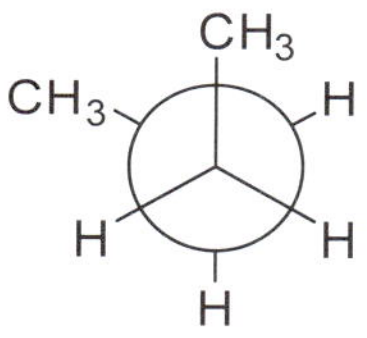
CH3
CH3
H
H
H
H

1st 2nd 3rd

16

(R)-pentan-2-ol과 (S)-pentan-2-ol은 거울상 이성질체 관계에 있다. 다음 중 이들의 물리적 성질에 대한 설명으로 옳은 것은?

① 녹는점과 끓는점이 서로 다르다.
② 녹는점만 같다.
③ 평면편광을 회전방향이 서로 다르다.
④ 편광면을 회전시키는 각도가 서로 다르다.
⑤ 밀도, 용해도가 서로 다르다.

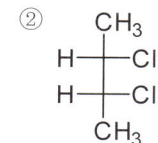

입체화학

17 다음 중 거울상 이성질체가 존재하는 화합물은 어느 것인가?

① HOCH$_2$CH(OH)CH$_2$OH
② CCl$_2$F$_2$
③ CCl$_2$BrF
④ CH$_3$CH(OH)C$_2$H$_5$
⑤ CH$_2$Cl$_2$

18 다음 중 광학활성을 보이지 않는 화합물은 어느 것인가?

① CH$_3$CH(NH$_2$)CO$_2$H
② CH$_3$CH(OH)CHO
③ CH$_3$CH$_2$CH(OH)CH$_3$
④ CH$_2$(NH$_2$)CO$_2$H
⑤ CH$_3$CH$_2$CH(NH$_2$)CH$_3$

19 다음 〈보기〉의 화합물과 거울상 이성질체 관계인 물질은 무엇인가?

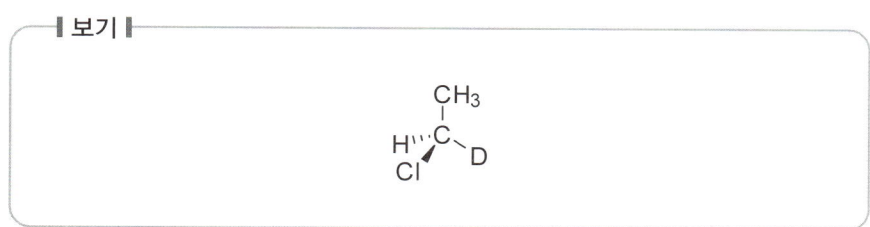

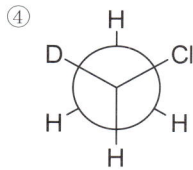 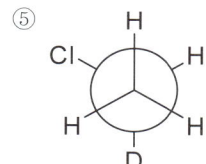

1st 2nd 3rd

20

다음 주어진 화합물의 관계가 거울상 이성질체 관계인 것은?

① 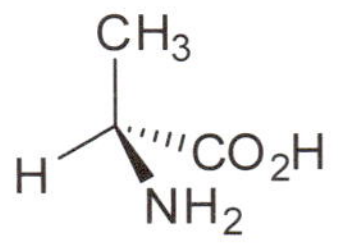 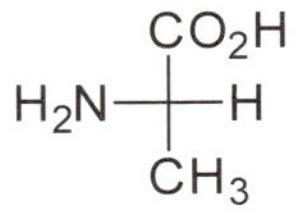

② 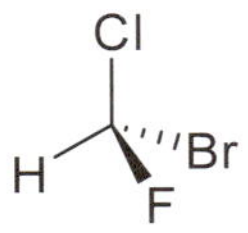 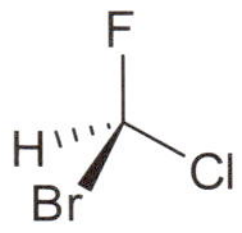

③ 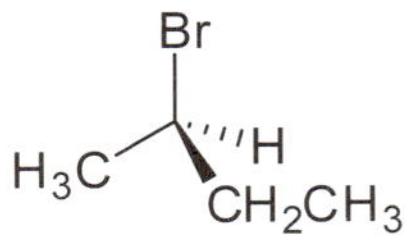 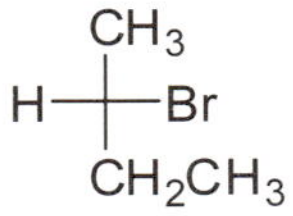

④ 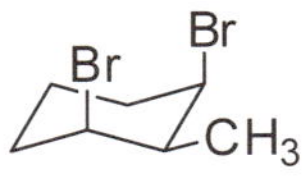 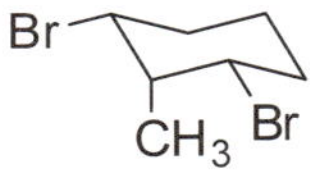

⑤ 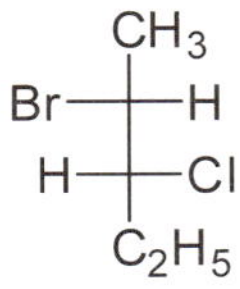 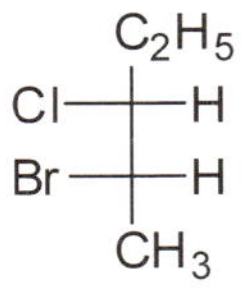

1st 2nd 3rd

21

R, S 절대배열 결정 시 치환기의 우선순위를 정하는 것이 중요하다. 다음 중 치환기의 우선순위를 높은 것에서 낮은 것 순으로 바르게 나열한 것은?

① $-CH_2Br > -Br > -Cl > -CH_3$

② $-CH_2CH_3 > -CH_3 > -CH_2OH > -H$

③ $-OCH_3 > -OH > -CH_3 > -H$

④ $-CH_2CH_2I > -HC{=}CH_2 > -CH_3 > -H$

⑤ $-D > -OH > -CH_2OH > -CH_2CH_2CH_3$

22 다음은 화합물 (a), (b)의 Fischer 투영식이다. 각 화합물 (a), (b)에 존재하는 비대칭 탄소원자의 절대배열을 (R), (S)표시법으로 순차적으로 바르게 표시한 것은?

보기

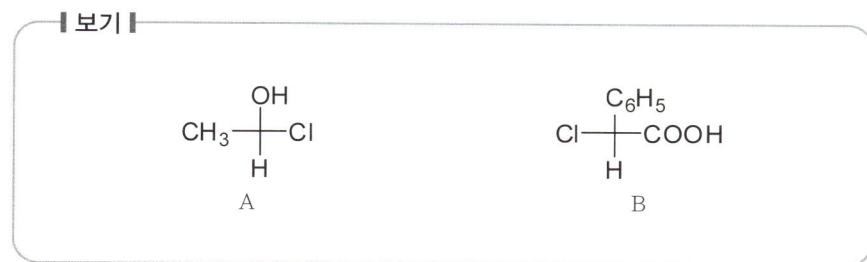

① S, R
② S, S
③ R, S
④ R, R
⑤ 쐐기-대쉬 표현이 없기에 R/S배열을 정할 수 없다.

23 에페드린(Ephedrine)은 기관지천식 치료제로 사용된다. 생물 활성을 가지며, 천연에 존재하는 입체 이성질체의 구조는 아래와 같다. 탄소 C1, C2의 절대배열(absolute configuration)를 R, S 표기법으로 순차적으로 바르게 표시한 것은?

보기

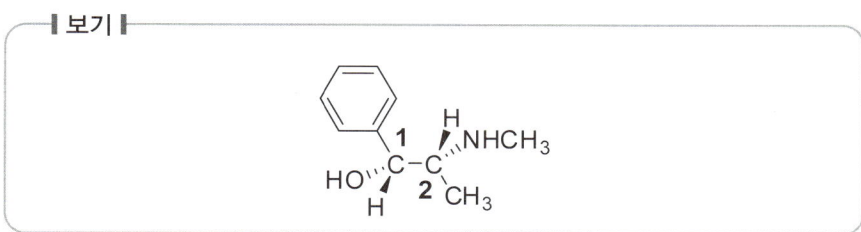

① S, S
② R, R
③ S, R
④ R, S
⑤ 에페드린은 입체중심이 없으므로 R, S 배열을 정할 수 없다.

입체화학

24 다음 〈보기〉의 화합물 중 (S) 배열을 갖는 화합물을 모두 고른 것은?

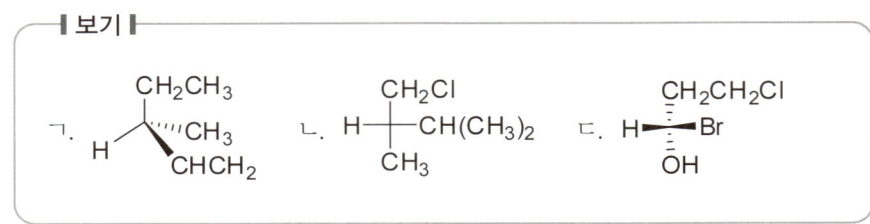

① ㄱ　　　　② ㄴ　　　　③ ㄷ
④ ㄱ, ㄴ　　　⑤ ㄱ, ㄴ, ㄷ

25 다음 〈보기〉의 화합물 중 (R) 배열을 갖는 화합물을 모두 고른 것은?

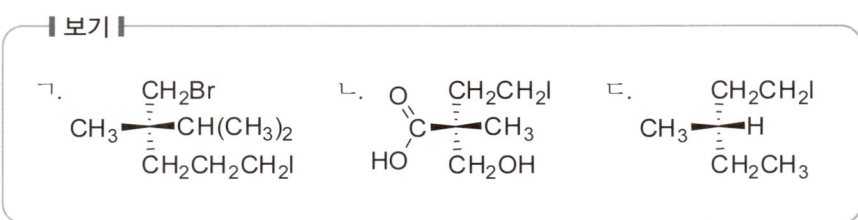

① ㄱ　　　　② ㄴ　　　　③ ㄷ
④ ㄱ, ㄴ　　　⑤ ㄱ, ㄴ, ㄷ

26 다음 제시된 화합물 중 카이랄 탄소의 절대배열이 (S)인 것은?

27 다음 제시된 화합물 중 카이랄 탄소의 절대배열이 (R)인 것은?

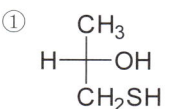

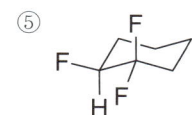

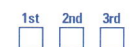

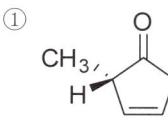

28 다음 제시된 화합물 중 카이랄 탄소의 절대배열이 (R)인 것은?

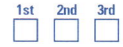

29 다음 〈보기〉에 주어진 화합물의 입체배열이 모두 (R)배열인 것은?

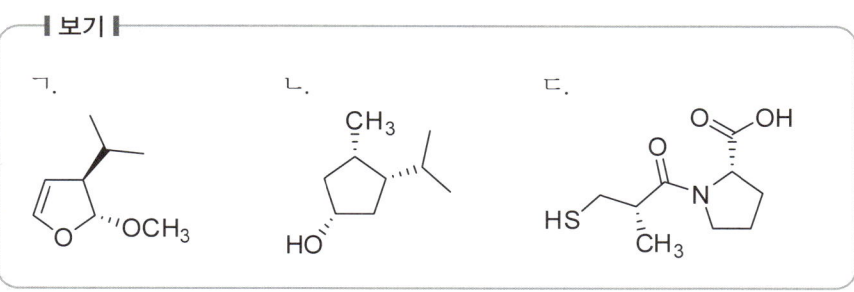

① ㄱ   ② ㄴ   ③ ㄷ
④ ㄱ, ㄴ   ⑤ ㄱ, ㄷ   ⑥ ㄴ, ㄷ
⑦ ㄱ, ㄴ, ㄷ

입체화학

30 다음 제시된 화합물 중 카이랄 탄소의 절대배열이 (S)인 것은?

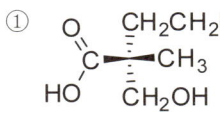
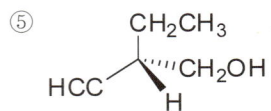

31 다음 분자들 중 편광면(plane of polarization)을 통과시켰을 때 편광면을 회전시키지 않는 화합물을 모두 고르시오.

① cis-1,2-dimethylcyclobutane
② HOCH$_2$CH(OH)CHO
③ trans-1-bromo-4-isopropylcyclohexane
④ HSCH$_2$CH(NH$_2$)COOH
⑤ 2-bromo-2-fluorobutane

32 다음의 화합물 중 광학활성을 갖는 물질은 무엇인가?

① CH$_3$CH(CH$_2$OCH$_3$)$_2$
② BrCH$_2$CO$_2$H
③ CH$_3$CH$_2$CHBrCH$_3$
④ CH$_3$CH = CHBr
⑤ CH$_3$CH$_2$C(CH$_3$)$_2$CH$_2$CH$_2$CH$_3$

33 다음 〈보기〉에 주어진 화합물이 가지고 있는 카이랄 탄소의 개수를 바르게 짝지어 놓은 것은?

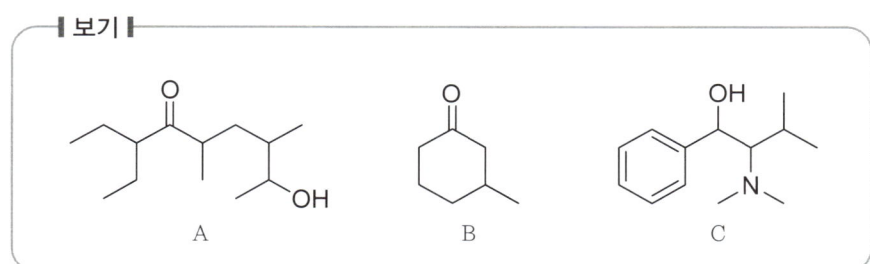

	A	B	C
①	1	2	3
②	1	3	2
③	2	1	2
④	3	1	2
⑤	3	2	1

34 다음 〈보기〉에 주어진 화합물은 몇 개의 카이랄 탄소를 가지는가?

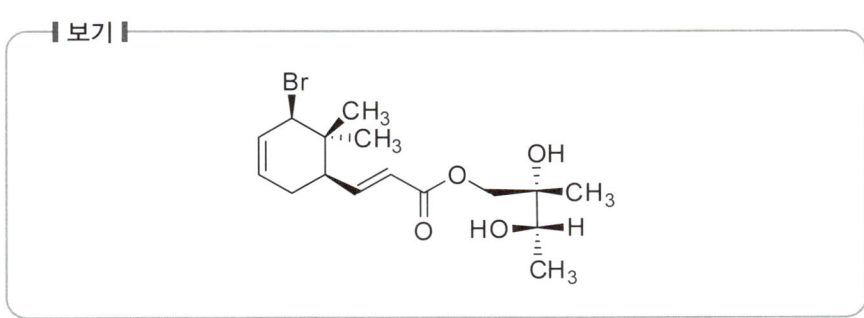

① 2개 ② 3개 ③ 4개
④ 5개 ⑤ 6개

입체화학

35 거울상이 서로 겹쳐지지 않는 입체 이성질체를 거울상 이성질체(enantiomer)라 부른다. 다음 중에서 거울상 이성질체가 존재할 수 없는 것은?

① CH₃―C=C=C―H 구조 (H와 CH₃)
② H―C(CH₃)(CO₂H)(NH₂)
③ 사이클로헥산에 OH, Br 치환
④ H₃C―C₆H₄―CH₂OH (p-methylbenzyl alcohol)
⑤ CHO―CHOH―CHOH―CH₂OH

36 다음 〈보기〉 화합물 A의 거울상 이성질체로 옳은 구조는 다음 중 어느 것인가?

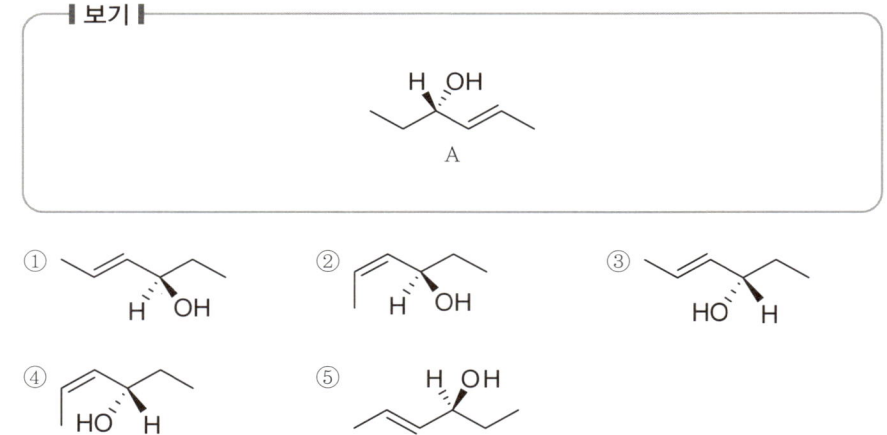

37 피셔 투영식(Fischer projection)에 의해 다음 〈보기〉와 같이 표현되는 두 화합물은 어떤 관계에 있는가?

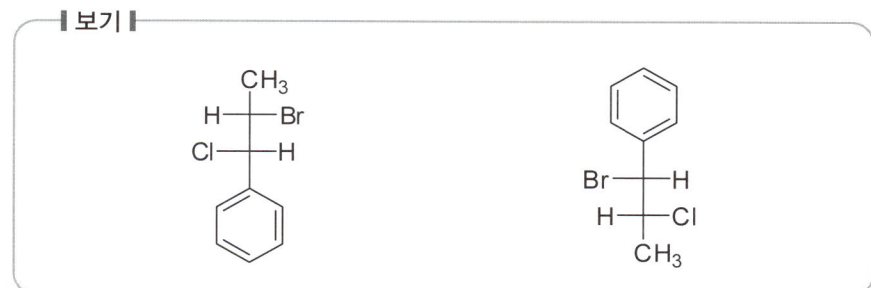

① 거울상 이성질체
② 부분 입체 이성질체
③ 구조 이성질체
④ 메조 화합물
⑤ 동일한 화합물의 다른 형태이다.

38 2-bromo-1,3-pentadiene에 대한 설명으로 옳은 것은?

① 총 2개의 입체 이성질체가 존재하고 두 입체 이성질체 모두 광학활성을 가진다.
② 총 2개의 입체 이성질체가 존재하고 두 입체 이성질체 모두 광학비활성이다.
③ 총 4개의 입체 이성질체가 존재하고, 이들 중 두 개는 광학활성을 지니고 두 개는 광학활성을 지니지 않는다.
④ 총 4개의 입체 이성질체가 존재하고 모두 광학활성을 가진다.
⑤ 총 4개의 입체 이성질체가 존재하고 모두 광학비활성이다.

입체화학

39 다음 〈보기〉의 반응을 통해 얻어진 입체 이성질체의 혼합물 A는 모두 몇 개인가?

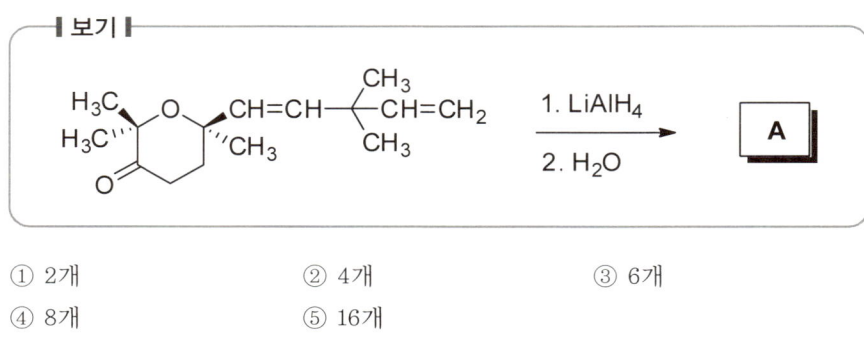

① 2개 ② 4개 ③ 6개
④ 8개 ⑤ 16개

40 (R)-enantiomer에 대한 〈보기〉의 설명 중 옳은 것을 모두 고른 것은?

| 보기 |

ㄱ. 우회전성인 (+)-rotation을 가진다.
ㄴ. 좌회전성인 (−)-rotation을 가진다.
ㄷ. 거울상으로 (S)-enantiomer를 가진다.

① ㄱ ② ㄴ ③ ㄷ
④ ㄱ, ㄷ ⑤ ㄴ, ㄷ

41 다음 〈보기〉에 제시된 화합물 A~D와 관련된 설명으로 옳은 것은?

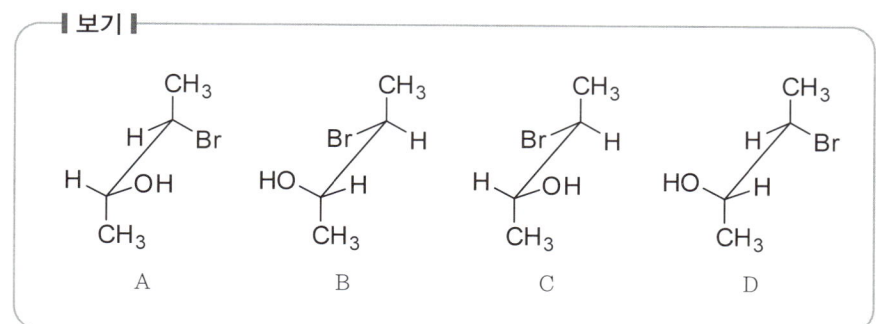

① A와 B가 같은 양이 존재하는 용액은 광학활성이다.
② C와 D가 같은 양이 존재하는 용액은 광학활성이다.
③ B와 C의 고유광회전도는 절대값은 같고 부호는 반대이다.
④ 화합물 A와 C는 거울상 이성질체 관계이다.
⑤ 화합물 A와 D는 부분 입체 이성질체 관계이다.

42 다음 〈보기〉의 Alkene 중 촉매수소화반응에 의해 카이랄 알케인으로 전환될 수 있는 것을 모두 고른 것은? (단, 주생성물은 적절한 분리·정제 과정을 통하여 얻는다.)

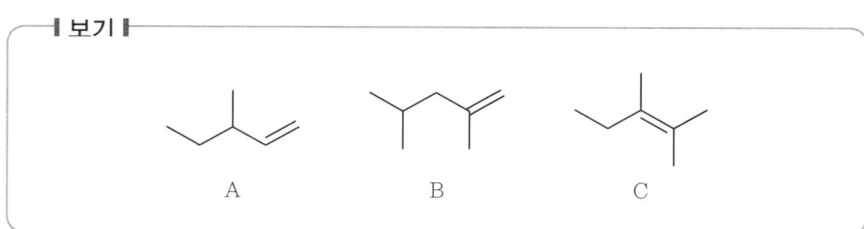

① A
② B
③ C
④ A, B, C
⑤ 모두 카이랄 alkane으로 전환될 수 없다.

입체화학

43 다음 중 라세미 혼합물이 생성되는 반응을 모두 고르시오.

① $(CH_3)_2C=CHCH_3 \xrightarrow{HCl}$

② $(CH_3)_2C=CHCH_3 \xrightarrow[Pt]{H_2}$

③ $(CH_3)_2C=CHCH_3 \xrightarrow{Cl_2}$

④ $(CH_3)_2C=CHCH_3 \xrightarrow[H_2O]{H_3O^+}$

⑤ $(CH_3)_2C=CHCH_3 \xrightarrow[H_2O]{Br_2}$

44 다음 〈보기〉의 화합물 중 광학활성이 없는 것은 모두 몇 개인가?

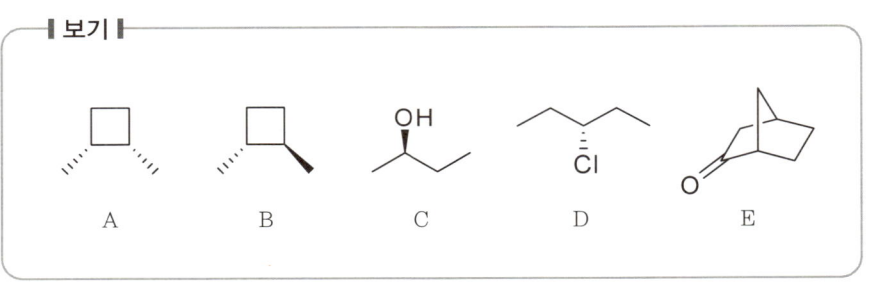

① 1개 ② 2개 ③ 3개
④ 4개 ⑤ 5개

[45~47] 다음 〈보기〉의 구조를 보고 물음에 답하시오.

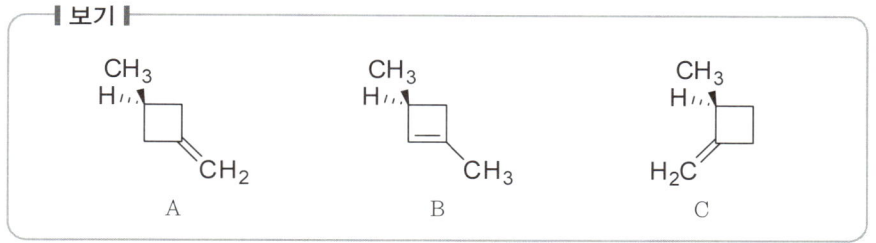

45 카이랄한 구조를 가지는 화합물 X는 수소화 반응으로 두 개의 입체 이성질체를 얻을 수 있는데, 그 중 하나는 카이랄한 구조이고, 다른 하나는 비카이랄한 구조를 가진다. 다음 제시된 화합물 A, B, C 중 화합물 X는 어느 것인가?

① A   ② B   ③ C
④ A, B   ⑤ B, C

46 비카이랄한 구조를 가지는 화합물 Y는 촉매수소화반응으로 두 개의 입체 이성질체를 얻을 수 있는데, 이 때 얻어지는 생성물은 모두 비카이랄이다. 화합물 A, B, C 중 화합물 Y는 어느 것인가?

① A   ② B   ③ C
④ A, B   ⑤ B, C

47 카이랄한 구조를 가지는 화합물 Z는 촉매수소화반응으로 두 개의 입체 이성질체를 얻을 수 있는데, 이 때 얻어지는 생성물은 모두 비카이랄이다. 화합물 A, B, C 중 화합물 Z는 어느 것인가?

① A   ② B   ③ C
④ A, B   ⑤ B, C

입체화학

48 다음 입체화학에 대한 설명 중 옳은 것을 고르시오.

① 모든 광학활성이 있는 물질은 분자 내에 대칭면을 갖는다.
② 모든 광학비활성인 물질은 메조(meso)이다.
③ 카이랄 중심의 입체배열이 (S)인 모든 물질은 좌선성(levorotatory)이다.
④ 광학활성이 없는 물질의 혼합물은 언제나 광학비활성이다.
⑤ 카이랄 중심이 2개 이상인 모든 물질은 광학활성을 갖는다.

49 다음 〈보기〉의 화합물 중 광학활성을 갖는 물질을 모두 몇 개인가?

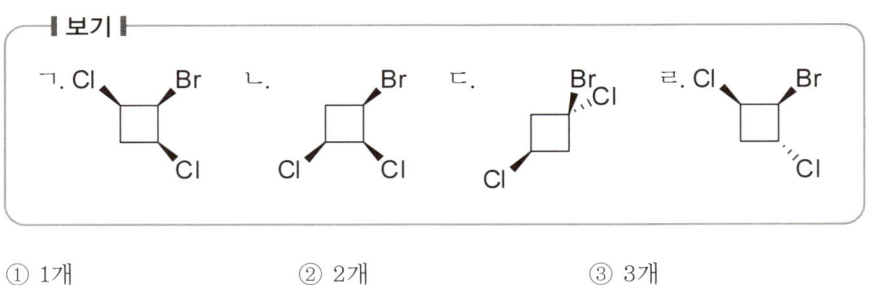

① 1개 ② 2개 ③ 3개
④ 4개 ⑤ 0개

50 다음 〈보기〉의 화합물 중 광학활성을 갖는 물질을 모두 몇 개인가?

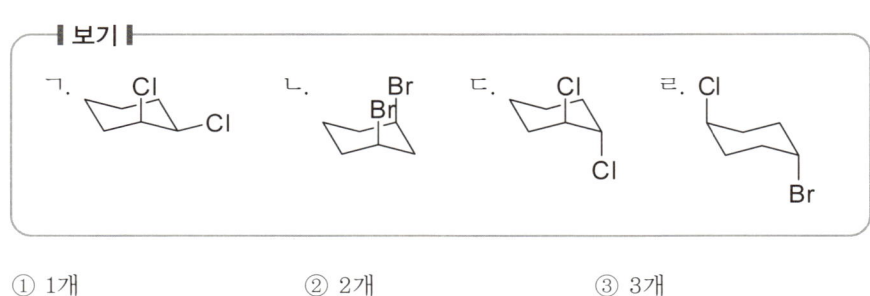

① 1개 ② 2개 ③ 3개
④ 4개 ⑤ 0개

51 다음 〈보기〉의 화합물이 갖는 카이랄 중심(chiral center)의 개수의 합은?

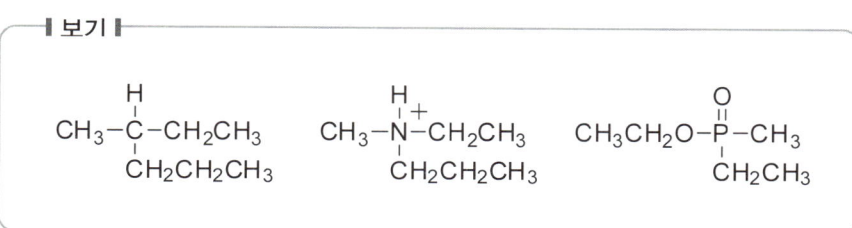

① 1개　　② 2개　　③ 3개
④ 4개　　⑤ 5개

52 다음 주어진 화합물 중 광학활성을 갖는 물질은?

① 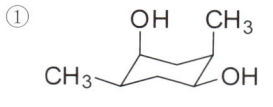 ② 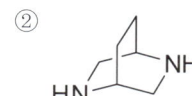 ③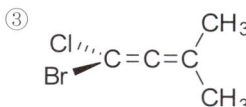

④ 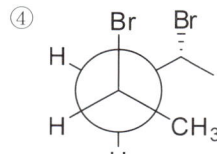 ⑤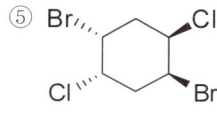

53 다음 제시된 뉴만 투영도의 구조 중 meso-2,3-dichlorobutane으로 옳은 것은?

① 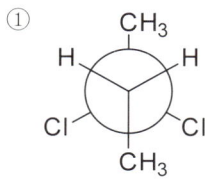 ② 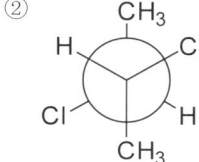 ③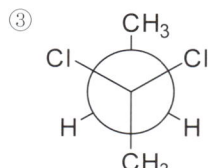

④ 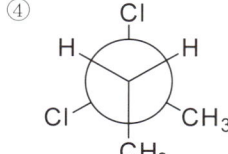 ⑤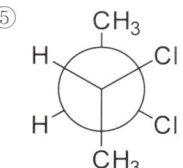

입체화학

54 다음 〈보기〉의 화합물 A와 B에 대한 설명으로 옳은 것은?

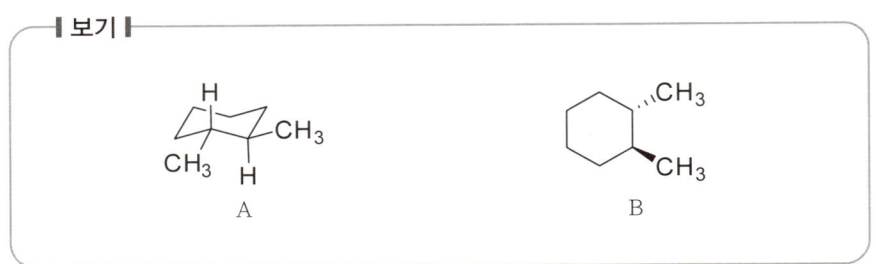

① A와 B는 구조 이성질체 관계이다.
② A와 B는 거울상 이성질체 관계이다.
③ A와 B는 부분 입체 이성질체 관계이다.
④ A와 B는 동일한 화합물이다.
⑤ A와 B는 서로 형태이성질체 관계에 있다.

55 다음 화합물 가운데 광학활성이 없는 것은?

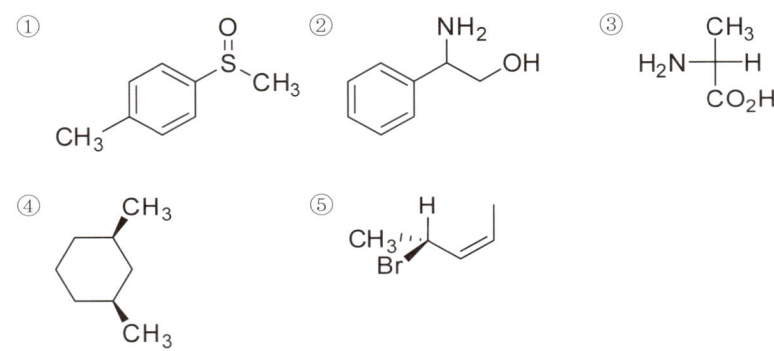

56 다음 화합물 중 거울상 이성질체를 갖지 않는 화합물은?

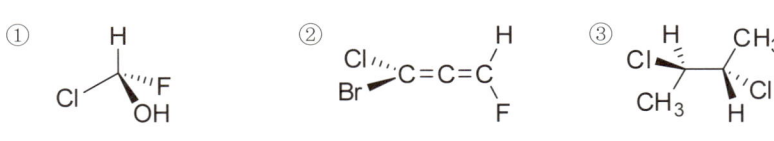

57 다음 중 메조화합물(meso compound)인 것은?

① trans-1,4-dimethylcyclohexane
② cis-1,3-dimethylcyclohexane
③ trans-1,3-dimethylcyclohexane
④ cis-1,4-dimethylcyclohexane
⑤ trans-1,2-dimethylcyclohexane

58 다음 중 라세미혼합물에 대한 올바른 설명은?

① 두 개 혹은 그 이상의 카이랄 중심을 가지는 물질이다.
② 같은 양의 거울상 이성질체를 포함하고 있는 물질이다.
③ 같은 양의 부분 입체 이성질체를 포함하고 있는 물질이다.
④ 광학적 활성을 가진 물질이다.
⑤ 분자 내 대칭면을 가지는 물질이다.

59 다음 화합물에서 라세미 혼합물(racemic mixture)을 만들 수 <u>없는</u> 화합물은?

① 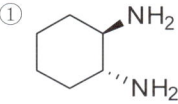   ② 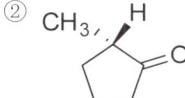   ③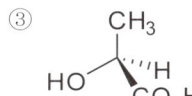

④ 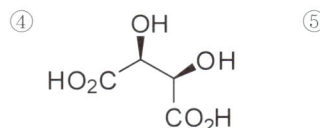   ⑤

60 1-butene에 HCl을 첨가하는 반응에서 생성물에 대한 설명으로 옳은 것을 고른 것은?

① R-2-chlorobutane만 유일하게 생성된다.
② S-2-chlorobutane만 유일하게 생성된다.
③ 생성물은 2-chlorobutane의 혼합물로 광학활성을 가진다.
④ 2-chlorobutane 의 라세미 혼합물이 얻어진다.
⑤ R과 S 둘 중 하나가 과량으로 얻어진다.

입체화학

61 Glucose의 고유광회전도가 +52.8°이고, 관찰된 광회전도가 +15.8°일 때 glucose 수용액의 농도는 얼마인가? (단, 시료관의 길이는 10 cm이다.)

① 0.299 g/mL ② 0.0299 g/mL ③ 3.34 g/mL
④ 0.334 g/mL ⑤ 33.4 g/mL

62 다음 〈보기〉에 주어진 타타르산(Tartaric acid)에 대하여 입체 이성질체의 수가 옳은 것은?

| 보기 |

$$HO_2C-\underset{OH}{\overset{H}{C}}-\underset{OH}{\overset{H}{C}}-CO_2H$$

① 없다. ② 1개 ③ 2개
④ 3개 ⑤ 4개

63 다음 〈보기〉의 화합물 A와 B에 대한 설명으로 옳은 것은?

| 보기 |

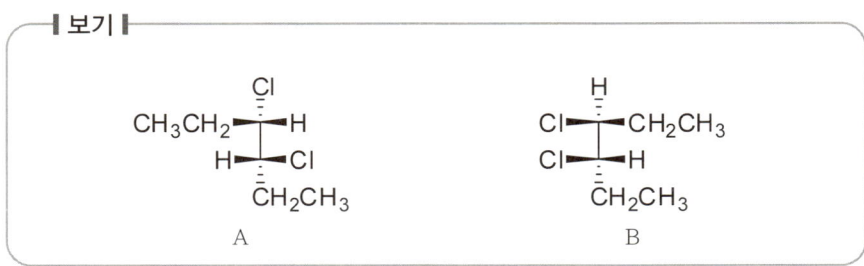

① A와 B는 거울상 이성질체 관계이다.
② A와 B는 부분 입체 이성질체 관계이다.
③ A와 B는 구조 이성질체 관계이다.
④ A와 B는 동일한 분자의 이형태체이다.
⑤ A와 B는 전혀 다른 화합물로 이성질체가 아니다.

[64~68] 다음 〈보기〉에 주어진 화합물을 보고 물음에 답하시오.

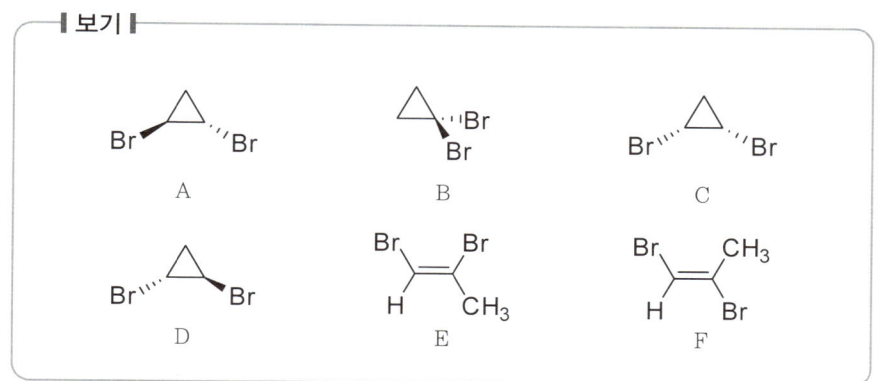

64 화합물 B와 D는 서로 어떤 관계에 있는가?

① 거울상 이성질체
② 부분 입체 이성질체
③ 구조 이성질체
④ 동일한 화합물
⑤ 이성질체가 아니다.

65 화합물 A와 D는 서로 어떤 관계에 있는가?

① 거울상 이성질체
② 부분 입체 이성질체
③ 구조 이성질체
④ 동일한 화합물
⑤ 이성질체가 아니다.

66 화합물 A와 C는 서로 어떤 관계에 있는가?

① 거울상 이성질체
② 부분 입체 이성질체
③ 구조 이성질체
④ 동일한 화합물
⑤ 이성질체가 아니다.

입체화학

67 화합물 A와 E는 서로 어떤 관계에 있는가?

① 거울상 이성질체
② 부분 입체 이성질체
③ 구조 이성질체
④ 동일한 화합물
⑤ 이성질체가 아니다.

68 화합물 E와 F는 서로 어떤 관계에 있는가?

① 거울상 이성질체
② 구조 이성질체
③ 부분 입체 이성질체
④ 메조 화합물
⑤ cis-trans 이성질체

69 다음 〈보기〉의 화합물에 대한 설명으로 옳은 것은 고르시오.

| 보기 |

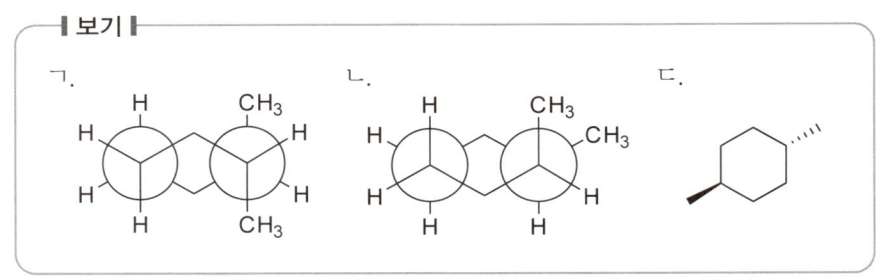

① 화합물 ㄱ과 ㄴ은 거울상이성질체 관계이다.
② 화합물 ㄴ과 ㄷ은 부분입체이성질체 관계이다.
③ 화합물 ㄱ과 ㄴ의 동량혼합물은 광학활성이다.
④ 화합물 ㄴ과 ㄷ의 동량혼합물은 광학활성이다.
⑤ 화합물 ㄴ은 광학활성을 갖는다.

[70~72] 다음 〈보기〉에 주어진 화합물을 보고 물음에 답하시오.

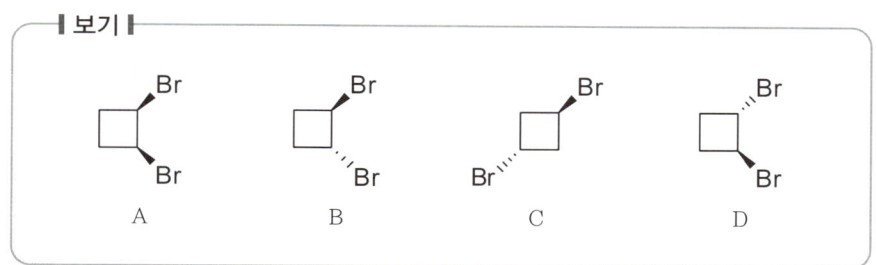

70

〈보기〉에서 카이랄 화합물은 어느 것인가?

① A ② B ③ C
④ A, B ⑤ B, D

71

다음 중 ㉠과 ㉡에 들어갈 표현으로 적절한 것은?

B와 C의 동량혼합물은 (㉠), B와 D의 동량혼합물은 (㉡)

	㉠	㉡
①	광학활성이다.	광학활성이다.
②	광학비활성이다.	광학활성이다.
③	광학활성이다.	광학비활성이다.
④	광학비활성이다.	광학비활성이다.
⑤	광학적 성질을 결정할 수 없다.	광학적 성질을 결정할 수 있다.

72

위의 4가지 화합물이 혼합 되었을 때 분별증류에 의해 분리를 했다면 이들은 몇 종류로 분리되는가?

① 1종류 ② 2종류 ③ 3종류
④ 4종류 ⑤ 분리할 수 없다.

입체화학

73 다음 〈보기〉에 주어진 각 화합물의 관계를 바르게 나타낸 것을 모두 고른 것은?

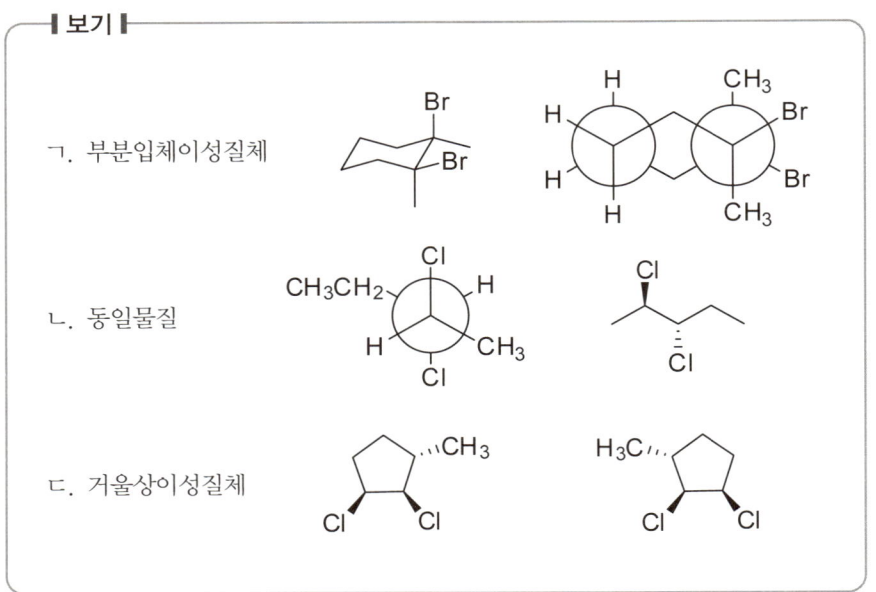

① ㄱ ② ㄴ ③ ㄷ
④ ㄱ, ㄴ ⑤ ㄱ, ㄴ, ㄷ

74 다음 주어진 화합물의 관계가 올바르지 않게 표현된 것은?

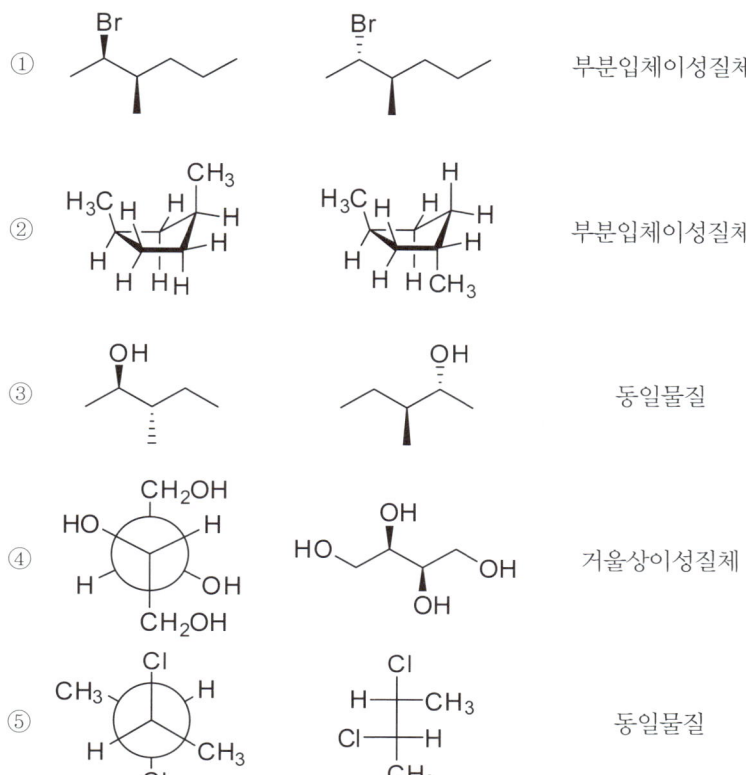

75 다음 〈보기〉의 화합물이 가질 수 있는 입체이성질체 개수의 합은?

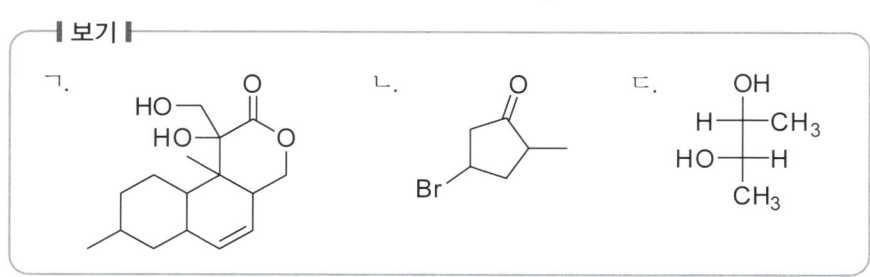

① 70   ② 71   ③ 72
④ 135 ⑤ 136

입체화학

76 다음 〈보기〉의 화합물이 가질 수 있는 입체이성질체 개수의 합은?

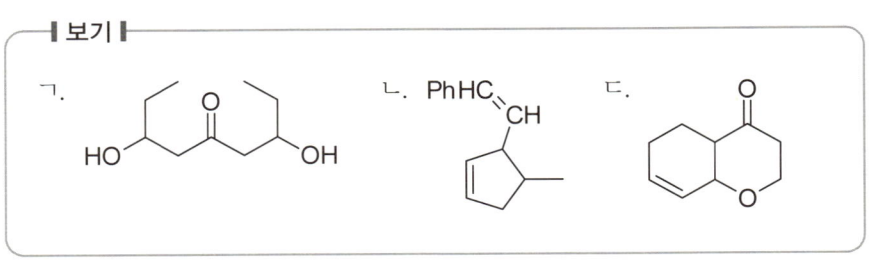

① 12 ② 13 ③ 14
④ 15 ⑤ 16

77 구조이성질체관계인 2-methylbut-1-ene, 2-methylbut-2-ene, 3-methylbut-1-ene을 H_2/Pt와 반응시켰을 때 얻어진 생성물들의 관계로 옳은 것은?

① cis-trans 이성질체
② 동일물질
③ 구조이성질체
④ 거울상이성질체
⑤ 부분입체이성질체

78 다음 반응의 주생성물 A의 입체에 대한 표현으로 올바른 것은?

보기

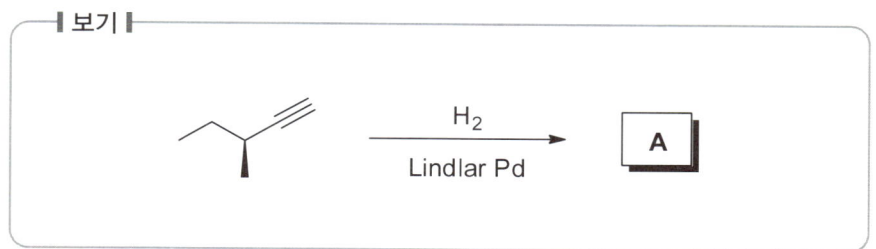

① 주생성물 A는 S배열을 갖는다.
② 주생성물 A는 R배열을 갖는다.
③ 주생성물 A는 라세미혼합물이다.
④ 주생성물 A는 메조화합물이다.
⑤ 주생성물 A는 입체생성중심이 존재하지 않는다.

79 다음 두 화합물의 관계로 올바르지 <u>않은</u> 것은?

① 구조이성질체   ④ 입체이성질체

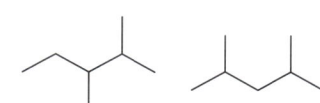   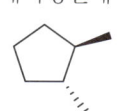 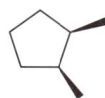

② 구조이성질체   ⑤ 구조이성질체

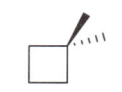   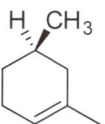

③ 입체이성질체

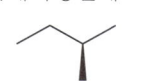 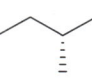

입체화학

[80~82] 다음 〈보기〉에 주어진 화합물을 보고 물음에 답하시오.

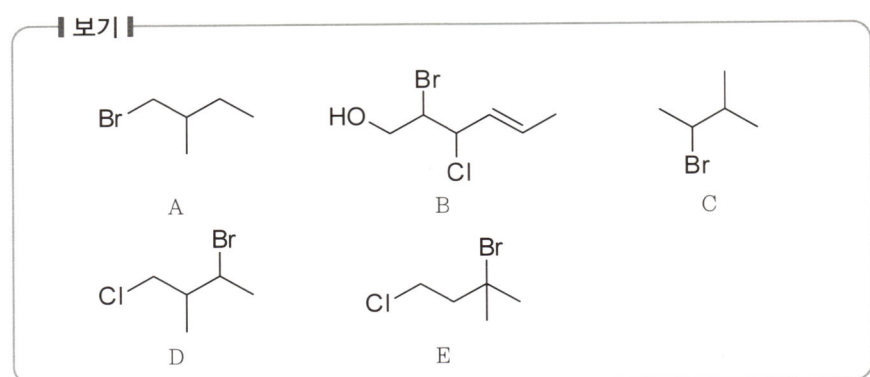

80 다음 중 4개의 입체이성질체가 존재할 수 있는 화합물은?

① A ② B ③ C
④ D ⑤ E

81 다음 중 입체이성질체의 종류가 가장 많은 것은?

① A ② B ③ C
④ D ⑤ E

82 다음 중 입체이성질체의 종류가 가장 적은 것은?

① A ② B ③ C
④ D ⑤ E

83 다음 중 옳은 문장을 골라라.

① 거울상이 서로 포개어지지 않는 것을 광학비활성이라 한다.
② 광학활성인 분자는 분자 내 대칭면이 존재한다.
③ 거울상이 서로 포개어지는 것을 광학활성이라고 한다.
④ 카이랄 중심은 연결된 치환기의 종류와 무관하다.
⑤ 카이랄 중심이 존재하여도 광학활성이 없을 수 있다.

84 다음 세 가지 화합물에 대한 설명으로 올바른 것은?

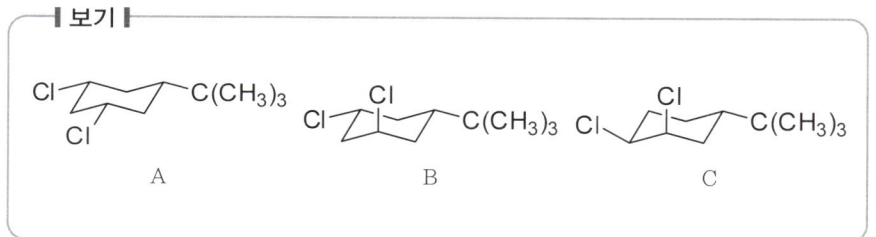

① 모두 광학활성이다.
② A는 광학활성이고, B와 C는 광학비활성이다.
③ A는 광학비활성이고, B와 C는 광학활성이다.
④ A와 B는 광학비활성이고, C는 광학활성이다.
⑤ 모두 광학비활성이다.

85 다음 중 광학활성이 존재하는 화합물을 모두 골라라.

① 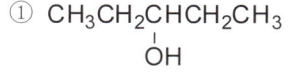 ② 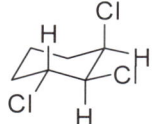 ③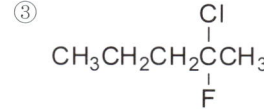

④ 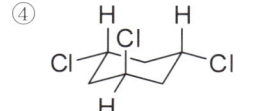 ⑤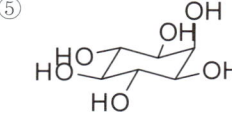

입체화학

86 다음 두 화합물의 관계로 올바르지 않은 것은?

① 부분입체이성질체

② 거울상 이성질체

③ 동일 화합물

④ 거울상 이성질체

⑤ 구조이성질체

87 다음 각 화합물에 존재하는 카이랄 탄소의 수의 합으로 올바른 것은?

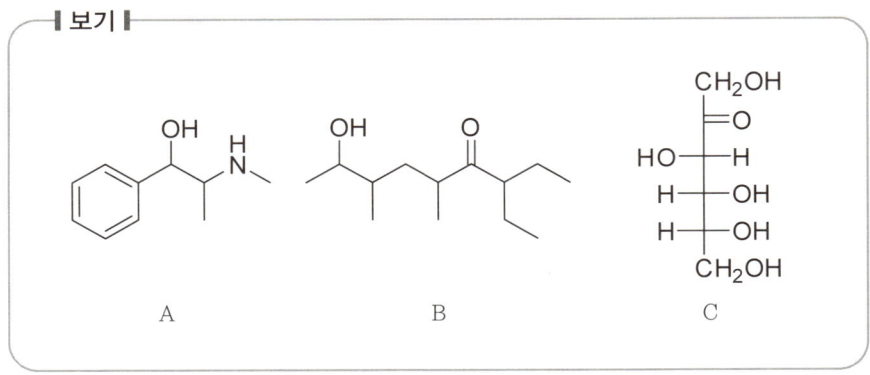

① 8개 ② 9개 ③ 10개
④ 11개 ⑤ 12개

88 다음은 Histrionicotoxin의 구조이다. 해당 화합물이 가지는 카이랄 탄소의 수는 몇 개인가?

| 보기 |

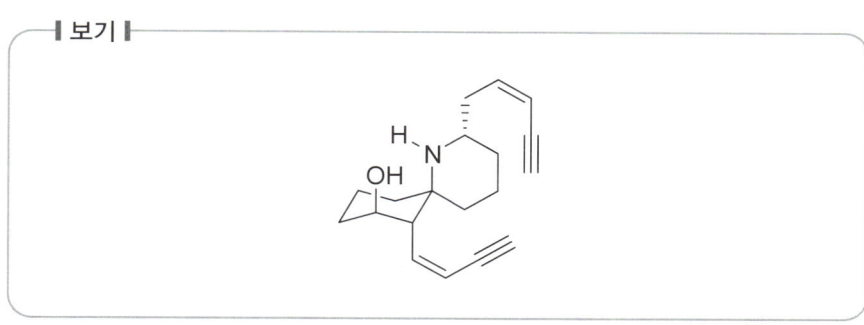

① 3개　　　② 4개　　　③ 5개
④ 6개　　　⑤ 7개

89 다음 중 부분입체이성질체의 정의로 올바른 것은?

① 입체중심이 있지만 광학활성이 없는 입체이성질체
② 거울상과 서로 겹쳐지는 입체이성질체
③ 거울상과 겹쳐지지 않는 입체이성질체
④ 서로 거울상이 아닌 입체이성질체
⑤ 서로 거울상인 입체이성질체

입체화학

90 다음 화합물들이 가질 수 있는 입체이성질체 개수의 총 합은?

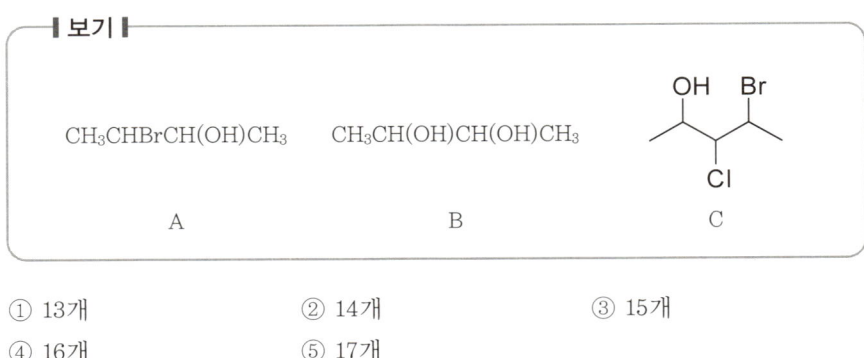

| 보기 |
CH₃CHBrCH(OH)CH₃   CH₃CH(OH)CH(OH)CH₃   C 구조

A   B   C

① 13개 ② 14개 ③ 15개
④ 16개 ⑤ 17개

91 다음 구조는 어느 버섯에서 발견되는 화합물이다. 이 구조의 가능한 총 입체이성질체의 개수로 올바른 것은?

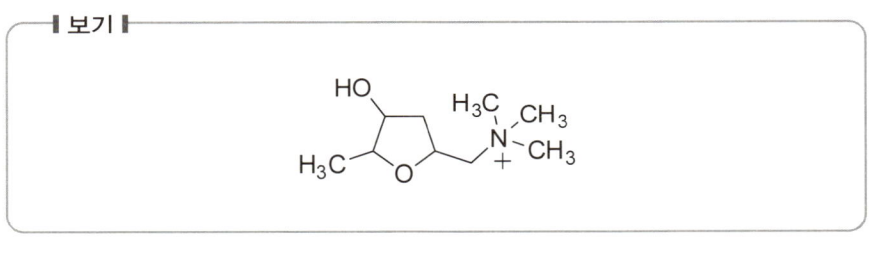

① 4개 ② 8개 ③ 16개
④ 24개 ⑤ 32개

92 다음 중 메조화합물에 대한 설명으로 옳지 않은 것은?

① 메조화합물은 일반적으로 분자 내 대칭면이 존재한다.
② 메조화합물의 거울상은 서로 동일하다.
③ 메조화합물은 광학활성이 없다.
④ 메조화합물은 광학활성이다.
⑤ 메조화합물은 카이랄중심을 포함한다.

93 다음 중 분자 내 대칭면을 가지는 것은 모두 몇 개인가?

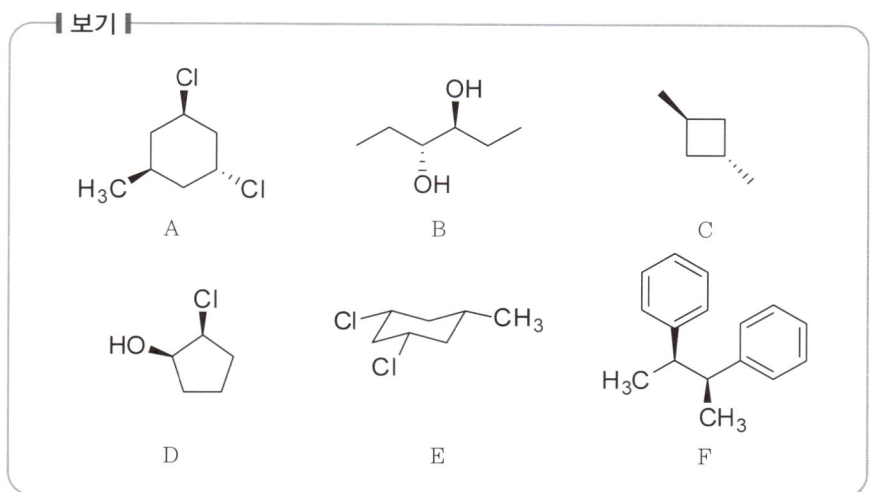

① 2개　　　　② 3개　　　　③ 4개
④ 5개　　　　⑤ 6개

ACE
500제
유기화학
기본편

CHAPTER 8

알킬할라이드

알킬할라이드

01 화합물의 구조와 IUPAC 이름이 옳지 <u>않게</u> 짝지어진 것은?

① 2-chloro-4-methylpentane

② 2-bromo-5-methylheptane

③ 2-bromo-5,5-dimethylheptane

④ (E)-2-bromo-3,4-dimethyl-2-pentene

⑤ trans-1-chloro-4-methylcyclohexane

02 다음 화합물의 IUPAC 이름으로 올바른 것은?

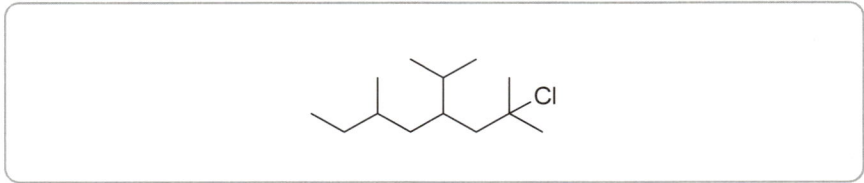

① 2-chloro-2,7-dimethyl-4-isopropylnonane
② 7-chloro-5-isopropyl-3,7-dimethyloctane
③ 2,6-dimethyl-2-chloro-4-isopropyloctane
④ 2-chloro-4-isopropyl-2,7-dimethylnonane
⑤ 2-chloro-4-isopropyl-2,6-dimethyloctane

03 다음 화합물의 IUPAC 이름으로 올바른 것은?

$$CH_3CH_2CH_2\underset{\underset{CH(CH_3)_2}{|}}{\overset{\overset{CH_3}{|}}{C}}CH_2CH_2\underset{\underset{Cl}{|}}{\overset{\overset{CH_3}{|}}{CH}}CHCH_3$$

① 8-chloro-4-isopropyl-4,7-dimethylnonane
② 2-chloro-6-isopropyl-3,6-dimethylnonane
③ 2-chloro-3,6,7-trimethyl-6-propyloctane
④ 6-sec-butyl-2-chloro-3,6-dimethyloctane
⑤ 3,6-dimethyl-2-chloro-6-isopropylnonane

04 다음 화합물의 IUPAC 이름으로 올바른 것은?

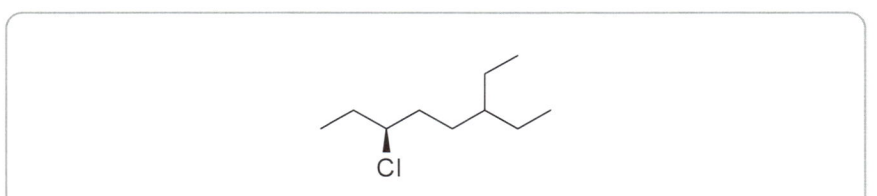

① (R)-3-chloro-6-ethyloctane
② (S)-3-chloro-6-ethyloctane
③ (S)-6-chloro-3-ethyloctane
④ cis-6-chloro-3-ethyloctane
⑤ trans-6-chloro-3-ethyloctane

알킬할라이드

05 다음 화합물의 IUPAC 이름으로 올바른 것은?

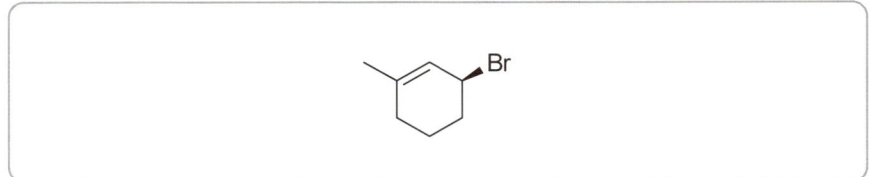

① (S)-1-bromo-3-methylcyclohexene
② (R)-1-bromo-3-methyl-2-cyclohexene
③ (S)-1-bromo-3-methyl-2-cyclohexene
④ (S)-3-bromo-1-methylcyclohexene
⑤ (R)-3-bromo-1-methylcyclohexene

06 다음 중 1차 알킬할라이드를 모두 올바르게 고른 것은?

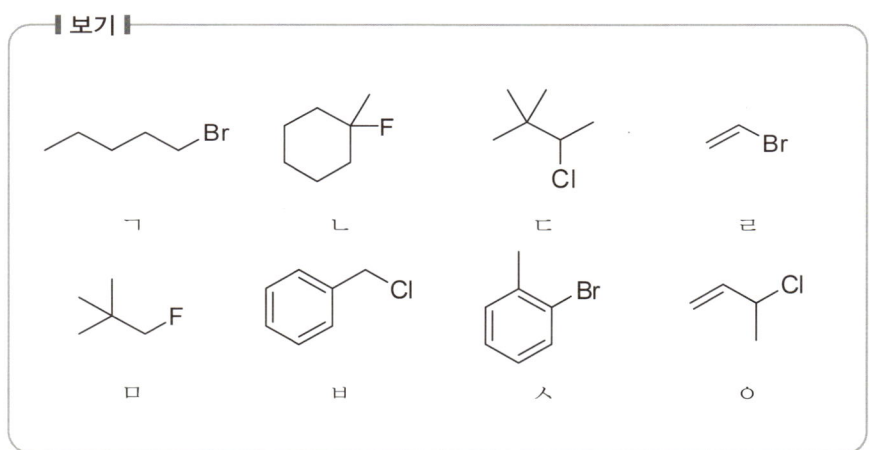

① ㄱ, ㄴ, ㄹ
② ㄱ, ㄷ, ㄹ
③ ㅁ, ㅂ, ㅅ
④ ㄱ, ㅁ, ㅂ
⑤ ㄱ, ㄹ, ㅂ

07 다음 〈보기〉의 반응에서 Alkyl halide와 OH⁻의 농도를 두 배로 하였을 때 반응속도는 어떠한가?

| 보기 |

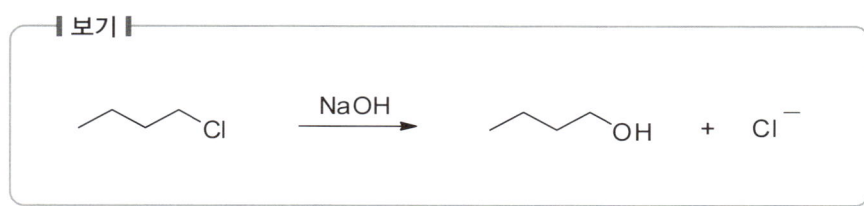

① 변화 없음 ② 2배 ③ 3배
④ 4배 ⑤ 6배

08 다음 〈보기〉의 화합물들 중 2차 치환반응 속도식을 가장 잘 따르는 것은?

| 보기 |

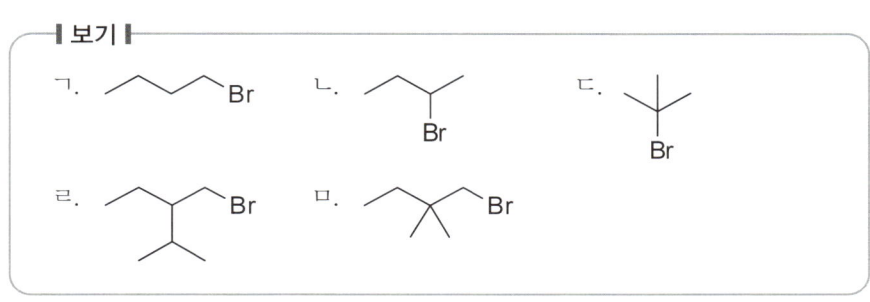

① ㄱ ② ㄴ ③ ㄷ
④ ㄹ ⑤ ㅁ

09 다음 〈보기〉의 화합물들 중 1차 치환반응 속도식을 가장 잘 따르는 것은?

| 보기 |

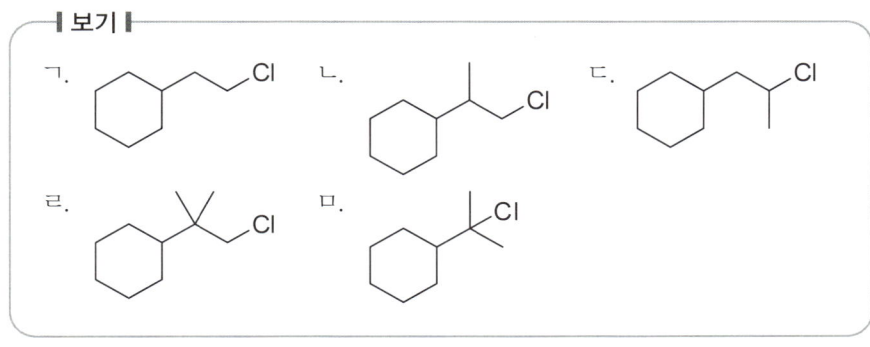

① ㄱ ② ㄴ ③ ㄷ
④ ㄹ ⑤ ㅁ

알킬할라이드

10 다음 중 가장 좋은 이탈기는 무엇인가?

① NH_2^- ② Br^- ③ CH_3^-
④ OH^- ⑤ F^-

11 다음 〈보기〉에 주어진 반응의 생성물 A의 구조로 옳은 것을 모두 고르시오.

보기

$$H_3CH_2C \overset{CH_3}{\underset{Br}{-}} CH(CH_3)_2 \xrightarrow[0°C]{CH_3CH_2OH} \boxed{A}$$

① $CH_3CH_2 \overset{CH_3}{\underset{OCH_2CH_3}{-}} CH(CH_3)_2$

② $(CH_3)_2CH \overset{CH_3}{\underset{OCH_2CH_3}{-}} CH_2CH_3$

③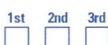

④ $CH_3CH_2 \overset{CH_3}{\underset{OH}{-}} CH(CH_3)_2$

⑤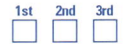

12 다음 〈보기〉에 주어진 반응의 주생성물 A로 옳은 것은?

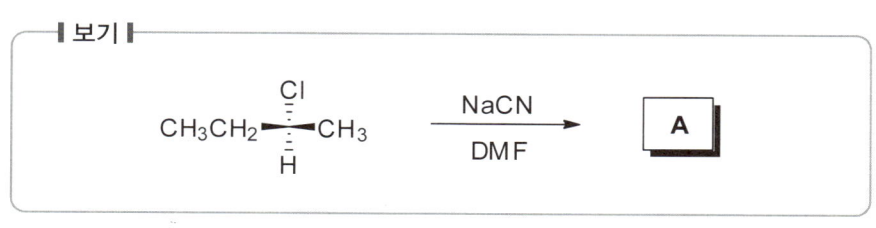

13 다음 〈보기〉에 주어진 반응의 주생성물 A로 옳은 것은?

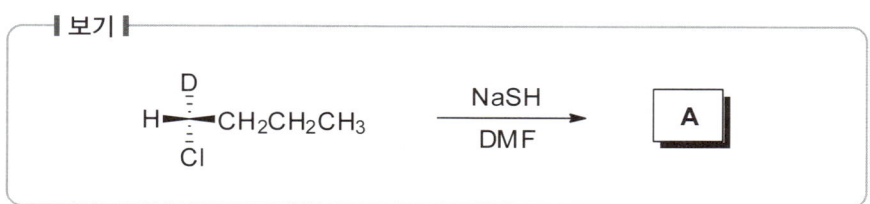

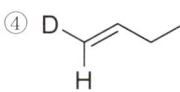

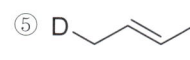

알킬할라이드

14 다음 〈보기〉에 주어진 반응의 생성물 A의 구조로 옳은 것을 모두 고르시오.

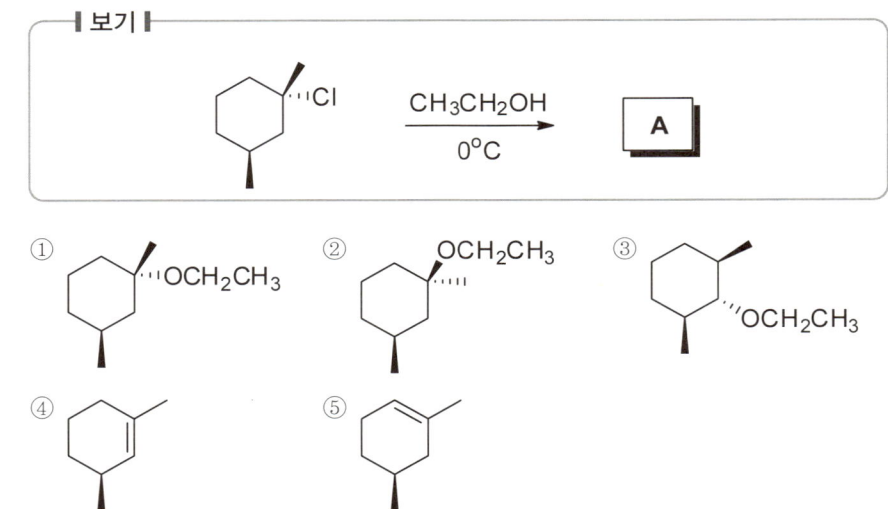

15 다음 〈보기〉의 반응에서 반응물 A의 구조로 옳은 것은?

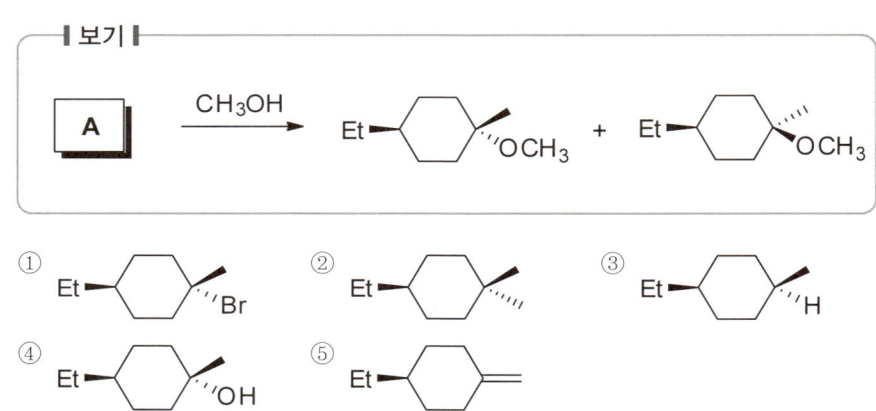

16 다음 〈보기〉의 반응에서 반응물 A의 구조로 옳은 것은?

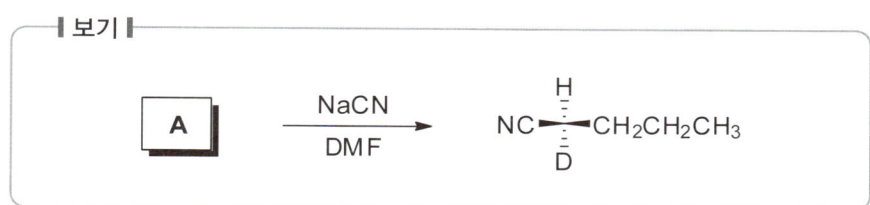

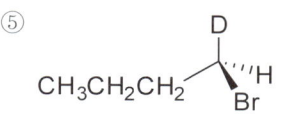

17 다음 〈보기〉에 주어진 반응의 주생성물 A로 옳은 것은?

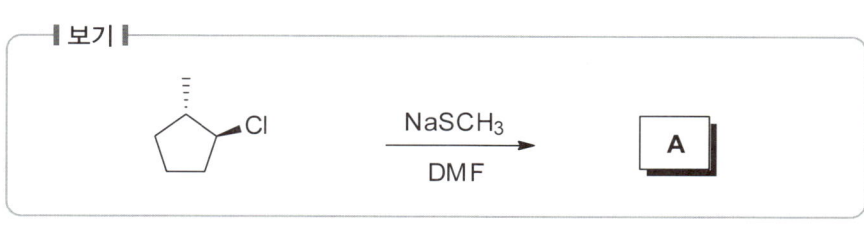

알킬할라이드

18 다음 〈보기〉에 주어진 반응의 주생성물 A로 옳은 것은?

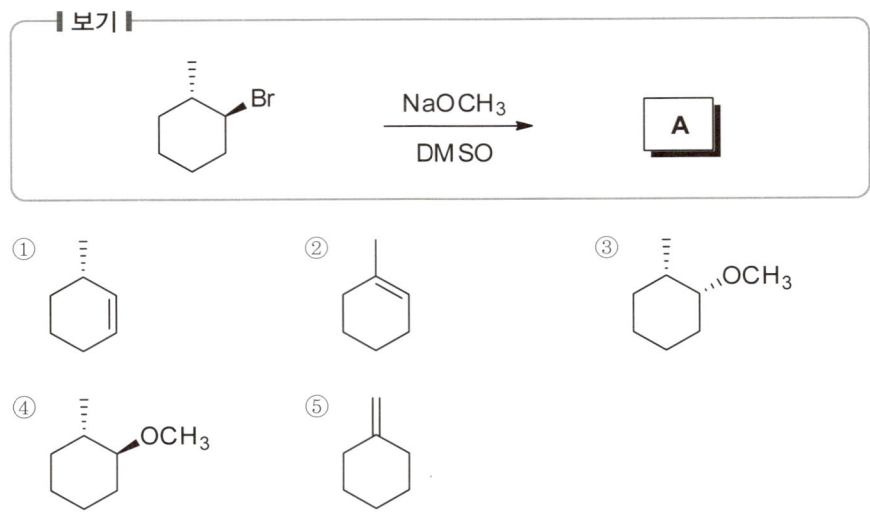

19 다음 〈보기〉에 주어진 반응의 주생성물 A로 옳은 것은?

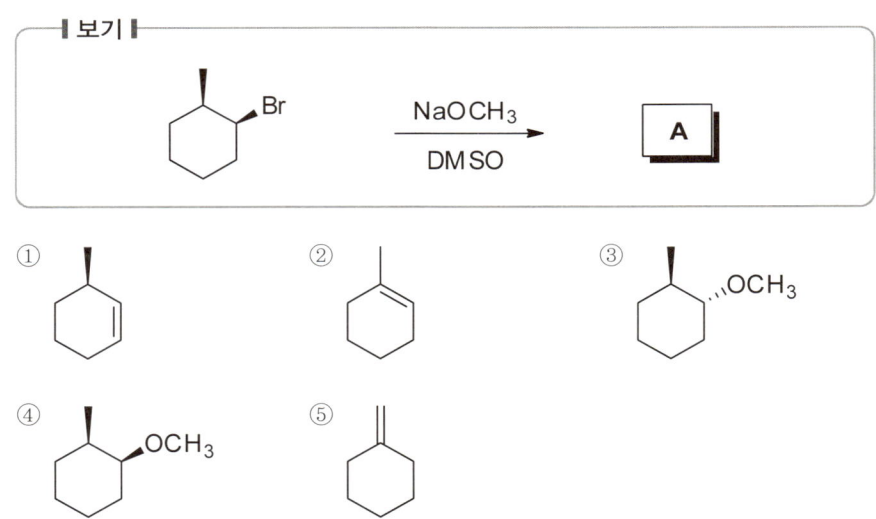

20 다음 〈보기〉에 주어진 반응의 주생성물 A로 옳은 것은?

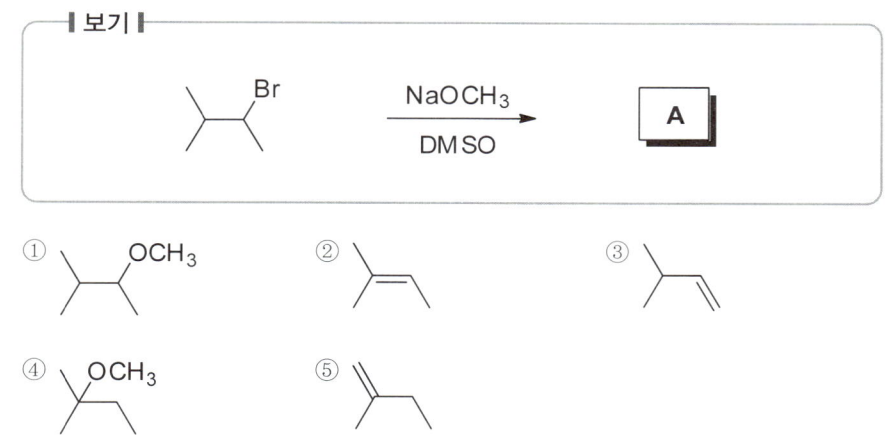

21 다음 〈보기〉에 주어진 반응의 주생성물 A로 옳은 것은?

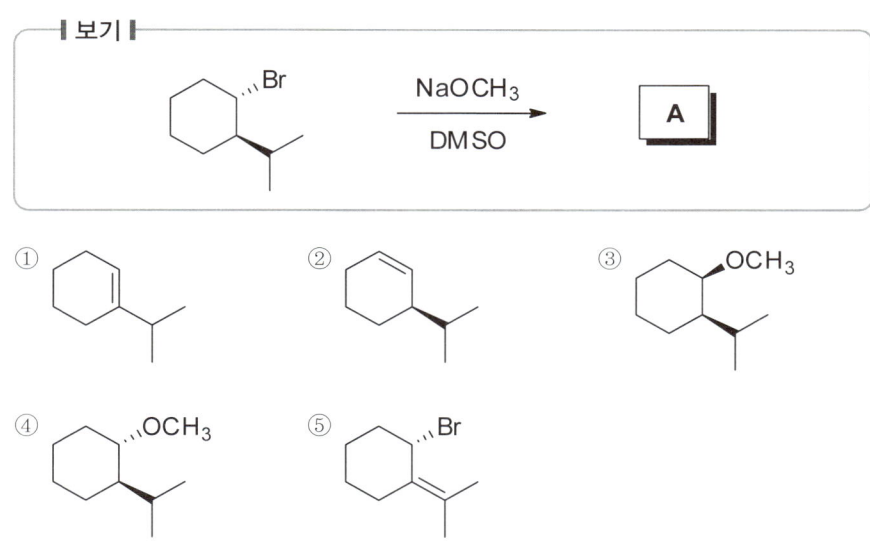

알킬할라이드

22 다음 〈보기〉에 주어진 반응의 주생성물 A로 옳은 것은?

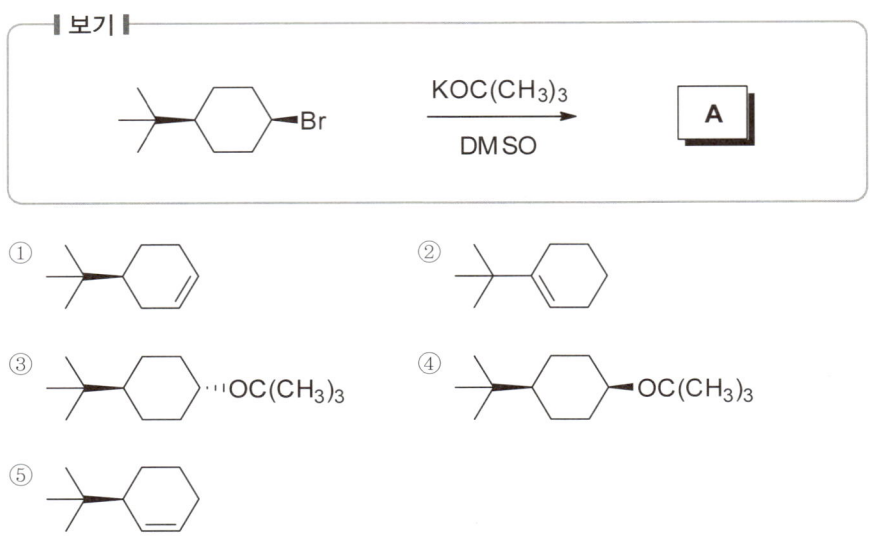

23 다음 〈보기〉에 주어진 반응의 주생성물 A로 옳은 것은?

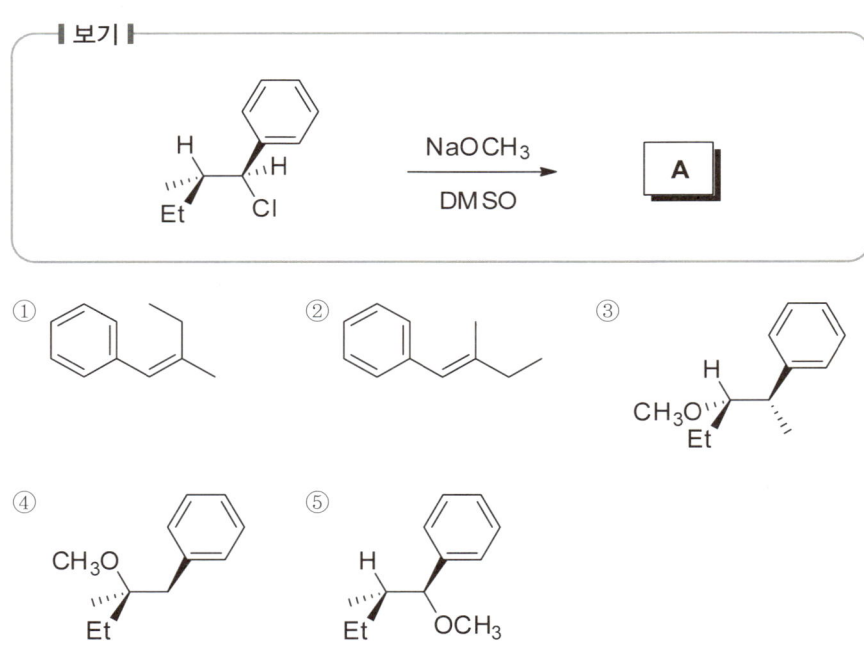

24 다음 〈보기〉에 주어진 반응의 주생성물 A로 옳은 것은?

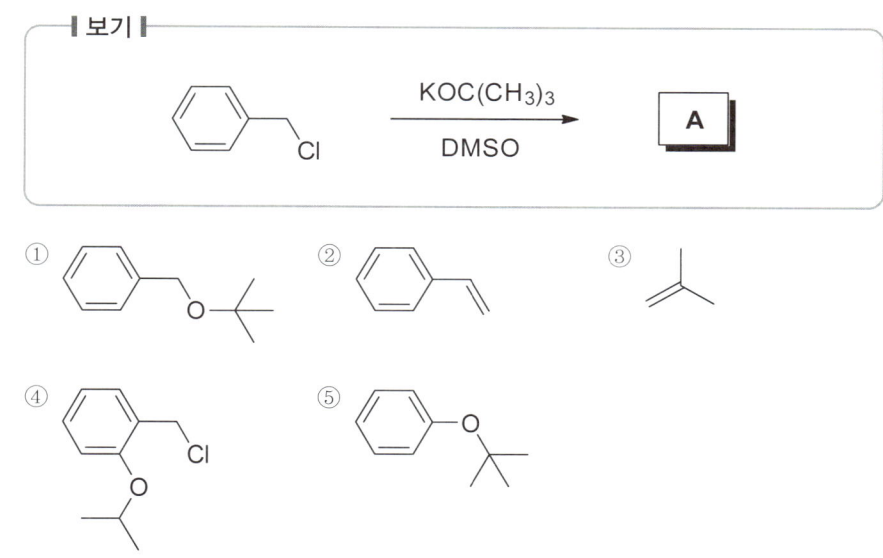

25 다음 〈보기〉에 주어진 반응의 주생성물 A로 옳은 것은?

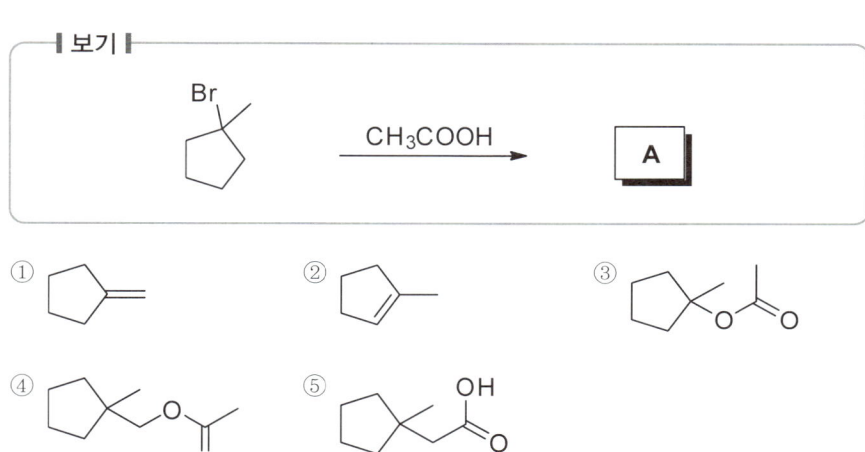

알킬할라이드

26 다음 〈보기〉에 주어진 반응의 주생성물 A로 옳은 것은?

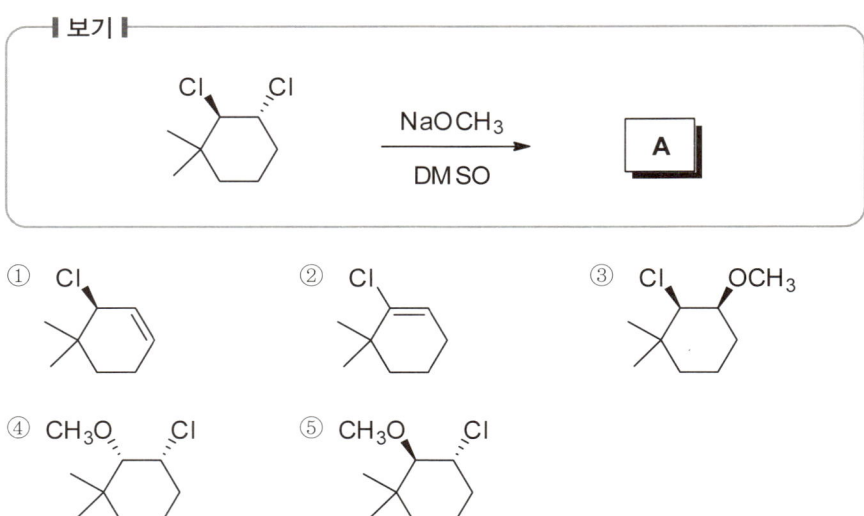

27 다음 〈보기〉에 주어진 반응의 주생성물 A의 입체화학에 대한 설명으로 옳은 것은?

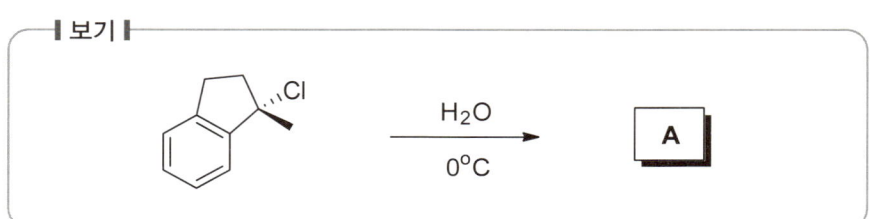

① 메조화합물(Meso compound)
② 라세미 혼합물(Racemic mixture)
③ 동일 물질(Same molecule)
④ 부분입체이성질체(Diastereomer)
⑤ 구조이성질체(Structural isomer)

28 다음 알킬 할라이드 중 S_N1 반응이 가장 빠르게 일어나는 것은?

① 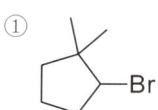   ② 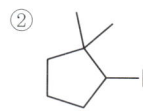   ③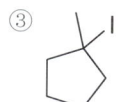

④ 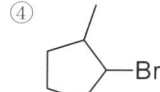   ⑤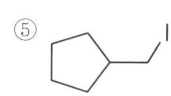

29 다음 반응에서 생성물 A의 구조로 옳은 것은 〈보기〉에서 모두 고른 것은?

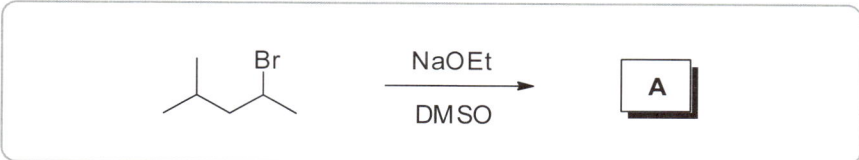

| 보기 |

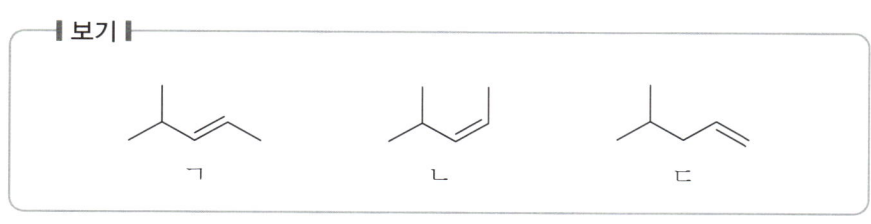

① ㄱ　　　　② ㄴ　　　　③ ㄷ
④ ㄱ, ㄴ　　　⑤ ㄱ, ㄴ, ㄷ

알킬할라이드

30 다음 중 E2 메커니즘에 대한 설명으로 옳은 것은?

① 1차 알킬 할라이드에서 잘 일어난다.
② 단일단계 반응이다.
③ 1차 속도식을 따른다.
④ 이탈기와 반응의 속도와는 무관하다.
⑤ 약염기 일수록 반응이 잘 일어난다.

31 다음 중 E1 반응에 대한 설명으로 옳지 <u>않은</u> 것은?

① 반응은 3차 알킬 할라이드에서 빠르게 일어난다.
② 더 좋은 이탈기일 수록 반응속도는 증가한다.
③ 염기의 농도는 반응속도에 영향을 주지 않는다.
④ 1차 반응속도식을 갖는다.
⑤ 수소와 이탈기가 안티 준평면의 기하구조를 가져야한다.

32 아래 〈보기〉의 구조는 2치환 사이클로 헥세인의 의자형태 이다. E2 메커니즘에 따라 반응이 수행될 때 가장 우선적으로 제거되는 수소는 어느 것인가?

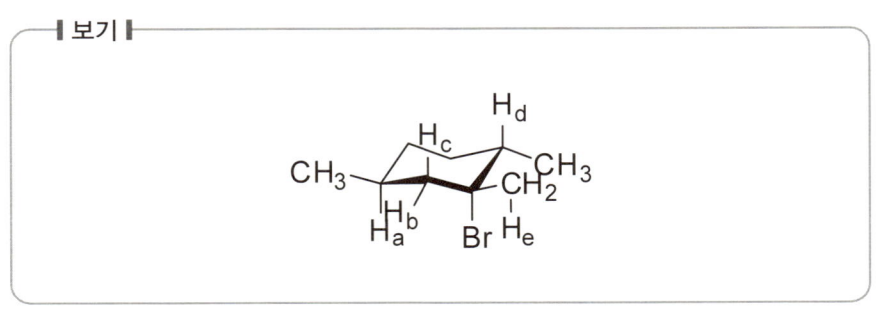

① Ha ② Hb ③ Hc
④ Hd ⑤ He

1st 2nd 3rd

33

다음 〈보기〉의 반응에 대한 전이상태(transition state)의 표현으로 옳은 것은?

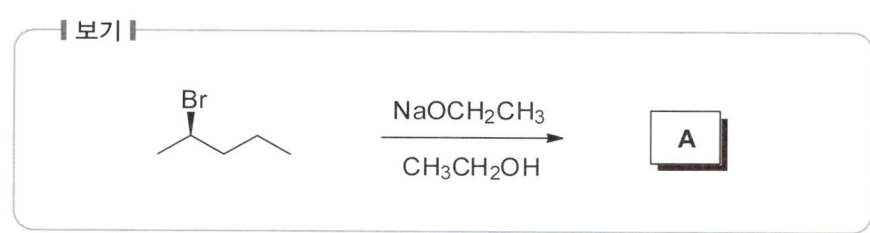

보기

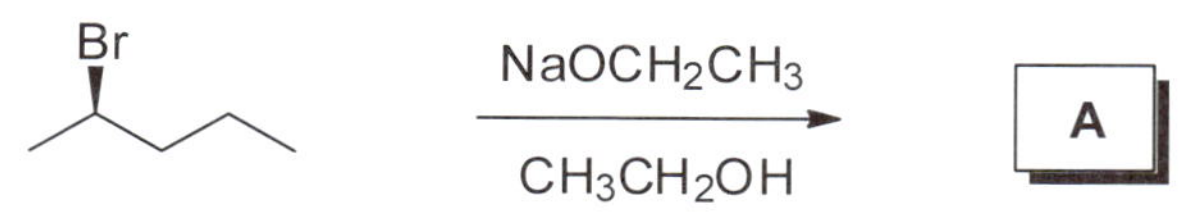
Br
$NaOCH_2CH_3$
CH_3CH_2OH
A

①
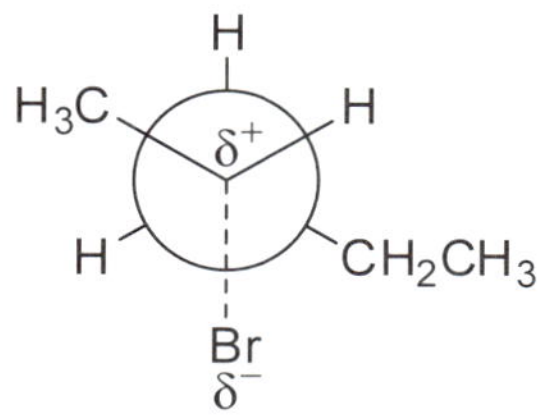
H
H_3C
H
δ^+
H
CH_2CH_3
Br
δ^-

②
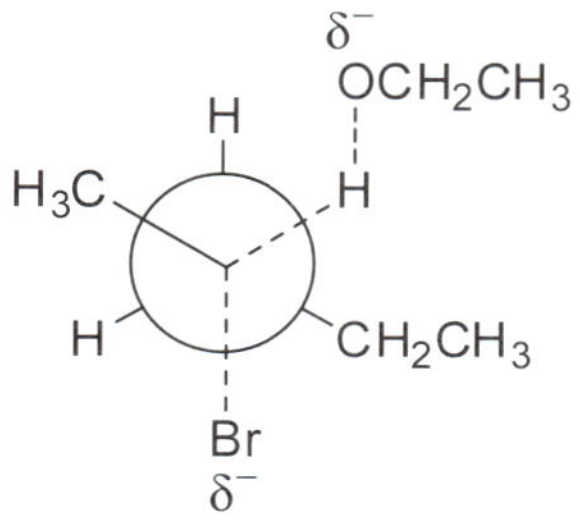
δ^-
OCH_2CH_3
H
H
H_3C
H
CH_2CH_3
Br
δ^-

③
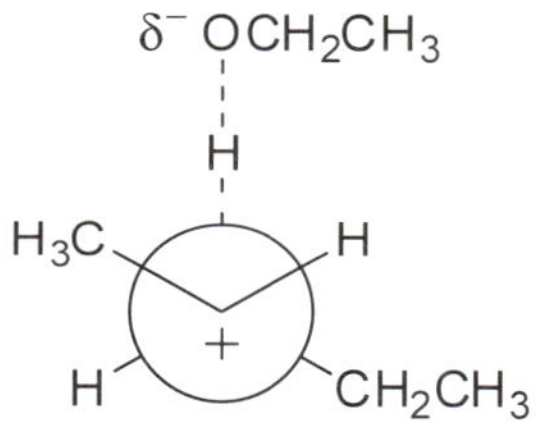
δ^- OCH_2CH_3
H
H_3C
H
+
H
CH_2CH_3

④
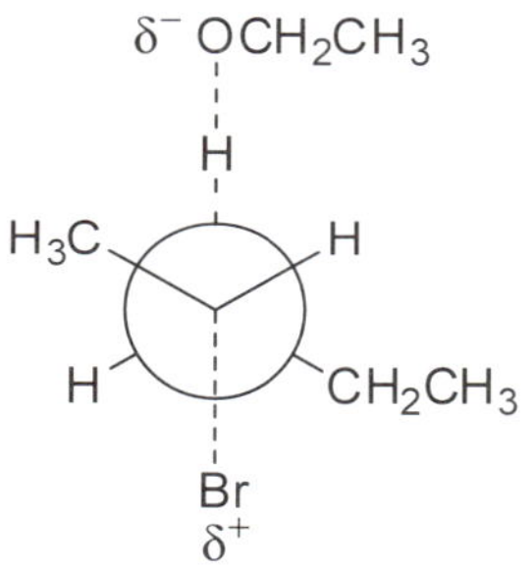
δ^- OCH_2CH_3
H
H_3C
H
H
CH_2CH_3
Br
δ^+

⑤
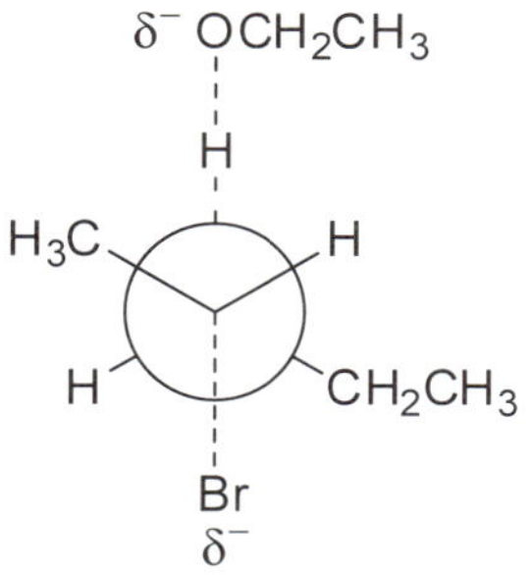
δ^- OCH_2CH_3
H
H_3C
H
H
CH_2CH_3
Br
δ^-

CHAPTER 8

알킬할라이드

알킬할라이드

34 다음의 반응 중 SN2반응의 반응속도가 가장 빠른 것은?

① (CH3)2CHBr + ⁻OH → (CH3)2CHOH + Br⁻

② (CH3)2CHI + ⁻OH → (CH3)2CHOH + I⁻

③ CH3CH2CH2I + ⁻OH → CH3CH2CH2OH + I⁻

④ CH3CH2CH2Br + ⁻OH → CH3CH2CH2OH + Br⁻

⑤ CH3CH2CH2I + H2O → CH3CH2CH2OH + HI

35 다음 〈보기〉의 제거반응에 의해 얻어지는 가능한 생성물 A는 모두 몇 개인가?

| 보기 |

(3-methyl-3-iodo-octane type substrate) + NaOCH2CH3 / CH3CH2OH → A

① 1개 ② 2개 ③ 3개
④ 4개 ⑤ 5개

36 다음 알킬 할라이드중 강 염기와의 할로겐화수소제거반응을 통해 2-pentene 만을 만드는 것은?

① 1-chloropentane
② 2-chloropentane
③ 3-chloropentane
④ 1-chloro-2-methylbutane
⑤ 1-chloro-3-methylbutane

37 다음 〈보기〉의 반응과 속도에 대한 실험 결과자료를 고려할 때 옳은 것은?

| 보기 |

$(CH_3)_3CCl + CH_3OH \xrightarrow{heat} (CH_3)_2CCH_2 + CH_3OH_2^+$

실험	[Alkyl halide]	[Base]	Rate
1	0.01	0.01	1
2	0.02	0.01	2
3	0.01	0.02	1

① 1차 속도식, S_N1
② 1차 속도식, S_N2
③ 1차 속도식, E1
④ 2차 속도식, E2
⑤ 2차 속도식, S_N2

38 다음 〈보기〉의 화합물들 중 에탄올 수용액 하에서 가용매 분해반응이 가장 빠르게 일어나는 것은?

| 보기 |

ㄱ. cyclohexyl bromide

ㄴ. methyl iodide

ㄷ. isopropyl chloride

ㄹ. 3-chloropentane

ㅁ. 3-iodo-3-methylpentane

① ㄱ
② ㄴ
③ ㄷ
④ ㄹ
⑤ ㅁ

알킬할라이드

39 다음 〈보기〉의 화합물들 중 메탄올과의 S_N1반응의 반응속도가 증가하는 순서로 올바른 것은?

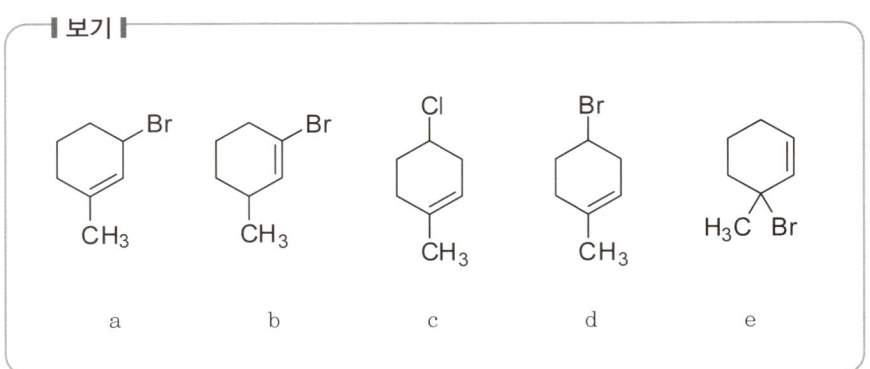

① c < b < d < e < a
② b < c < d < a < e
③ e < d < c < b < a
④ b < c < d < e < a
⑤ a < b < e < d < c

40 Alkyl Bromide의 E1반응에 대한 설명으로 옳지 않은 것은?

① E1반응의 속도는 Alkyl Bromide 농도에 의존적이다.
② E1반응의 속도는 염기 농도에 의존적이다.
③ 반응속도는 $R_3CBr > R_2CHBr > RCH_2Br$이다.
④ 탄소양이온은 E1반응의 중간체다
⑤ 단일단계로 일어나는 반응이 아니다.

41 Alkyl Bromide의 E2 반응에 대한 설명으로 옳지 않은 것은?

① E2반응의 속도는 Alkyl Bromide 농도에 의존적이다.
② E2반응의 속도는 염기 농도에 의존적이다.
③ C—H 결합과 C—Br 결합 모두 동일한 단계에서 끊어진다.
④ 중간체가 존재하지 않는 반응이다.
⑤ 단일단계로 일어나는 반응이 아니다.

42 t-BuONa와 t-BuOH 조건에서 반응시킬 때 가장 빠르게 알켄을 형성하는 것을 고르시오.

① FCH₂CH₂C(CH₃)₂CH₃
② CH₃CH(Cl)C(CH₃)₂CH₃
③ CH₃CH(Br)C(CH₃)₂CH₃
④ CH₃CH₂C(CH₃)₂CH₂I
⑤ HOCH₂CH₂C(CH₃)₂CH₃

43 다음 반응 중 4-tert-butylcyclohexene를 가장 빠르게 생성하는 것은?

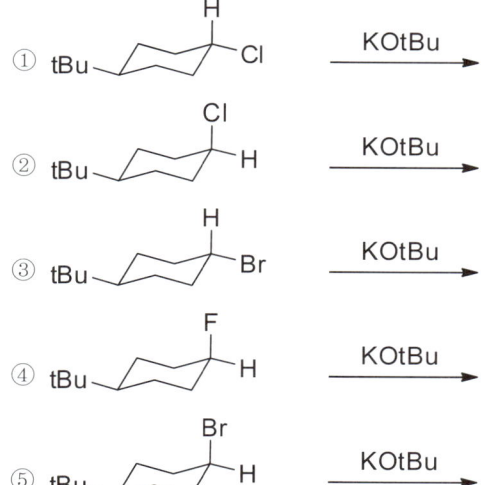

알킬할라이드

44 다음 중 알킬할라이드의 S$_N$2에 대한 설명으로 옳지 <u>않은</u> 것은?

① 탄소양이온은 S$_N$2반응의 중간체다.
② S$_N$2반응에서 이탈기가 부착된 탄소주변의 steric이 크면 반응성이 떨어진다.
③ S$_N$2반응의 반응속도는 알킬할라이드의 농도에 의존적이다.
④ S$_N$2반응의 반응속도는 친핵체의 농도에 의존적이다.
⑤ S$_N$2반응의 반응속도는 전이상태(Transition state)의 안정성이 결정한다.

45 다음 반응의 주생성물 A로 올바른 것은?

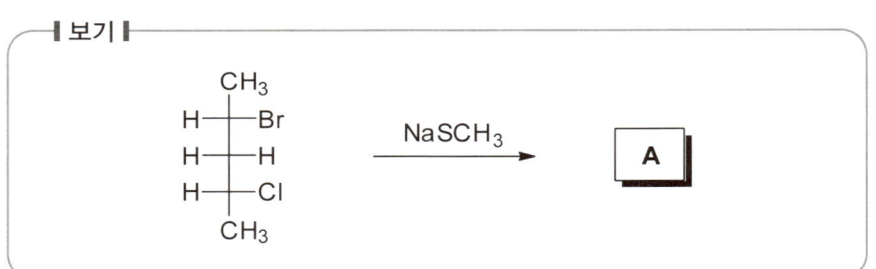

46 다음 〈보기〉의 전이상태(Transition state, T.S)를 보고 해당 반응의 친핵체와 기질을 모두 올바르게 짝지은 것은?

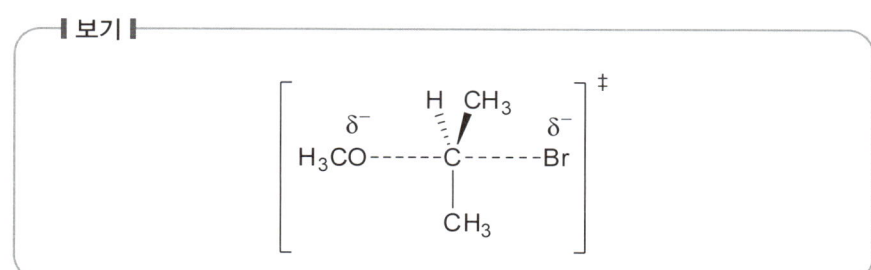

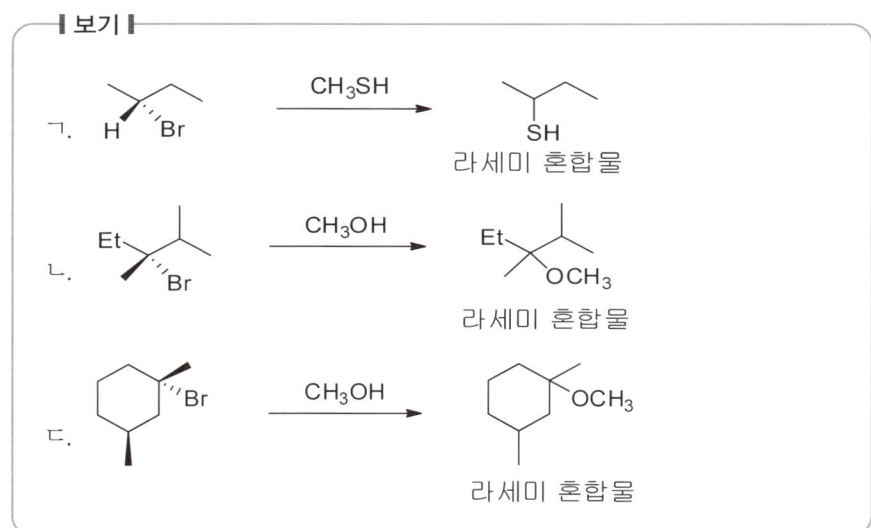

47 주생성물의 구조가 옳은 것만을 〈보기〉에서 있는 대로 고른 것은?

① ㄱ ② ㄴ ③ ㄷ
④ ㄱ, ㄴ ⑤ ㄴ, ㄷ ⑥ ㄱ, ㄷ
⑦ ㄱ, ㄴ, ㄷ

알킬할라이드

48 주생성물의 구조가 옳은 것만을 〈보기〉에서 있는 대로 고른 것은? (단, 주생성물은 적절한 분리·정제 과정을 통하여 얻는다.)

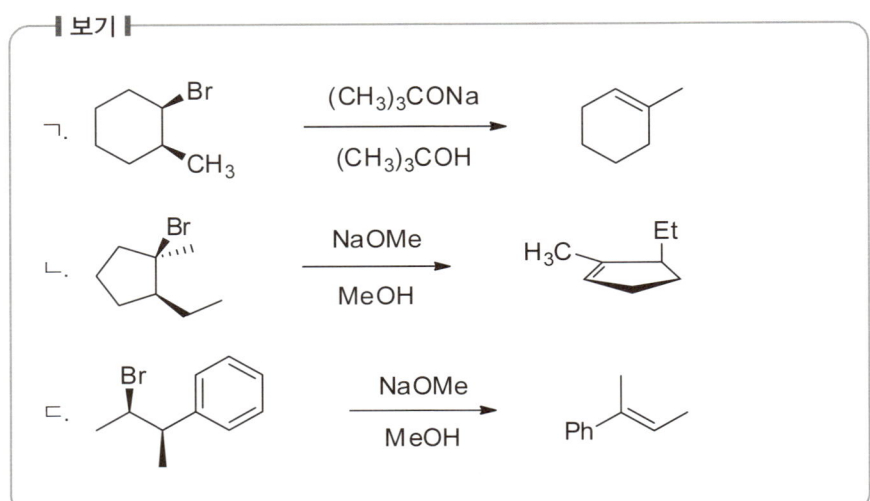

① ㄱ ② ㄴ ③ ㄷ
④ ㄱ, ㄴ ⑤ ㄴ, ㄷ ⑥ ㄱ, ㄷ
⑦ ㄱ, ㄴ, ㄷ

49 다음 반응의 주생성물 A로 올바른 것은?

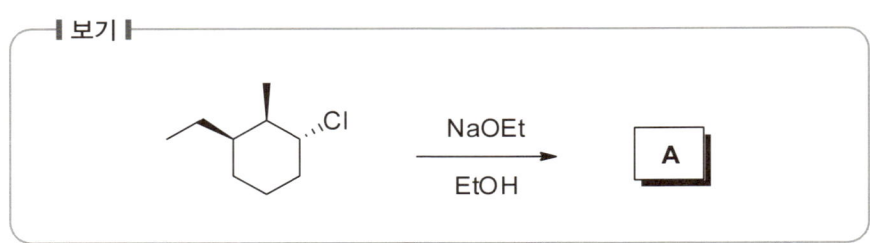

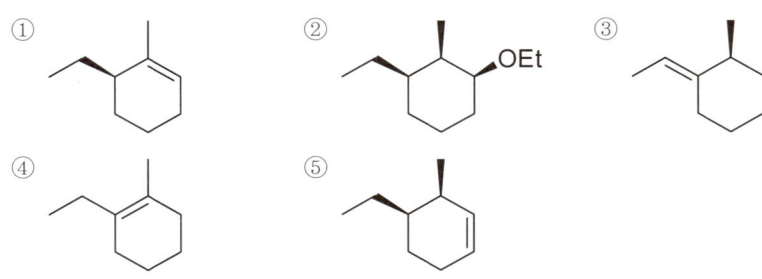

1st 2nd 3rd

50 $CH_3CH_2CH_2CH_2Br$이 각 친핵체와 반응했을 때 치환 반응 생성물의 구조를 그려라.

a. ^{-}OH

b. ^{-}SH

c. ^{-}CN

d. $^{-}OCH(CH_3)_2$

e. ^{-}CCH

f. NH_3

g. NaI

h. NaN_3

ACE 500제

유기화학
기본편

CHAPTER 9
자유라디칼

자유라디칼

01 2,2,4-Trimethylpentane[$(CH_3)_2CHCH_2C(CH_3)_3$]의 수소원자 1개를 염소원자로 치환한 화합물에는 이성질체가 몇 개 존재하는가? (단, 입체 이성질체도 포함한다.)

① 3개　　② 4개　　③ 5개
④ 6개　　⑤ 8개

02 알케인(alkane)의 라디칼 할로젠화 반응(radical halogenation)에 대한 설명으로 옳지 <u>않은</u> 것은?

① 라디칼 반응은 개시(initiation), 전파(propagation), 종결(termination)을 거쳐 진행된다.
② 라디칼 반응은 빛이나 가열 조건 하에서 진행된다.
③ 라디칼 반응의 중간체인 탄소라디칼의 혼성은 sp^2 이다.
④ 할로젠화반응은 치환반응에 해당하며, S_N2 메커니즘과 대단히 유사하다.
⑤ 탄소라디칼의 안정성은 C-H 결합 세기를 결정한다.

03 다음 〈보기〉의 탄소 라디칼 중간체의 안정성이 감소하는 순서대로 배열한 것은?

┤보기├
ㄱ. $(CH_3)_3C\cdot$　　ㄴ. $CH_2=C(CH_3)\dot{C}H_2$ (?)　　ㄷ. $(CH_3)_2CHCH_2\cdot$　　ㄹ. $\cdot CH_3$

① ㄱ > ㄴ > ㄷ > ㄹ　　② ㄱ > ㄷ > ㄴ > ㄹ　　③ ㄴ > ㄱ > ㄷ > ㄹ
④ ㄴ > ㄷ > ㄱ > ㄹ　　⑤ ㄷ > ㄱ > ㄴ > ㄹ

04 자유 라디칼 브롬민화 반응에서 가장 손쉽게 제거될 수 있는 수소는 아래 〈보기〉의 구조에서 어느 것인가?

| 보기 |

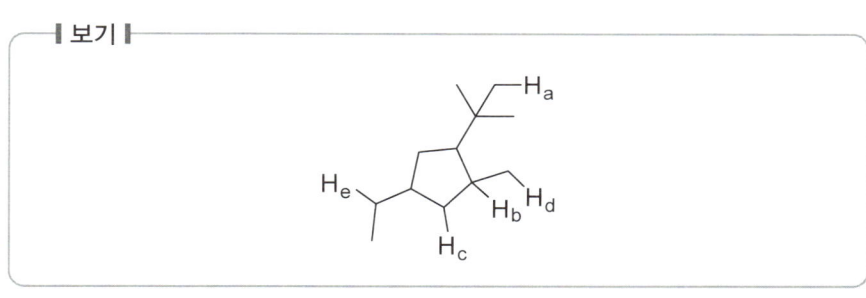

① Ha   ② Hb   ③ Hc
④ Hd   ⑤ He

05 아래 〈보기〉 화합물의 자유 라디칼 할로젠화 반응에서 C–H 결합력이 증가하는 순서대로 바르게 나열한 것은?

| 보기 |

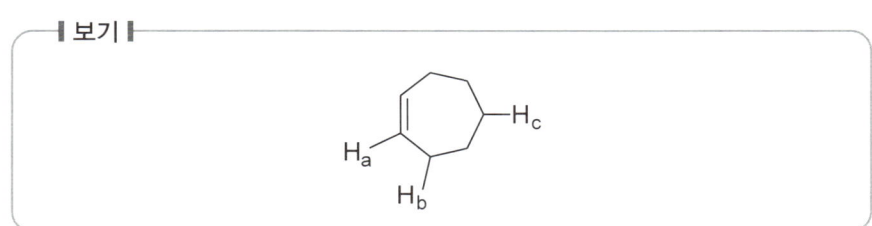

① Ha < Hb < Hc
② Hb < Hc < Ha
③ Hc < Ha < Hb
④ Hb < Ha < Hc
⑤ Ha < Hc < Hb

자유라디칼

[06~07] 다음에 주어진 〈보기〉의 반응을 보고 물음에 답하시오.

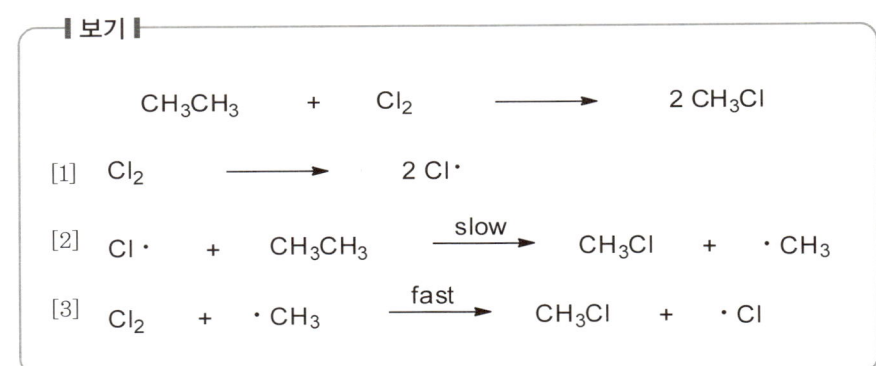

06 위 반응은 에테인과 염소의 가능한 반응 메커니즘을 나타낸 것이다. 이중 개시단계는 무엇인가?

① (1)단계   ② (2)단계   ③ (3)단계
④ (1)과 (2)단계   ⑤ (2)와 (3)단계

07 위 반응은 에테인과 염소의 가능한 반응 메커니즘을 나타낸 것이다. 이중 전파단계는 무엇인가?

① (1)단계   ② (2)단계   ③ (3)단계
④ (1)과 (2)단계   ⑤ (2)와 (3)단계

08 다음 〈보기〉에 주어진 탄소와 브롬간의 결합해리에너지를 고려했을 때 가장 안정한 탄소라디칼은 무엇인가?

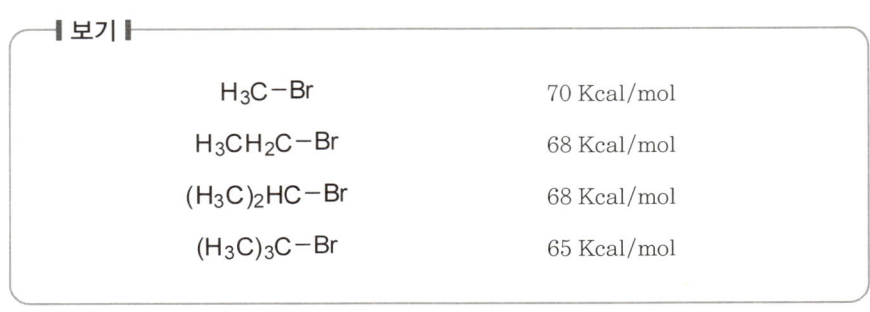

① 메틸 라디칼   ② 일차탄소 라디칼   ③ 이차탄소 라디칼
④ 삼차탄소 라디칼   ⑤ 사차탄소 라디칼

09 분자식이 C_5H_{12}인 화합물 중 한 번의 라디칼치환반응으로 하나의 생성물만 얻을 수 있는 이성질체는 무엇인가?

10 다음 중 가장 안정한 탄소 라디칼은 무엇인가?

① $H_2C=\overset{\cdot}{C}H$ ② $CH_3\overset{\cdot}{C}H_2$ ③ $H_2C=CHCH_2\overset{\cdot}{C}H_2$

④ $H_3C\overset{\cdot}{C}H-C_6H_5$ ⑤ $CH_3\overset{\cdot}{C}HCH_3$

11 다음 〈보기〉에 주어진 A ~ E에 단일 치환 염소화반응이 진행되었을 때 생성되는 구조이성질체의 개수가 동일한 화합물을 모두 고르시오. (단, 거울상이성질체는 고려하지 않는다.)

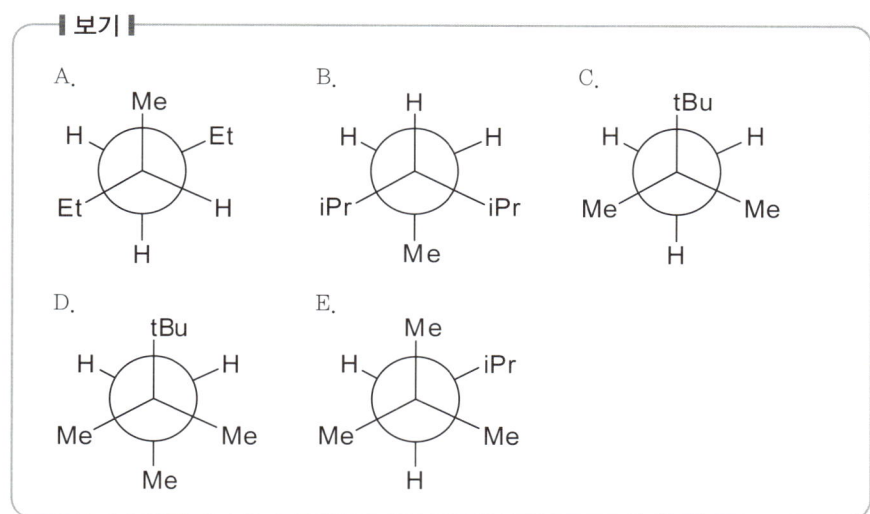

① A ② B ③ C
④ D ⑤ E

자유라디칼

12 다음 〈보기〉의 밑줄 친 수소의 C-H 결합 해리에너지가 가장 작은 것은 어느 것인가?

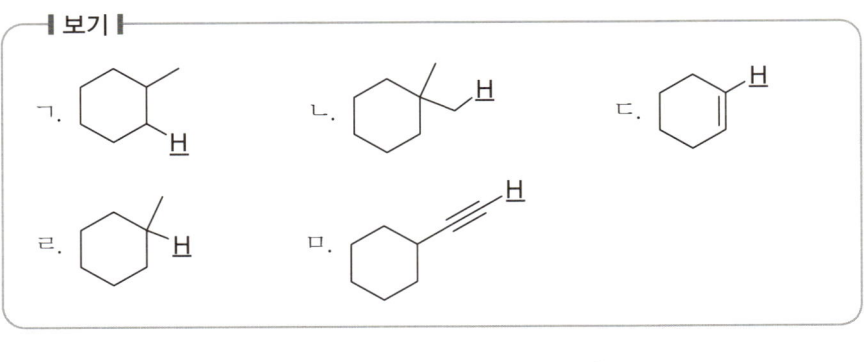

① ㄱ   ② ㄴ   ③ ㄷ
④ ㄹ   ⑤ ㅁ

13 다음 중 라디칼 중간체를 거치는 반응으로 올바른 것은?

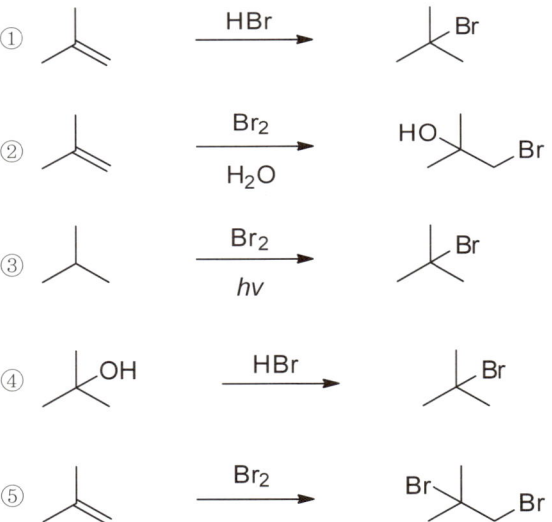

14 다음 〈보기〉의 화합물에 대한 물음에 답하시오.

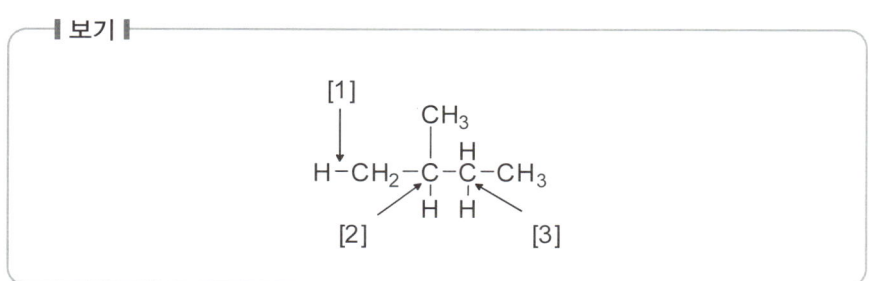

a. 결합 세기가 증가하는 순으로 C-H 결합을 나열하라.

b. 각 C-H 결합의 균일분해 결과물인 라디칼을 그리고 안정성이 증가하는 순으로 나열하라.

c. 라디칼 할로젠화 반응에서 H 제거의 용이도가 증가하는 순으로 C-H 결합을 나열하라.

15 p-자일렌(p-xylene)에 라디칼 브로민화 반응을 시키면 A가 형성되며, B는 형성되지 않는다. 그 이유를 설명하라.

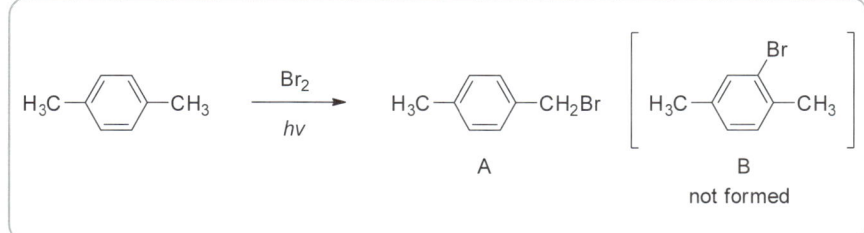

ACE 500제
유기화학
기본편

CHAPTER 10
알코올과 에터

알코올과 에터

01 다음 화합물의 IUPAC 이름으로 올바른 것은?

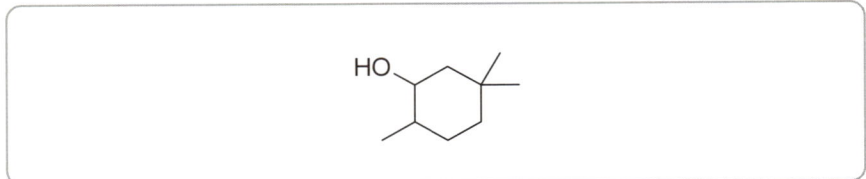

① 3,3,6-trimethylcyclohexanol
② 1,4,4-trimethyl-2-cyclohexanol
③ 2,5,5-trimethylcyclohexanol
④ 1,1,4-trimethyl-2-cyclohexanol
⑤ 1-hydroxy-2,5,5-trimethylcyclohexane

02 다음 화합물의 IUPAC 이름으로 올바른 것은?

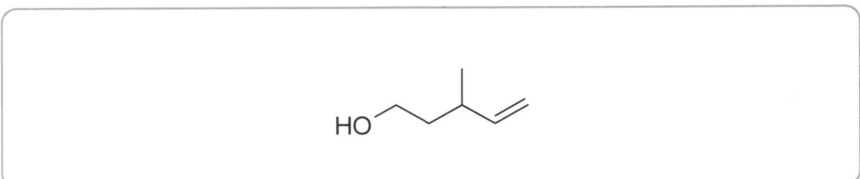

① 5-hydroxy-3-methyl-1-pentene
② 3-methyl-1-penten-5-ol
③ 3-methyl-5-penten-1-ol
④ 3-vinylbutanol
⑤ 3-methyl-4-penten-1-ol

03 다음 화합물의 IUPAC 이름으로 올바른 것은?

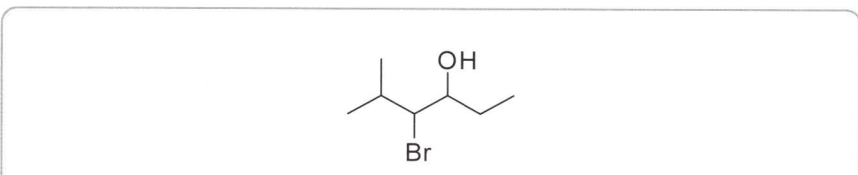

① 3-bromo-2-methyl-4-hexanol
② 2-methyl-3-bromo-4-hexanol
③ 4-bromo-5-methyl-3-hexanol
④ 2-bromo-1-ethyl-3-methylbutanol
⑤ 5-methyl-4-bromo-3-hexanol

04 다음 화합물의 IUPAC 이름으로 올바른 것은?

① 2-cyclopropyl-3-butanol
② 3-cyclopropyl-2-butanol
③ 1-cyclopropyl-1-methyl-2-propanol
④ 1-methyl-1-cyclopropyl-2-propanol
⑤ 2-hydroxy-3-cyclopropylbutane

알코올과 에터

05 다음 화합물의 IUPAC 이름으로 옳은 것은?

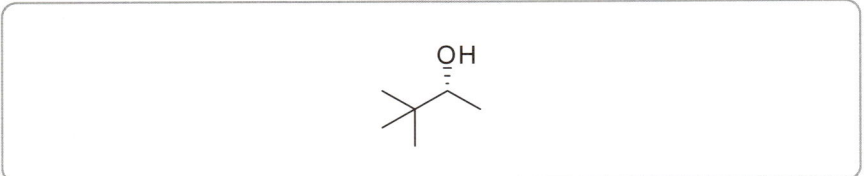

① (2R)-3,3-dimethyl-2-butanol
② (2S)-3,3-dimethyl-2-butanol
③ (3R)-2,2-dimethyl-3-butanol
④ (3S)-2,2-dimethyl-3-butanol
⑤ 3-hydroxy-2,2-dimethylbutane

06 다음 화합물의 IUPAC 이름으로 옳은 것은?

$CH_3CH(OH)CH_2CH_2CH_2C(CH_3)_3$

① 6,6-dimethylheptan-2-ol
② 6,6-dimethylhexan-2-ol
③ 2,2-dimethylhexan-5-ol
④ 2,2-dimethylheptan-6-ol
⑤ 1-t-butyl-2-hydroxypentane

07 다음 화합물의 IUPAC 이름으로 옳은 것은?

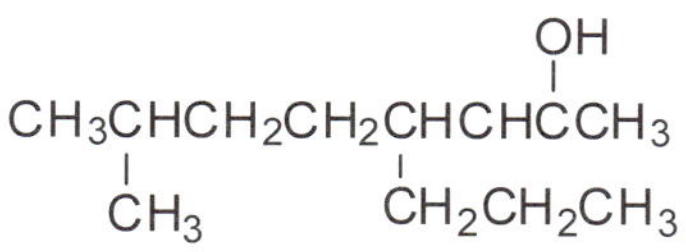

$$CH_3CHCH_2CH_2CHCHCH_3$$
 에서 CH_3 / CH_2CH_2CH_3 / OH 치환

① 7-methyl-4-propyloctan-2-ol
② 4-propyl-7-methyloctan-2-ol
③ 7-methyl-4-propyloct-2-en-2-ol
④ 7-methyl-4-propyloct-3-en-2-ol
⑤ 2-isopropyl-4-propyloct-2-en-2-ol

08 다음 주어진 화합물에 대한 IUPAC 명칭을 쓰시오.

구조	IUPAC 명칭
a)	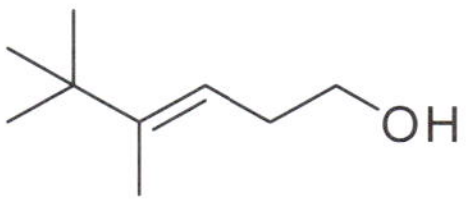
b)	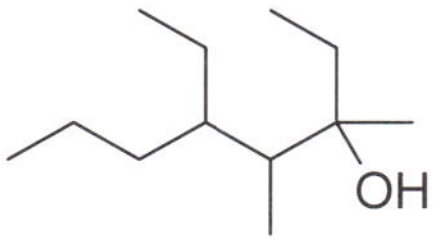
c)	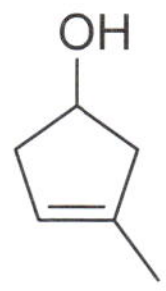
d)	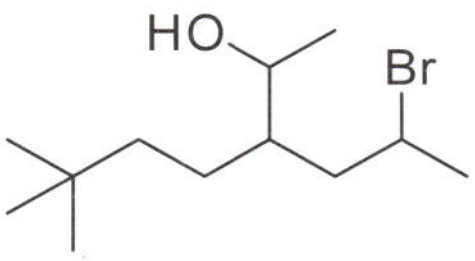

알코올과 에터

09 다음 주어진 화합물에 대한 IUPAC 명칭을 쓰시오.

구조   IUPAC 명칭

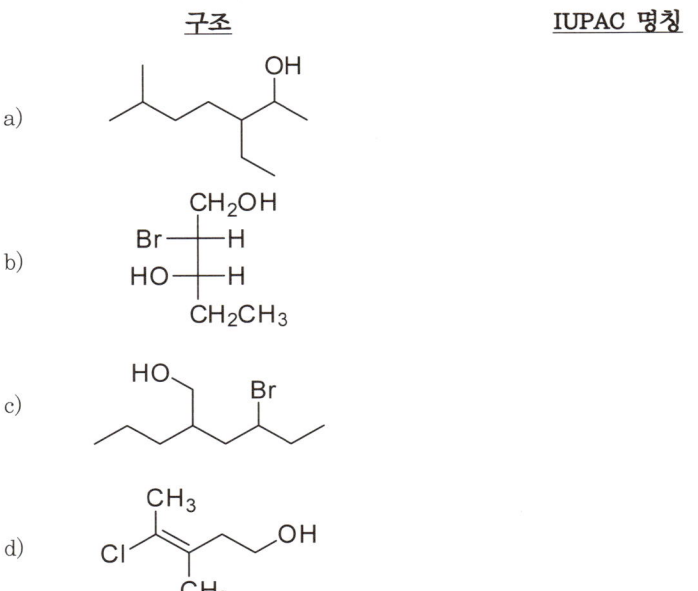

10 다음 〈보기〉의 반응 중 환원 반응인 것을 모두 올바르게 고른 것은?

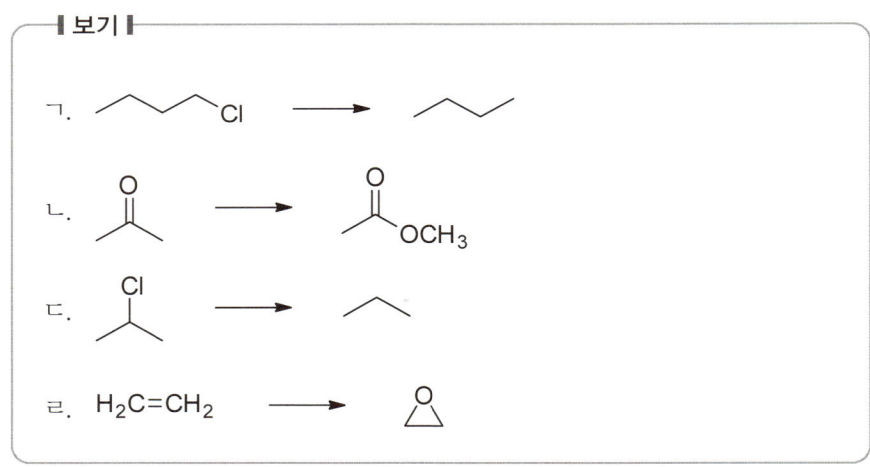

① ㄱ, ㄴ   ② ㄴ, ㄷ   ③ ㄴ, ㄹ
④ ㄱ, ㄷ   ⑤ ㄷ, ㄹ

11 다음 〈보기〉의 반응 중 산화 반응인 것을 모두 올바르게 고른 것은?

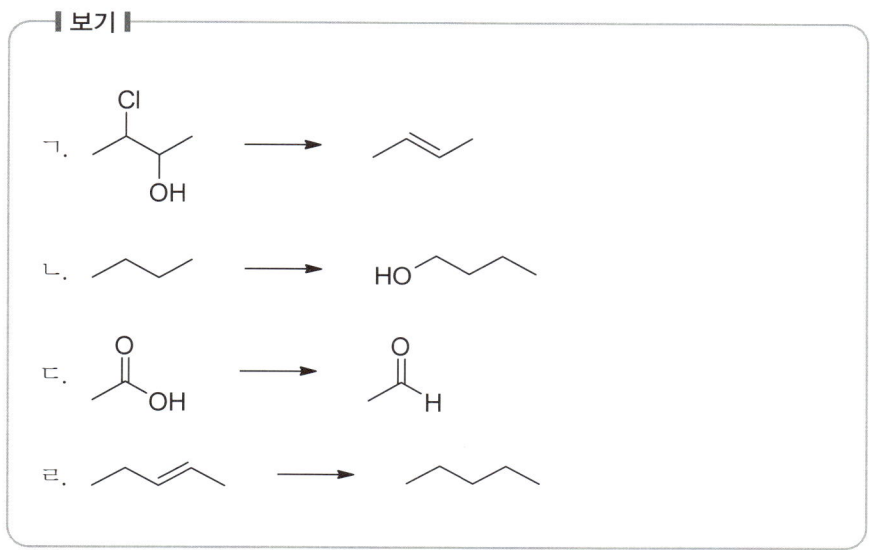

① ㄱ, ㄴ
② ㄴ
③ ㄷ
④ ㄴ, ㄷ
⑤ ㄴ, ㄹ

12 다음 중 산화와 환원에 대한 설명으로 옳지 않은 것은?

① 탄소의 전자밀도가 감소하는 것은 산화과정이다.
② bromoalkane을 만들기 위한 alkene의 HBr 첨가반응은 산화반응이다.
③ alkane의 라디칼 브롬화반응은 산화반응이다.
④ C-H 결합수 감소는 산화이다.
⑤ C-X 결합수의 증가는 탄소의 산화이다.

알코올과 에터

13 다음 중 환원(reduction)반응인 것만을 〈보기〉에서 있는 대로 고른 것은?

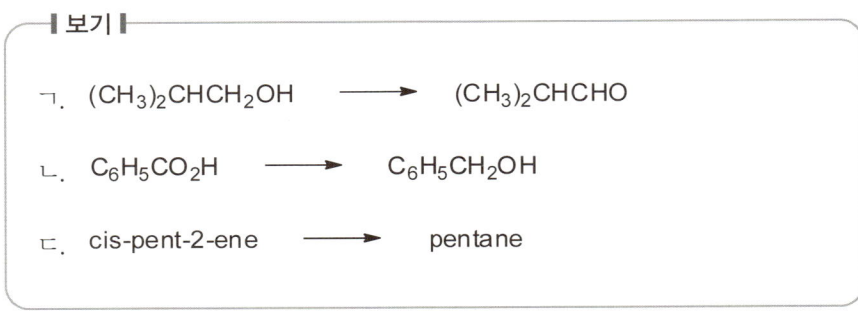

① ㄱ   ② ㄴ   ③ ㄷ
④ ㄱ, ㄴ   ⑤ ㄱ, ㄷ   ⑥ ㄴ, ㄷ
⑦ ㄱ, ㄴ, ㄷ

14 다음에 주어진 구조의 표시된 곳 중에서 카복실산(carboxylic acid)과 동일한 산화상태(oxidation state)를 갖는 것은 모두 몇 개인가?

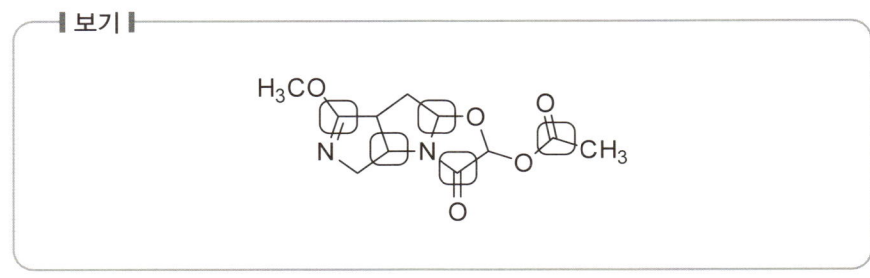

① 1개   ② 2개   ③ 3개
④ 4개   ⑤ 5개

15 다음 화합물 중 H_2SO_4 수용액에서 $Na_2Cr_2O_7$에 의하여 Ketone으로 산화되는 화합물로 올바른 것은?

① CH₃CHCH₂OH (with CH₃) ② CH₃CCH₂CH₃ (with CH₃, OH) ③ CH₃CH₂CHCH₃ (with OH)

④ 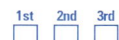 ⑤ H₃CH₂C-OH

16 다음 화합물 중 Dichloromethane(CH_2Cl_2)에서 PDC에 의하여 Aldehyde로 산화되는 화합물로 올바른 것은?

① CH₃CHCH₂OH (with CH₃) ② CH₃CCH₂CH₃ (with CH₃, OH) ③ CH₃CH₂CHCH₃ (with OH)

④ 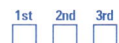 ⑤ CH₃COOH

17 다음 화합물 중 Sodium borohydride($NaBH_4$)에 의하여 2차 알코올로 환원되는 화합물로 올바른 것은?

① 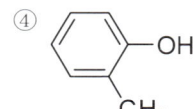 ② CH₃CH₂-O-CH₂CH₃ ③ CH₃CH₂COOH

④ 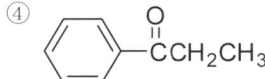 ⑤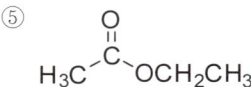

알코올과 에터

18 다음 〈보기〉의 반응에 따른 주생성물 A의 구조로 옳은 것은?

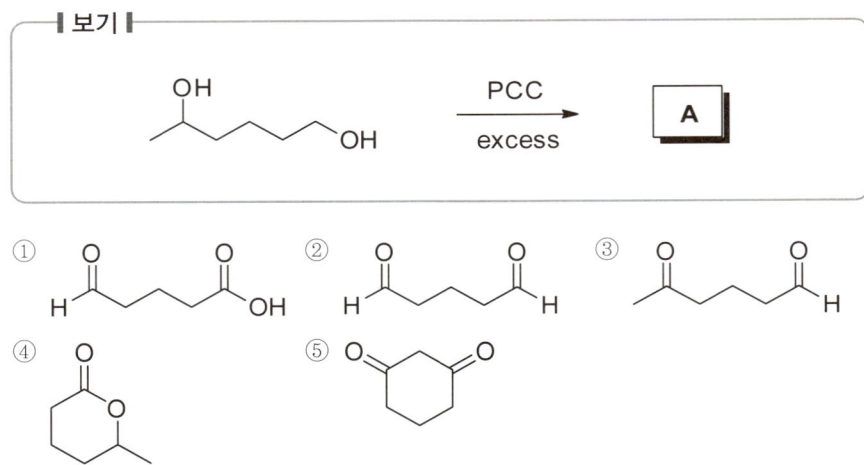

19 아래 〈보기〉의 반응을 완결하기 위해 (가)에 필요한 시약으로 옳은 것은?

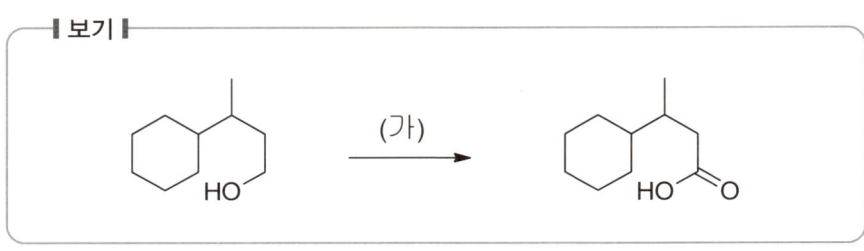

① NaBH$_4$
② PCC
③ O$_3$, Zn / H$_2$O
④ MCPBA
⑤ Na$_2$Cr$_2$O$_7$

20 다음 반응의 주생성물 A로 적절한 것은?

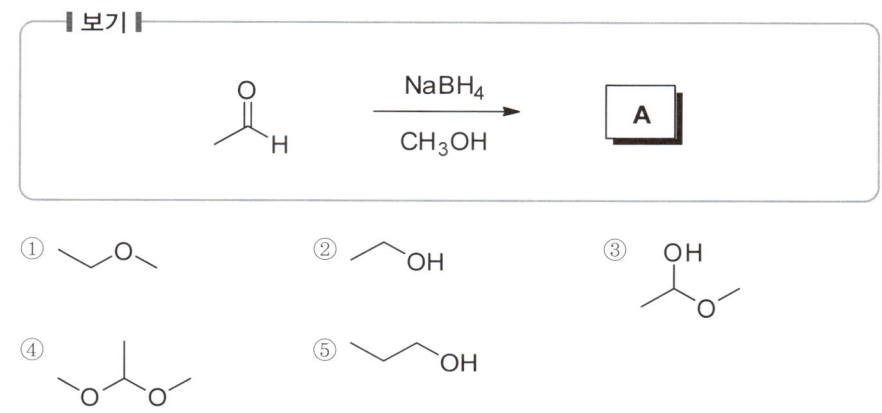

21 다음 반응의 주생성물 A로 적절한 것은?

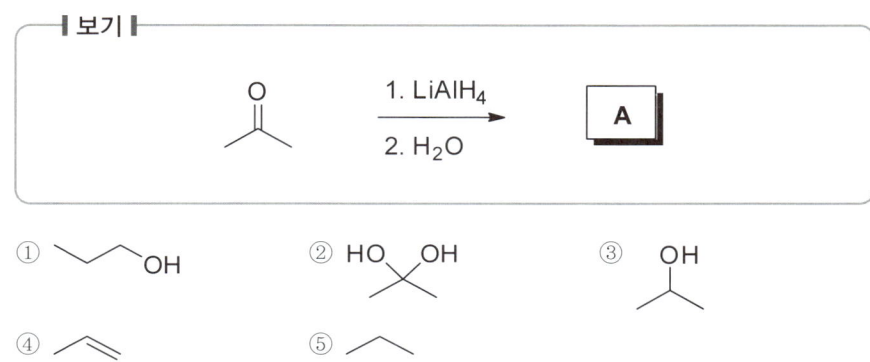

알코올과 에터

22 다음 반응의 주생성물 A로 적절한 것은?

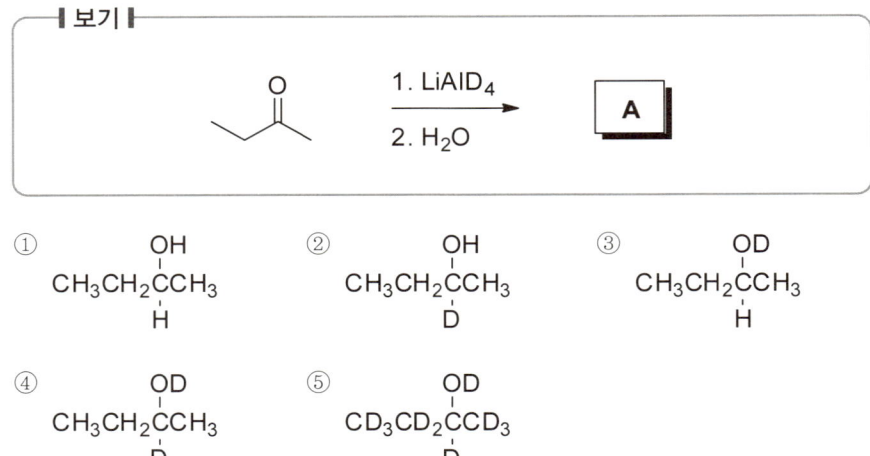

① CH₃CH₂C(OH)(H)CH₃
② CH₃CH₂C(OH)(D)CH₃
③ CH₃CH₂C(OD)(H)CH₃
④ CH₃CH₂C(OD)(D)CH₃
⑤ CD₃CD₂C(OD)(D)CD₃

23 다음 중 에터(Ether)인 것을 모두 올바르게 고른 것은?

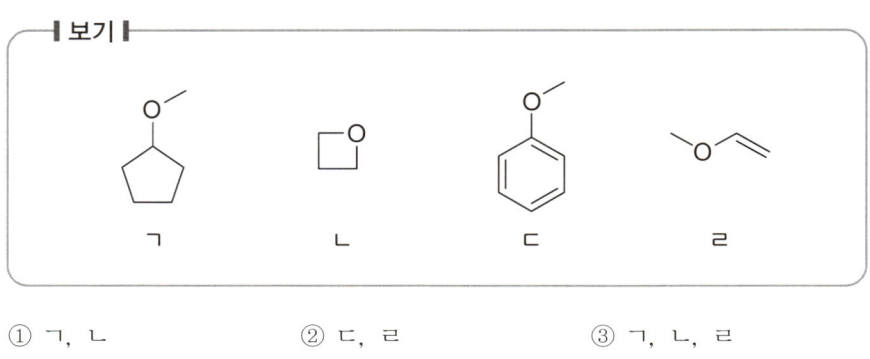

① ㄱ, ㄴ
② ㄷ, ㄹ
③ ㄱ, ㄴ, ㄹ
④ ㄴ, ㄷ, ㄹ
⑤ ㄱ, ㄴ, ㄷ, ㄹ

24 다음 중 에폭사이드(Epoxide)인 것을 모두 올바르게 고른 것은?

보기

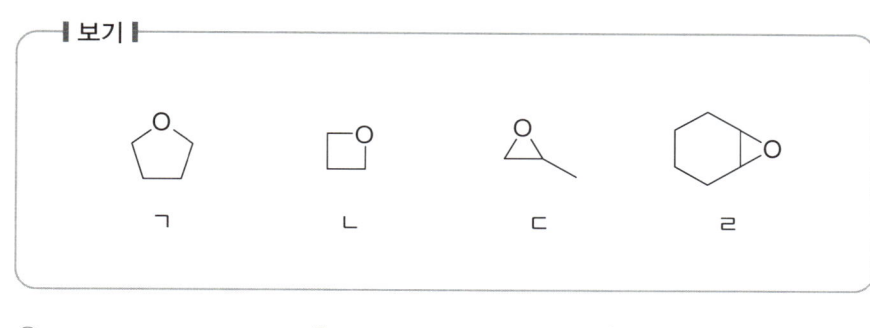

① ㄱ, ㄴ
② ㄷ, ㄹ
③ ㄱ, ㄴ, ㄹ
④ ㄴ, ㄷ, ㄹ
⑤ ㄱ, ㄴ, ㄷ, ㄹ

25 다음 중 에폭사이드(epoxide)가 에터(ether) 보다 반응성이 더 좋은 이유에 대한 설명으로 올바른 것은?

① 에폭사이드에서 C-O-C의 결합각은 109°로 각무리를 갖는다.
② 에폭사이드의 산소는 sp^2혼성을 갖는다.
③ 에폭사이드에서 C-O-C의 결합각은 60°로 각무리를 갖는다.
④ 에폭사이드의 탄소는 sp^2혼성을 갖는다.
⑤ 에폭사이드의 극성이 더 크다.

알코올과 에터

26 다음 〈보기〉의 반응을 완결시키기 위해 (가)에 들어갈 시약의 조합으로 옳은 것은?

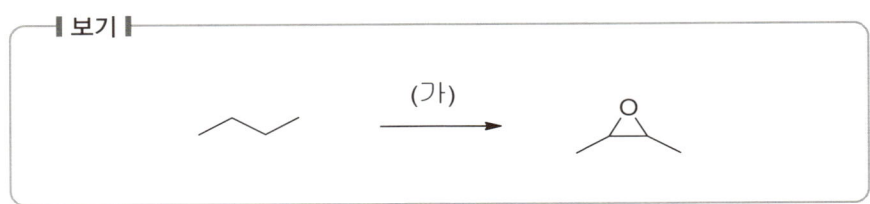

① 1. Br₂, hv   2. KOH   3. CH₃CO₂H
② 1. Br₂, heat 2. H₂SO₄   3. peracetic acid
③ 1. NBS, hv   2. KOH   3. mCPBA
④ 1. KOH   2. peracetic acid
⑤ 1. NBS, hv   2. peracetic acid

27 다음 〈보기〉에 주어진 반응의 생성물 A의 구조로 옳은 것을 모두 고르시오.

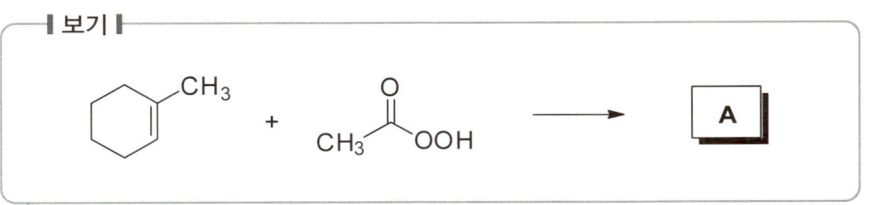

① 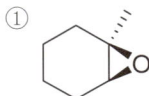   ②   ③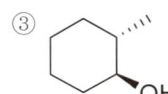

④ 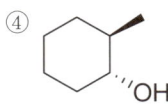   ⑤

28 다음 〈보기〉에 주어진 반응의 주생성물 A로 옳은 것은?

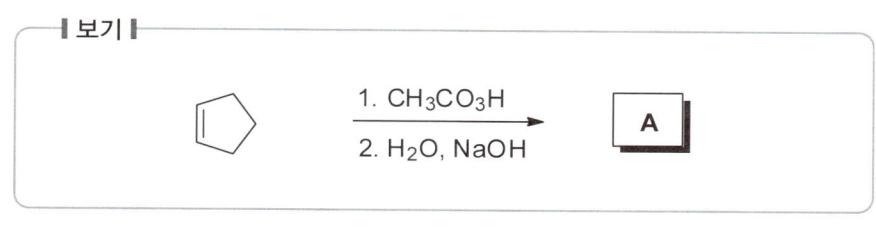

① O=CH-CH2-CH2-CH2-CH=O
② HO, HO (cis diol cyclopentane)
③ HO, HO (cyclopentene diol)
④ HO-CH2-CH2-CH2-CH2-OH
⑤ cyclopentanone

29 trans-hex-3-ene을 PhCO₃H로 처리했을 때 얻어지는 주생성물은 무엇인가?

① 메조화합물인 에폭사이드
② 거울상이성질체관계인 에폭사이드의 1 : 1 혼합물
③ 메조화합물인 다이올
④ 거울상이성질체관계인 다이올의 1 : 1 혼합물
⑤ hexan-3-ol

30 다음 중 (R)-2-ethoxybutane을 가장 높은 수득률로 얻을 수 있는 방법은?

① sodium (S)-2-butoxide + iodoethane
② sodium (R)-2-butoxide + iodoethane
③ sodium ethoxide + (S)-2-iodobutane
④ sodium ethoxide + (R)-2-iodobutane
⑤ sodium ethoxide + (S)-2-fluorobutane

알코올과 에터

31 다음 반응 중 Ether가 가장 높은 수득률로 얻어지는 반응은 무엇인가?

① PhBr + NaOMe ② PhOH + NaOMe ③ PhBr + MeBr
④ NaOPh + MeBr ⑤ PhBr + MeOH

32 다음 중 Williamson ether 합성법으로 가장 합성이 어려운 화합물은?

① 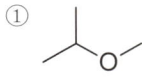   ② 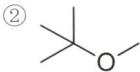   ③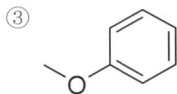

④ 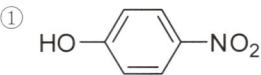   ⑤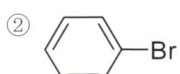

33 다음 중 $NaOCH_3$와 반응하여 가장 높은 수득률의 Ether를 형성하는 화합물로 올바른 것은?

① 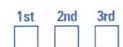   ② 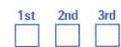   ③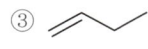

④ (benzyl chloride)   ⑤ (tert-butyl bromide)

ACE 500제

PHARMACY
EDUCATION
ELIGIBILITY
TEST

유기화학
기본편

정답 및 해설

윤관식 지음

mega MD

ACE 500제
유기화학 기본편

발 행	초판 1쇄 2019년 10월 25일
펴 낸 곳	메가엠디(주)
저 자	윤관식
편집기획	한영미 김나래 김경희 홍현정 윤솔지 정용재
판매영업	최성준 김영호 이송이 이다정 최득수 강민구

출판등록	2007년 12월 12일 322-2007-000308호
주 소	서울시 서초구 효령로 321, 덕원빌딩 8층
문 의	070-4014-5145 / 인·현강 1661-8587 / 팩스 02-537-5144
홈페이지	www.megamd.co.kr

ISBN 978-89-6634-478-9 (13510)
정가 20,000원

Copyright ⓒ 2019 메가엠디㈜

* 메가엠디(주)는 메가스터디(주)가 설립한 전문대학원입시교육 자회사입니다.
* 이 책은 저작권법에 따라 보호받는 저작물이므로 무단전재와 무단복제 및 배포를 금지하며 책 내용의 전부 또는 일부를 이용하려면 반드시 저작권자와 출판권자의 서면동의를 받아야 합니다.

PHARMACY
EDUCATION
ELIGIBILITY
TEST

ACE 500 제

유기화학
기본편

정답 및 해설

megaMD

CONTENTS

ACE 500제 유기화학 기본편　윤관식

ACE 500제
유기화학
기본편
정답 및 해설

	빠른 답	4
CHAPTER 1	화학결합	8
CHAPTER 2	알케인과 사이클로알케인	16
CHAPTER 3	알코올과 알킬할라이드	30
CHAPTER 4	알켄과 알카인 I	39
CHAPTER 5	알켄과 알카인 II	47
CHAPTER 6	방향족화합물	57
CHAPTER 7	입체화학	67
CHAPTER 8	알킬할라이드	83
CHAPTER 9	자유라디칼	90
CHAPTER 10	알코올과 에터	93

빠른 답

CHAPTER 1

화학결합

01. ④
02. ③
03. 해설참조
04. 해설참조
05. ②
06. ②
07. ②
08. ②
09. 해설참조
10. ④
11. ③
12. ①
13. ②
14. ②
15. ④
16. ③
17. ④
18. ④
19. ③
20. ③
21. ④
22. ①
23. ③
24. ②
25. ③
26. ②
27. ③
28. ①
29. 해설참조
30. 해설참조
31. 해설참조
32. 해설참조
33. 해설참조
34. 해설참조
35. ⑦
36. ④
37. ③
38. ②
39. ④
40. ②
41. ④
42. ⑤
43. ②
44. ㄱ, ㄴ, ㄹ
45. 해설참조

CHAPTER 2

알케인과 사이클로알케인

01. ④
02. ①
03. ②
04. ③
05. 해설참조
06. ③
07. ③
08. ⑤
09. ③
10. ②
11. ③
12. ②
13. ③
14. ②
15. ③
16. ⑤
17. ①
18. ⑤
19. ④
20. ⑤
21. ③
22. ③
23. ④
24. ④
25. ③
26. ①
27. ④
28. ②
29. ②
30. ②
31. ④
32. ②
33. ④
34. ①, ④, ⑤
35. ③
36. ②
37. ②
38. ⑤
39. ①
40. ③
41. ④
42. ④
43. ②
44. ③
45. ⑤
46. ③
47. ①
48. ④
49. ②
50. ⑤
51. ②
52. ④
53. ⑤
54. ②
55. ⑤
56. ③
57. ⑤
58. ②
59. ③
60. 해설참조
61. 해설참조
62. 해설참조
63. 해설참조
64. 해설참조
65. 해설참조

CHAPTER 3

알코올과 알킬할라이드

01. ⑤
02. ②
03. ⑤
04. ②
05. ②
06. ①
07. ①, ③
08. ⑤
09. ②
10. 해설참조
11. ①
12. ③
13. ①
14. ①
15. ①
16. 해설참조
17. C, E
18. step 3(E에서 G)
19. step 2(C에서 E)
20. B, D, F
21. ②
22. ①
23. ④

24. ③
25. ②
26. ①
27. ②
28. ⑤
29. ④
30. ①
31. ③
32. ①
33. 해설참조
34. ⑤
35. ③
36. ③
37. ②
38. ①
39. ⑤
40. ②
41. ①
42. ⑤
43. ②
44. ⑤
45. ②
46. ⑤
47. ③
48. ③
49. ②
50. ④
51. 해설참조
52. ②
53. ④
54. B
55. ③, ⑤
56. ①
57. ①, ②

CHAPTER 4

알켄과 알카인 I

01. ③
02. ①
03. ①
04. ②
05. ⑤
06. ④
07. ⑤
08. ③
09. ⑤
10. ②
11. ⑤
12. ③
13. ①
14. ③
15. 해설참조
16. 해설참조
17. ①
18. ①
19. ③
20. ②
21. ②
22. ⑤
23. ①
24. ④
25. ②
26. ④
27. ①
28. ⑤
29. ③
30. ③
31. ⑤
32. ①
33. ②

34. ①
35. ③
36. ③
37. ②
38. ④
39. ②
40. ④
41. 해설참조
42. 해설참조

CHAPTER 5

알켄과 알카인 II

01. ①
02. ①, ②
03. ④, ⑤
04. ⑤
05. ③
06. ⑤
07. ①
08. ①, ②
09. ②
10. ③, ④
11. ④
12. ②
13. ①
14. ①, ②, ③
15. ①
16. ②
17. ⑤
18. ②
19. ②
20. ①, ②, ④, ⑤
21. ⑤
22. ②

23. ③
24. ②
25. ④
26. ⑦
27. ④
28. ②
29. ①
30. ②
31. ③
32. ②
33. ①
34. ④
35. ②
36. ④
37. ③
38. ②
39. ④
40. ①
41. ③
42. 1,4-Pentadiene
43. C : 1-Pentene, D : Pentane
44. 해설참조
45. ①, ②, ③
46. ④
47. ④
48. B
49. ②
50. ①
51. ③
52. ①
53. ④
54. ④
55. ④
56. ④
57. 해설참조

빠른 답

CHAPTER 6

방향족화합물

01. ⑦
02. ③
03. ④
04. ①
05. ③
06. ②
07. ③
08. ①
09. ④
10. ①
11. ②
12. ①
13. ④
14. ⑤
15. ③
16. ③
17. ⑤
18. ②
19. ③
20. ③
21. ①
22. ①
23. ④
24. ③
25. ③
26. ②
27. ④
28. ②
29. ①
30. ④
31. ①, ③
32. ①, ③
33. 답
34. ③
35. ⑤
36. ④
37. ①
38. ④
39. ②
40. ③
41. ④
42. ②
43. ②
44. ⑤
45. ②
46. ④
47. ⑤
48. ⑤
49. ⑤
50. ③
51. ④
52. ①
53. ②
54. 해설참조
55. 해설참조
56. ③
57. ⑤
58. ①
59. ④
60. ③
61. ④
62. ②, ④
63. ④
64. ③
65. ⑤
66. ⑤
67. ③
68. ④

CHAPTER 7

입체화학

01. ④, ⑤
02. ②
03. ③
04. 해설참조
05. ①
06. ③
07. ①
08. ②
09. ③
10. ②, ⑤
11. ①, ⑤
12. ①
13. ④
14. ②
15. ④
16. ③
17. ④
18. ④
19. ④
20. ③
21. ③
22. ②
23. ④
24. ⑤
25. ③
26. ⑤
27. ④
28. ②
29. ①
30. ⑤
31. ①, ③
32. ③
33. ④
34. ③
35. ④
36. ①
37. ③
38. ②
39. ②
40. ③
41. ⑤
42. ③
43. ③, ⑤
44. ②
45. ③
46. ①
47. ③
48. ④
49. ②
50. ①
51. ③
52. ②
53. ②
54. ②
55. ④
56. ③
57. ②
58. ②
59. ④
60. ④
61. ①
62. ④
63. ②
64. ③
65. ①
66. ②
67. ③
68. ③
69. ③
70. ⑤
71. ③
72. ③

73. ⑤
74. ④
75. ②
76. ④
77. ②
78. ①
79. ③
80. ④
81. ②
82. ⑤
83. ⑤
84. ③
85. ②, ③
86. ④
87. ①
88. ②
89. ④
90. ③
91. ②
92. ④
93. ③

CHAPTER 8

알킬할라이드

01. ④
02. ⑤
03. ②
04. ②
05. ④
06. ④
07. ④
08. ①
09. ⑤
10. ②
11. ①, ②
12. ①
13. ①
14. ①, ②
15. ①
16. ②
17. ③
18. ①
19. ②
20. ②
21. ②
22. ①
23. ①
24. ①
25. ③
26. ①
27. ②
28. ③
29. ⑤
30. ②
31. ⑤
32. ④
33. ⑤
34. ③
35. ⑤
36. ③
37. ③
38. ⑤
39. ②
40. ②
41. ⑤
42. ③
43. ⑤
44. ①
45. ③
46. ①
47. ④
48. ③
49. ⑤
50. 해설참조

CHAPTER 9

자유라디칼

01. ④
02. ④
03. ③
04. ②
05. ②
06. ①
07. ⑤
08. ④
09. 해설참조
10. ④
11. ④, ⑤
12. ④
13. ③
14. 해설참조
15. 해설참조

CHAPTER 10

알코올과 에터

01. ③
02. ⑤
03. ③
04. ②
05. ①
06. ①
07. ③
08. 해설참조
09. 해설참조
10. ④
11. ②
12. ②
13. ⑤
14. ③
15. ③
16. ①
17. ④
18. ③
19. ⑤
20. ②
21. ③
22. ②
23. ⑤
24. ②
25. ③
26. ③
27. ①, ②
28. ②
29. ②
30. ②
31. ④
32. ④
33. ④

CHAPTER 1. 화학결합

01 ④

π결합은 p오비탈간의 측면 겹침에 의해 형성되며 σ결합은 오비탈간의 정면겹침에 의해 형성되기에 π결합이 σ결합에 비해 결합력이 약하다.

02 ③

암모니아(NH₃)의 구조는 위와 같으며, 분자의 구조가 대칭이 아니므로 극성분자이다. 또한 3개의 시그마 결합만을 가지며 결합각도는 108도이고, 삼각뿔(trigonal pyramid)의 기하구조를 갖는다.

03 결합의 극성은 전기음성도를 통해 판단할 수 있다.

a. δ^+ δ^- Br—Cl

b. δ^+ δ^- H₂N—OH

c. δ^+ δ^- H₃C—NH₂

d. δ^- δ^+ (cyclohexyl)—Li

04
- CH₃CH₂⁻ ↑ sp3
- (CH₃)₃O⁺ ↑ sp3
- (benzyl)CH₂Cl ↑ sp3
- H₂C=NOCH₃ ↑ sp2

05 ②

a. sp 혼성   b. sp² 혼성   c. sp² 혼성

06 ②

S-character : sp³ (25%) < sp² (33.3%) < sp (50%)
따라서 sp혼성 탄소를 갖는 acetylene이 가장 s-오비탈 성질이 큰 탄소를 갖는다.

CHAPTER 1. 화학결합

07 ②

ethylene: Csp^2-Csp^2 시그마
allene ($CH_2=C=CH_2$): sp^2 sp sp^2
ethane (H_3C-CH_3): Csp^3-Csp^3 시그마
acetylene ($H-\equiv-H$): $Csp-Csp$ 시그마
prop-1-yne ($H-C\equiv C-CH_3$): sp sp sp^3

08 ②
sp^2 혼성탄소 : 11개, sp^3 혼성탄소 : 8개가 존재한다.

09 A. sp^3 혼성 B. sp^2 혼성 C. sp^2 혼성

10 ④
형식전하 = 최외각전자 − (공유전자/2 + 비공유전자수)
왼쪽부터 순서대로 C ; 4 − (8/2) = 0, N ; 5 − (8/2) = +1, C ; 4 − (8/2) = 0, O ; 6 − (2/2 + 6) = −1이다.

11 ③
① N ; 5−(6/2 + 2) = 0
② C ; 4−(6/2 + 2) = −1
③ C ; 4−(6/2) = +1
④ C ; 4−(4/2 + 2) = 0
⑤ N ; 5−(6/2 + 2) = 0

12 ①
① 왼쪽부터 순서대로 +1, 0
② 왼쪽부터 순서대로 −1, 0
③ 왼쪽부터 순서대로 0, −1
④ 모든 탄소의 형식전하는 0
⑤ 모든 탄소의 형식전하는 0

13 ②
① 모든 탄소의 형식전하는 0
② 왼쪽부터 순서대로 0, −1
③ 탄소의 형식전하는 0
④ 탄소의 형식전하는 0
⑤ 모든 탄소의 형식전하는 0

CHAPTER 1. 화학결합

14 ②
① O ; $6-(4/2 + 4) = 0$
② O ; $6-(6/2 + 2) = +1$
③ O ; $6-(2/2 + 5) = 0$ 이러한 홀전자를 갖는 화학종을 라디칼(Radical)이라 한다.
④ 이중결합을 포함하는 산소 O ; $6-(4/2 + 4) = 0$, 단일결합만 포함하는 산소 O ; $6-(2/2 + 6) = -1$
⑤ O ; $6-(4/2 + 4) = 0$

15 ④
① H−C≡C: 왼쪽부터 0, −1
② 모든 탄소 0, 질소 +1
③ 모든 탄소 0, 산소 0
④ CH_2의 탄소 $4-(6/2) = +1$
⑤ 왼쪽부터 −1, 0

④의 CH_2에는 비공유전자쌍이 표현되어 있지 않으므로 형식전하는 +1이다.

16 ③
주어진 구조들은 모두 공명구조관계이며, 물질의 안정성을 판단하는 우선순위 규칙에 따라서 옥텟이 만족되지 않은 ③이 가장 불안정한 구조이다.

17 ④
ㄷ은 문제에서 제시한 [$HCONCH_3$]⁻와 기본적인 원자의 배열이 다르므로 전혀 다른 물질이다.

18 ④
2주기 원소인 N는 옥텟을 넘을 수는 없다.

19 ③
A : 1.5결합, B : 이중결합, C : sp^2C-sp^3C 단일결합, D : sp^3C-sp^3C 단일결합, E : 삼중결합 또한 s-character가 증가할수록 결합력이 강해지므로 결합력의 순서는 D < C < A < B < E 이다. 따라서 결합길이가 증가하는 순서는 E < B < A < C < D이다.

20 ③
비편재화는 전자가 하나의 원자 혹은 하나의 공유결합에만 존재하는 것이 아니라 한 개 이상의 원자에 퍼져있는 것을 말한다. 주어진 〈보기〉의 구조들 중에서는 ㄴ, ㄹ, ㅂ 만이 conjugation되어 있기에 파이전자가 공명에 의한 비편재화가 가능하다.

CHAPTER 1. 화학결합

21 ④
공명구조는 원자배열은 동일하며 전자의 이동만이 있고, 전하의 합은 동일해야 한다.

22 ①
ㄱ, ㄴ는 원자배열은 동일하며 전자의 이동만이 있고, 전하의 합이 동일하므로 공명구조관계이다. 그러나 ㄷ은 원자의 배열이 다르므로 공명구조관계가 아니다.

23 ③
ㄱ과 ㄹ은 분자 내에서 전자의 이동에 의한 비편재화가 일어나지 않는다.

24 ②
음이온이 이동한 구간에만 전자구름이 퍼져있어야 한다.

25 ③
3번 보기의 구조는 옥텟을 만족하며, 음이온이 모두 전기음성도가 큰 산소에 배치되어 있기 때문에 가장 안정한 공명구조이다.

26 ②
결합길이와 산성도는 무관하며, s-character가 클수록 결합세기가 증가하며, s-character가 클수록 음이온의 안정성이 증가하므로 산성도 역시 증가한다.

27 ③
문제에서 주어진 두 구조는 아래와 같이 기본골격은 동일하며 비공유전자와 파이전자의 이동만이 일어났으므로 서로 공명구조 관계라고 할 수 있다.

28 ①
공명에 의한 비편재 효과가 클수록 안정성이 증가합니다.

해설

CHAPTER 1. 화학결합

29

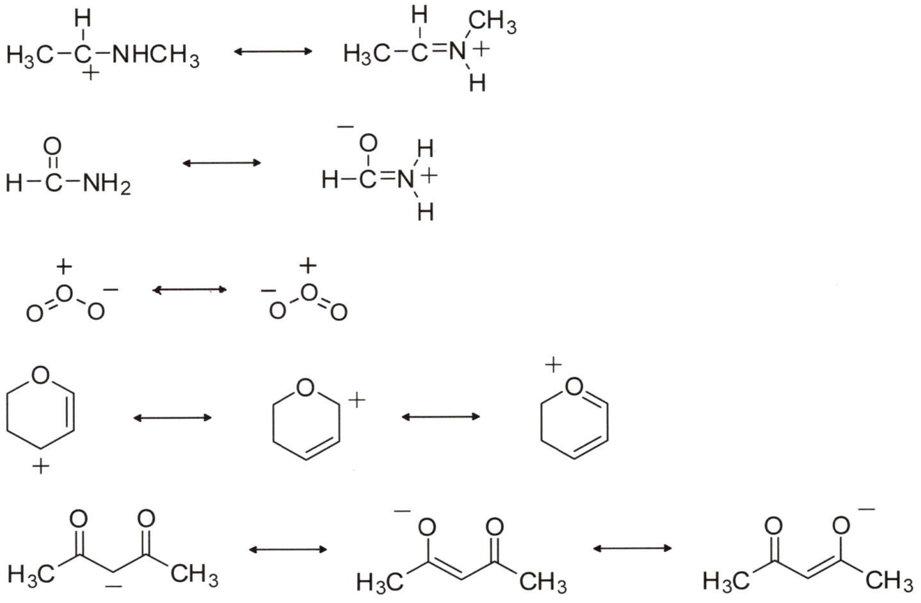

30

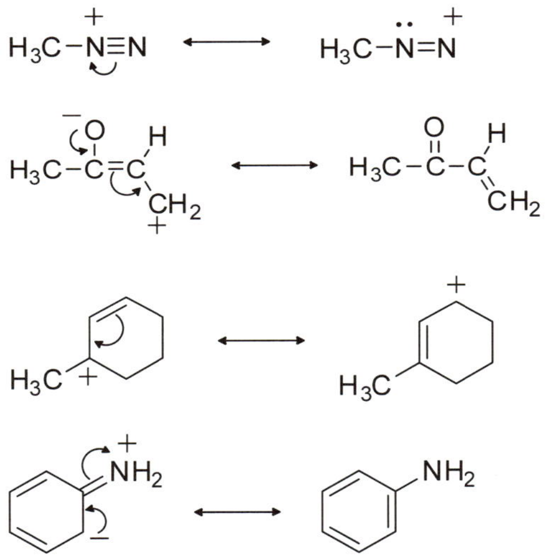

31 공명혼성체로의 기여도는 공명구조의 안정성에 기인한다. 옥텟만족, 전하분리, 전기음성도 등을 고려해 안정성을 판단할 수 있다.
a. C < B < A
b. B < C < A

CHAPTER 1. 화학결합

32

a. [구조: Nicotine, pyridine N은 sp², pyrrolidine N(-CH₃)은 sp³]

b. sp² 혼성을 가진 질소의 비공유전자쌍은 P오비탈에 비공유전자쌍이 존재하고, sp³ 혼성을 가진 질소의 경우 sp³ 혼성오비탈에 포함되어 있다.

c. [Nicotine 공명구조 두 가지]

33

[구조: HO, HO, NO₂ (c), C≡N (d), b 위치 이중결합, a 위치 N]

34

a. [2]의 결합은 공명을 통해 이중결합을 이루어 단일결합의 성격만을 띄는 것이 아니기에 1번의 결합이 더 길이가 길다.

b. 결합 [3]과 [4]의 경우엔 공명혼성체로의 기여도가 동일하기에 같은 결합길이를 갖게 되지만, [2]의 경우는 공명을 한 경우 전하분리가 발생하여 기존의 공명구조보다 안정성이 낮다. 그렇기에 결합차수를 1.5보다는 1.5보다 작다고 보는 것이 타당하다.

35

⑦

ㄱ. B와 D의 경우 형식전하를 계산해보면 $4 - (6/2 + 1)$, $4 - (4/2 + 2)$로 모두 0으로 계산된다.
ㄴ. C의 형식전하는 $4 - (6/2 + 0) = +1$ 이다.
ㄷ. A의 형식전하는 $4 - (6/2 + 2) = -1$ 이다.

36

④

$NaCH_3$의 경우 Na^+와 CH_3^-간의 이온결합을 형성하고 있기에, 탄소의 형식전하는 $4-(6/2+2) = -1$ 이다.

CHAPTER 1. 화학결합

37 ③
해당 산소의 형식전하는 $6 - (6/2 + 2) = +1$ 이다.

38 ②
탄소, 산소음이온 모두 컨쥬게이션이 가능한 경우 sp^2로 존재한다.

39 ④
해당 결합들의 결합차수는 다음과 같으며, s-성질이 클수록 결합력은 증가함을 고려하자.
A: $1(sp^3C-sp^2C)$ B: 2   C: $1(sp^2C-spC)$ D: 3

40 ②
공명구조는 원자의 위치는 동일하고 전자의 배열이 바뀐다. 또한, 수소를 포함한 나머지 원자의 위치는 모두 동일하다.

41 ④
공명혼성체에 대한 기여도는 공명구조의 안정성에 기인한다. 공명구조의 안정성은 옥텟의 만족, 전하분리, 전기음성도등으로 판단할 수 있다.

42 ⑤
전기음성도를 고려하기에 A보다는 B가 안정하다.
C는 옥텟을 만족하나 D는 옥텟을 만족하지 않으므로 C가 더 안정하다.
전하분리로 인해 E가 더 안정하다.

43 ②
공명구조의 안정성은 옥텟의 만족, 전하분리, 전기음성도등으로 판단할 수 있다.

44 ㄱ, ㄴ, ㄹ
컨쥬게이션이란 한 분자내의 오비탈이 서로서로 겹칠 수 있는 상태를 말한다.

CHAPTER 1. 화학결합

45

CHAPTER 2. 알케인과 사이클로알케인

01 ④
주어진 구조에는 1차 알코올, 2차 알코올, 에스터(ester), 알켄 등의 작용기가 존재한다.
알데히드는 포밀기(formyl group, CHO)를 갖는 물질을 말한다.

02 ①
알케인(alkane)의 구조이성질체의 간 끓는점 판단은 표면적이 넓을수록(치환기가 적을수록) 분산력이 증가하여 끓는점이 높아지므로 치환기의 수로 판단하면 된다.

03 ②
Morphine의 구조에는 방향족고리인 벤젠(benzene, 혹은 arene)과 에터(ether), 히드록시기(OH), 아민(N포함), 알켄(alkene)등이 포함되어 있다.

04 ③
페니실린에는 벤젠(benzene, arene), 아마이드(amide), 설파이드(sulfide), 카복실산(carboxylic acid), 에터(ether) 등이 존재한다. 에스터는 RCOOR을 의미하며 페니실린에는 존재하지 않는다.

05

a. ester, amine

b. carboxylic acid

c. amide, amide, carboxylic acid

d. amine, alkyne, alkene, alkene, alkyne

e. alkene, ester, ketone, alkene, alkene, alkene

CHAPTER 2. 알케인과 사이클로알케인

06 ③

문제에서 주어진 물질의 분자식은 C_9H_{20}이며, IUPAC 명은 2,5-dimethylheptane이다. 따라서 이성질체 관계이기 위해 분자식은 동일해야 하며, 분자식이 동일한 물질은 2,2,3,4-tetramethylpentane 뿐이다. 따라서 분자식은 동일하며 결합의 연결순서가 다르기에 구조이성질체관계이다.

07 ③

분자식이 동일한 Alkane의 경우에는 치환기의 수가 작을수록 분산력이 증가하므로 끓는점이 증가한다.

08 ⑤

neopentane은 1차 수소만을 가진다.

09 ③

이성질체 관계가 되기 위한 기본전제조건인 분자식이 동일한 경우를 골라야 한다.
ㄱ, ㄴ, ㅁ은 C_5H_{12}로 분자식이 동일하기에 구조이성질체 관계이며, ㄷ, ㄹ은 C_6H_{14}로 분자식이 동일하므로 역시 구조이성질체 관계이다.

10 ②

(A), (B), (C)는 모두 분자식이 C_5H_{12}로 동일하며 서로 구조이성질체 관계이다. 이와 같이 서로 분자식이 동일한 경우의 탄화수소에서의 끓는점은 분산력에 따라 달라지며, branch(곁가지, 치환기)의 수가 작을수록 분산력(London force)이 증가하므로 끓는점이 증가하게 된다.

11 ③

cis/trans 기하이성질체가 존재하는 물질을 찾는다는 것은 cis 및 trans로 모두 존재할 수 있는 물질을 찾으라는 것을 의미한다. ㄴ은 벤젠을 구성하는 모든 탄소의 혼성이 sp^2이므로 평면구조이므로 두 개의 methyl기는 cis/trans일 수 없으며, ㄹ은 같은 탄소에 치환기가 있는 경우인데 이러한 경우에는 역시 cis/trans가 존재할 수 없으며 Germinal(같은자리)이라고 부르게 된다.

12 ②

문제에서 주어진 두 구조는 IUPAC명이 2,3-dimethylbutane이며 뉴먼투시를 하는 탄소의 위치에 따라서 다른 형태로 나타난 뉴먼투영식이다.

해설

CHAPTER 2. 알케인과 사이클로알케인

13 ③

n-butane의 C2-C3를 뉴먼투영했을 때의 형태들이며, ㄱ은 고우시(Gauche), ㄴ은 가리워진 형태(Eclipsed), ㄷ은 안티(Anti), ㄹ은 가리워진 형태(Eclipsed)이다.
또한 CH_3-CH_3 고우시 상호작용은 3.8 kJ/mol, CH_3-CH_3 가리워진 형태의 상호작용은 11 kJ/mol, H-H 가리워진 형태의 상호작용은 4 kJ/mol, CH_3-H 가리워진 형태의 상호작용은 6 kJ/mol이므로 가장 안정한 형태부터 가장 불안정한 형태의 순서는 ㄷ > ㄱ > ㄴ > ㄹ이다.

14 ②

고우시(Gauche) 이형태체란 투영한 앞의 탄소와 뒤의 탄소에 결합되어 있는 치환기의 각도가 60도 차이가 나는 형태를 말한다. 즉, 무조건 치환기의 각도차이가 60도라고 해서 고우시는 아니며 반드시 서로 이웃한 탄소의 치환기간의 각도가 60도 이어야 한다.

15 ③

안티(Anti) 형태란 투영한 앞의 탄소와 뒤의 탄소에 결합되어 있는 치환기의 각도가 180도 차이가 나는 형태를 말한다. 즉, 무조건 치환기의 각도차이가 180도라고 해서 고우시는 아니며 반드시 서로 이웃한 탄소의 치환기간의 각도가 180도 이어야 한다.

16 ⑤

① 2-methylbutane의 뉴먼 투영식
② 2-methylpropane의 뉴먼 투영식
③ 2,2,3,3-tetramethylbutane의 뉴먼 투영식
④ 2-methylbutane의 뉴먼 투영식

17 ①

ㄱ은 CH_3와 $CH(CH_3)_2$의 고우시 상호작용이 한번 존재하며, ㄴ은 CH_3와 $CH(CH_3)_2$의 고우시 상호작용이 두번 존재하고, ㄷ은 CH_3와 H의 비틀림무리가 두번 그리고 $CH(CH_3)_2$와 H의 비틀림무리가 한번 존재한다. 따라서 ㄱ이 가장 안정하고 ㄷ이 가장 불안정하다.

18 ⑤

안정한 형태란 역시 가리워진 형태(Eclipsed conformer)보다는 엇갈린 형태(Staggered conformer)이며, 그러한 엇갈린 형태 중 안정한 순서를 판단해 보면 ① < ③ < ⑤ 순서로 안정성이 증가한다. 즉, ①은 CH_3와 CH_3간의 고우시 상호작용과, CH_3와 I간의 고우시 상호작용이 존재하며, ⑤는 CH_3와 I간의 고우시 상호작용이 ③은 CH_3와 CH_3간의 고우시 상호작용이 존재한다. 이때, 치환기의 size ; CH_3 < I 이지만 I는 주기가 다르기에 충돌이 원활하지 않으므로 CH_3와 CH_3간의 고우시 상호작용이 CH_3와 I와의 고우시 상호작용에 비해 에너지가 크다고 할 수 있다.

CHAPTER 2. 알케인과 사이클로알케인

19 ④

2-methylbutane의 뉴먼 투영식에 따른 형태는 아래와 같다.

H₃C\ /H   H₃C\ /H   H₃C\ /H   H₃C\ /H
  \|/   60°   \|/   60°   \|/   60°   \|/
H₃C—⊕—H rotate ⊕—H rotate ⊕—CH₃ rotate ⊕—CH₃
  /|\   /|\   /|\   /|\
  CH₃   H₃C H   H₃C H   H₃C H
                  H₃C   H
    A   B   C   D

20 ⑤

2-methylbutane의 뉴먼 투영식이며 ㄱ은 메틸기간의 고우시 상호작용만 존재하며, ㄴ은 메틸기와 수소간의 비틀림무리(torsional strain), 수소와 수소간의 비틀림무리(torsional strain), 메틸기와 메틸기간의 비틀림무리(torsional strain)와 입체장애(steric strain)가 존재한다. 따라서 ㄱ이 보다 안정한 화합물임을 알 수 있다.

21 ③

구조이성질체란 분자식은 동일하며 결합의 연결순서가 다른 화합물을 말한다. 따라서 분자식이 동일한 것은 ③, ④이며 ④는 기하이성질체이므로 구조이성질체인 것은 1,1-dimethyl cyclobutane 뿐이다.

22 ③

입체이성질체란 분자식은 동일하며 공간상의 배향이 다른 물질이다. 따라서 cis-1,2-dimethyl cyclopentane과 공간상의 배치가 다른 것은 trans-1,2-dimethylcyclopentane 뿐이다. 나머지는 모두 cis-1,2-dimethylcyclopentane의 구조이성질체이다.

23 ④

왼쪽의 구조는 cis-1,2-dichlorocyclopropane이며, 오른쪽의 구조는 trans-1,2-dichlorocyclopropane 이므로 cis/trans기하이성질체이다.

24 ④

cyclobutane을 모체로 하는 구조이성질체와 기하이성질체만을 찾아야 하며, 아래와 같이 6개가 존재한다.

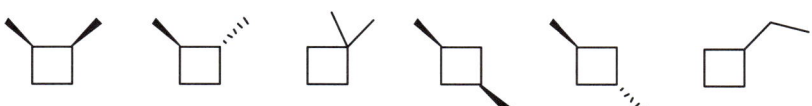

CHAPTER 2. 알케인과 사이클로알케인

25 ③
Br과 Cl ; gauche관계, cis
Br과 CH_3 ; trans
Cl과 CH_3 ; trans

26 ①
안티(Anti) 형태란 투영한 앞의 탄소와 뒤의 탄소에 결합되어 있는 치환기의 각도가 180도 차이가 나는 형태를 말한다. 즉, 무조건 치환기의 각도차이가 180도라고 해서 고우시는 아니며 반드시 서로 이웃한 탄소의 치환기간의 각도가 180도 이어야 한다.
따라서 서로 이웃한 탄소에 있는 치환기에 대해서만 안티 혹은 고우시관계를 말할 수 있다.

27 ④
1,3-치환 trans이므로 의자형태에서 치환기의 배치는 (e, a) or (a, e)이어야 한다. 이중 가장 안정한 배치는 사이즈가 큰 isopropyl기가 equatorial에 배치되는 경우이다.

28 ②
1,4-치환 cis이므로 의자형태에서 치환기의 배치는 (e, a) or (a, e)이어야 한다. 또한 t-Bu는 항상 equatorial에 배치되는 것이 가장 안정하다.

29 ②
trans-1-isopropyl-2-methylcyclohexane은 1,2-치환 trans이므로 의자형태에서 치환기의 배치는 (e, e) or (a, a)이어야 한다. 따라서 가장 안정한 배치는 (e, e)이다.

30 ②
주어진 구조에 임의로 번호를 붙였을 때, 1번으로부터 치환기들은 시계방향으로 배치되어 있으며, 쐐기-대쉬를 고려할 때 ②번의 구조가 정답이 된다. ③번은 주어진 구조의 거울상 이성질체이므로 답이 될 수 없다.

CHAPTER 2. 알케인과 사이클로알케인

31 ④

문제에서 〈보기〉에 제시된 구조는 아래와 같은 구조(A)라고 할 수 있다.

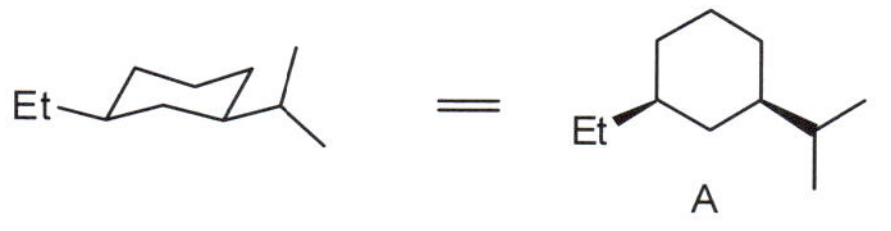

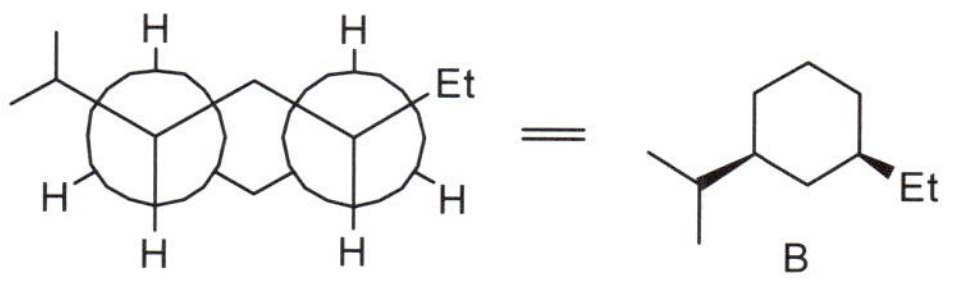

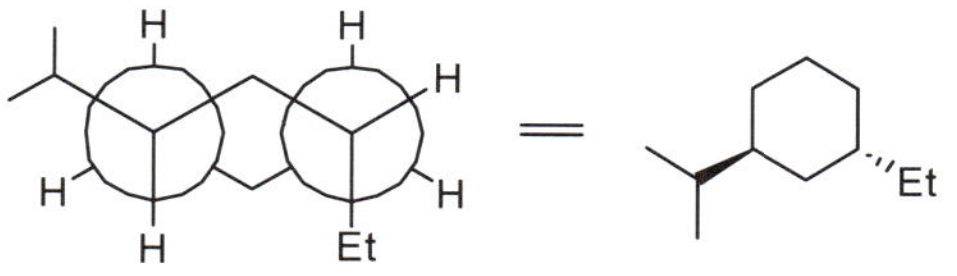

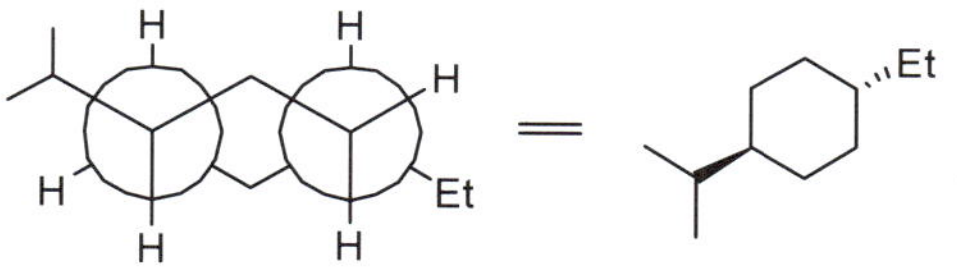

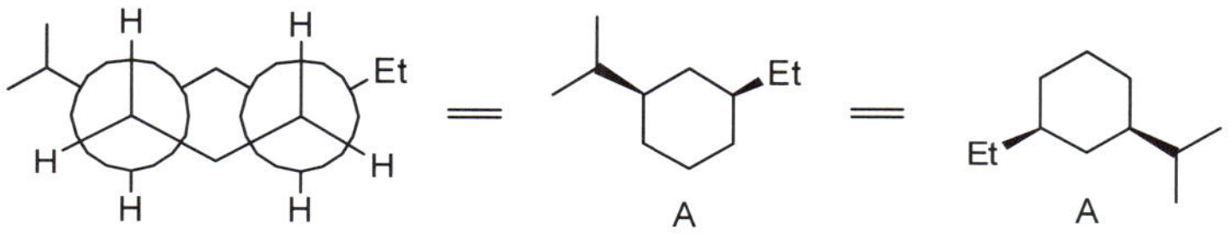

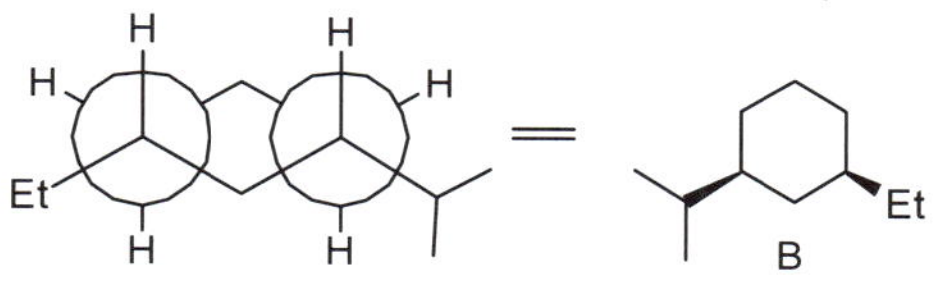

32 ②

가장 안정한 구조는 모두 equatorial에 배치된 구조이다.

33 ④

형태이성질체(혹은 이형태체)의 가장 보편적인 정의는 단일결합의 회전에 의해 서로 형태가 다른 물질을 말한다. 따라서 동일물질이므로 물성이 동일하며, 1,2-dichloroethane은 cis, trans가 존재치 않고, butane의 anti와 gauche는 동일물질이나 그 안정성이 다르기에 에너지 준위는 다르며, cyclohexane의 boat와 chair은 서로 이형태체 관계이며, chair가 보다 안정한 형태이다.

CHAPTER 2. 알케인과 사이클로알케인

34 ①, ④, ⑤

Y	kJ/mol	Y	kJ/mol
CN	0.4	Me	3.8
F	0.5	Et	4.0
Cl, Br, I	1.0	iPr	4.6
OH	2.1	Ph	6.3
COOH	2.9	tBu	11.4

35 ③

IUPAC 명명법에 따라 아래의 굵은 선이 모체(가장 긴 사슬)이며 치환기의 위치에 대한 번호를 부여한 후, 알파벳 순서에 따라 명명을 하면 된다.

7-ethyl-2,3,5,7-tetramethylnonane

36 ②

아래의 굵은 사슬이 모체가 된다.

$CH_3CH_2CHCH_2CHCHCH_3$
          | | |
          CH_3 $CH_2CH_2CH_2CH_3$ CH_3

37 ②

1-methylpropane이 아닌 butane으로 표현해야 한다.

38 ⑤

아래의 굵은 사슬이 모체가 된다.

$H_3CH_2CH_2CC-CH_2CH_3$ with $CH_2CH_2CH_3$, CH_3, H, CH_2CH_3 substituents

CHAPTER 2. 알케인과 사이클로알케인

39 ①
아래의 굵은 사슬이 모체가 된다.

40 ③
① 1-methyl-2-ethylhexane이 아니라 3-ethylheptane
② cis-2,3-dimethyloctane이 아니라 2,3-dimethyloctane
④ 3,4-ethyldecane이 아니라 3,4-diethyldecane
⑤ trans-2,3-dimethylpentyne이라는 구조는 존재하지 않는다.

41 ④
뉴만투영식을 고려하여 주사슬을 판단하고 치환기의 위치를 고려하면 4-t-butyl-2,5-dimethyl heptane임을 확인할 수 있다.

42 ④
아래와 같이 뉴만투영을 하면 문제의 뉴먼 투영식을 나타낼 수 있다.

43 ②
더 많은 탄소수를 갖는 cyclohexane이 모체가 되며, 알파벳이 앞서는 Methyl이 1번이 된다.

44 ③
B. 사슬의 길이가 동등할 때는 더 많은 치환기가 붙은 것을 모체로 한다.
D. 고리의 탄소수가 알킬치환기의 탄소수보다 크거나 같으면 고리를 모체로 한다.
E. 가장 긴 연속된 탄소사슬을 찾고 이를 모체로 한다.

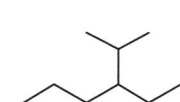
3-ethyl-2-methylhexane

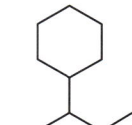
sec-butylcyclohexane

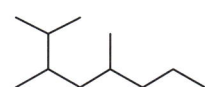
2,3,5-trimethyloctane

CHAPTER 2. 알케인과 사이클로알케인

45 ⑤
1치환 사이클로헥세인의 가장 안정한 형태는 의자형태이며, 치환기가 equatorial로 존재하는 경우이다.

46 ③
1차 탄소에 있는 수소를 1차 수소, 2차 탄소에 있는 수소를 2차 수소, 3차 탄소에 있는 수소를 3차 수소라고 말한다.

47 ①
RCOOR′의 형태로 ester이다.

48 ④

[구조식: ester (H₃CO), ester (H₃CO), aromatic, ketone, amine, aromatic]

49 ②

[구조식: amide (H₂N-C(=O)-), aromatic, ether, 2° alcohol (OH), 2° amine (NH)]

50 ⑤

[구조식: ester, amide, amine (NH₂), carboxylic acid (OH), aromatic]

CHAPTER 2. 알케인과 사이클로알케인

51 ②

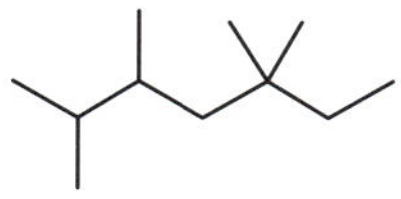

2,3,5,5-tetramethylheptane

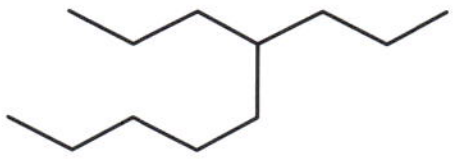

4-propylnonane

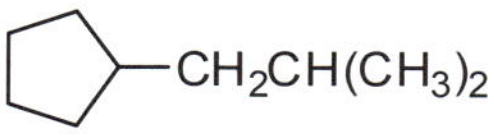

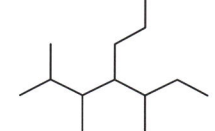—CH$_2$CH(CH$_3$)$_2$

isobutylcyclopentane

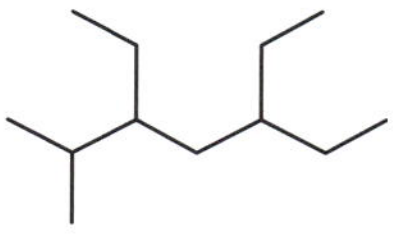

3,5-diethyl-2-methylheptane

52 ④

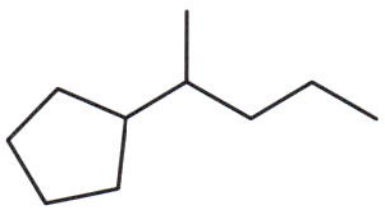

(1-methylbutyl)cyclopentane

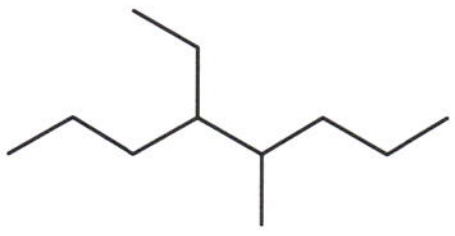

4-ethyl-5-methyloctane

2,3,5-trimethyl-4-propylheptane

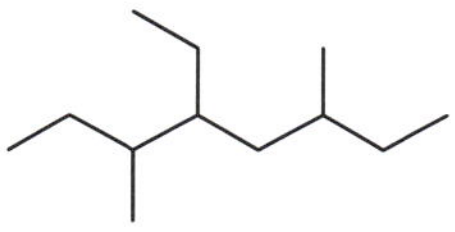

4-ethyl-3,6-dimethyloctane

53 ⑤

1-ethyl-3-methylcyclohexane

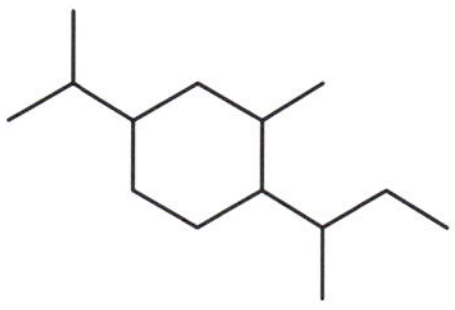

1-(*sec*-butyl)-4-isopropyl-2-methylcyclohexane

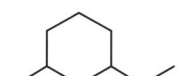

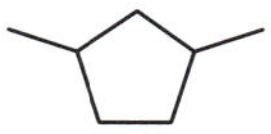

1,3-dimethylcyclopentane

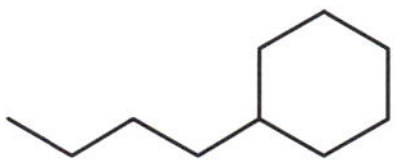

butylcyclohexane

해설

CHAPTER 2. 알케인과 사이클로알케인

54 ②

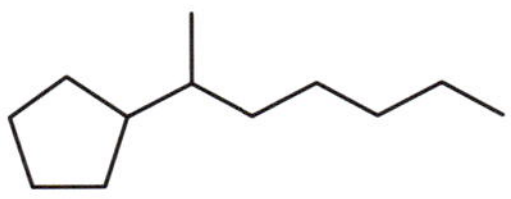

- 2-cyclopentylheptane
- 1-(*sec*-butyl)-3-methylcyclohexane 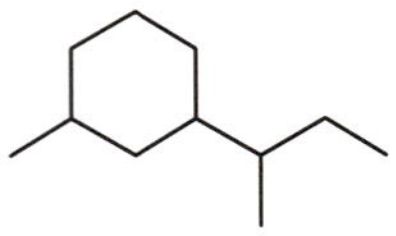
- isobutylcyclohexane 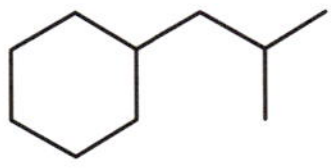
- 2,3-dimethylbutane 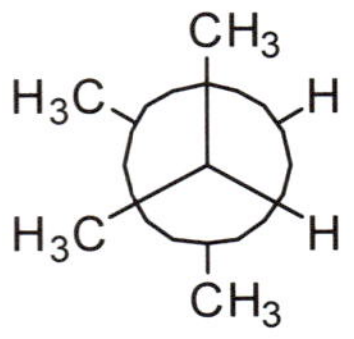

55 ⑤

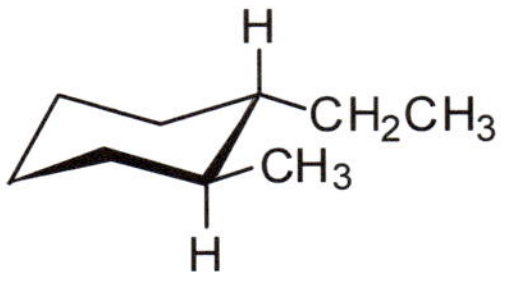

- trans-1-ethyl-2-methylcyclohexane
- 2,3-dimethylpentane 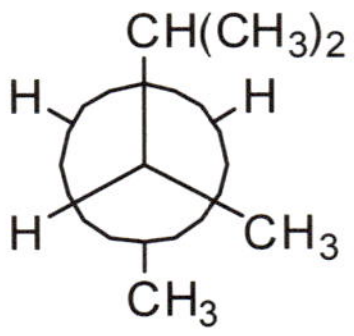
- cis-1,2-dimethylcyclohexane 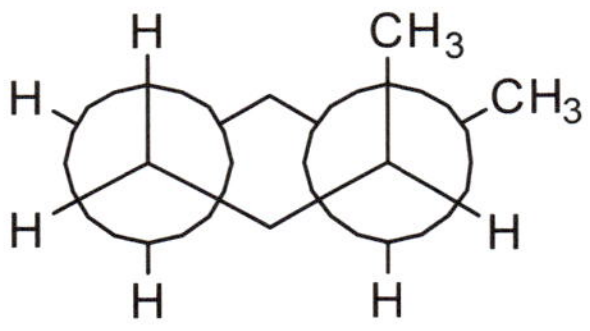
- trans-1,3-dimethylcyclohexane 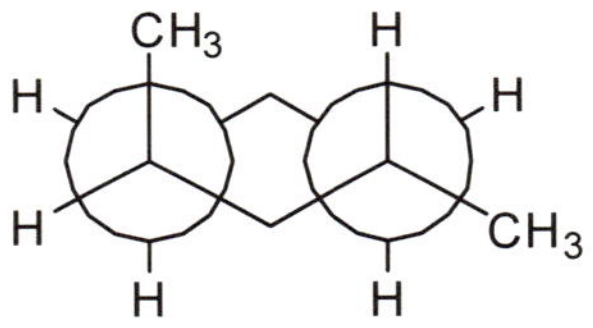

56 ③

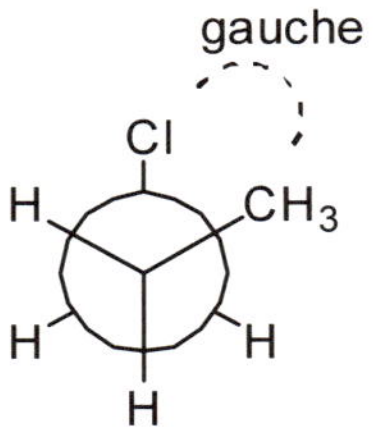

ㄱ, 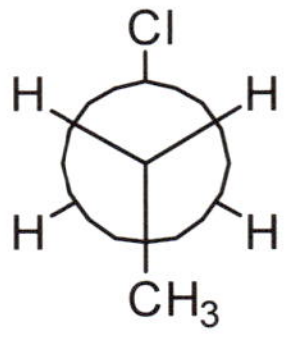 ㄴ, 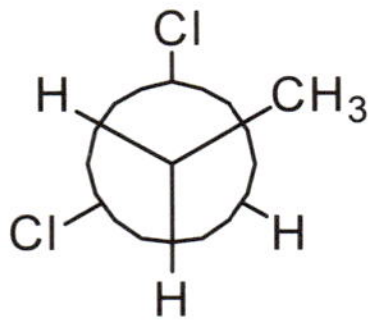 ㄷ, 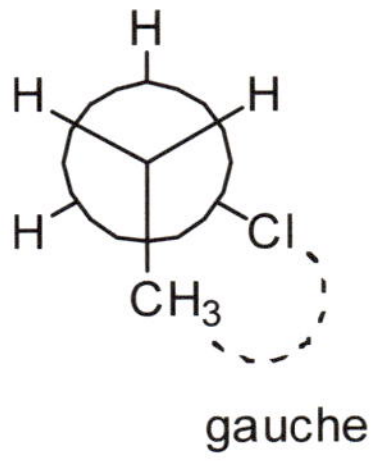 ㄹ

CHAPTER 2. 알케인과 사이클로알케인

57 ⑤

58 ②
X와 gauche인 관계는 1,2 치환 관계이며 이면각이 60도인 A 혹은 B이며, Anti의 관계는 X와 1,2 치환관계를 유지하며 서로 이면각이 180도인 C가 유일하다.

59 ③
−OH, −Cl, −Cl이 각각 1,2,4에 위치하며 모두 equatorial인 형태가 모두 axial인 형태보다 안정하다.

60

a. 3-ethyl-2-methylhexane

b. sec-butylcyclopentane

c. 4-isopropyl-2,4,5-trimethylheptane

d. cyclobutylcycloheptane

e. 3-ethyl-1,1-dimethylcyclohexane

f. 4-butyl-1,1-diethylcyclooctane

g. 6-isopropyl-2,3-dimethylnonane

h. 2,2,6,6,7-pentamethyloctane

CHAPTER 2. 알케인과 사이클로알케인

i. cis-1-ethyl-3-methylcyclopentane

j. trans-1-(*tert*-butyl)-4-ethylcyclohexane

61

a. 4-ethyl-2,2-dimethylheptane

b. 2,5-dimethylheptane

c. 2,3,3-trimethyloctane

d. 1,3-dimethylcyclohexane

e. 2-ethyl-1,4-dimethylcycloheptane

f. 1,1,2-trimethylcyclooctane

g. 4-(*tert*-butyl)octane

h. 2-methylpentane

62 각 구조의 더 가장 안정한 의자 형태는 다음과 같으며, 모든 치환기가 equatorial인 A가 더 안정하다. 따라서 A가 아이소멘톨 B가 멘톨이다.

A

B

CHAPTER 2. 알케인과 사이클로알케인

63 a. [구조식] b. [구조식]

64 사이즈가 커지는 만큼 결합길이도 길어지기에 실질적으로 충돌하는 정도는 증가하지 않는다.

65
a. pentylcyclopentane
b. (1,1-dimethylpropyl)cyclopentane
c. (2-methylbutyl)cyclopentane
d. (2,2-dimethylpropyl)cyclopentane
e. (1-methylbutyl)cyclopentane
f. (1-ethylpropyl)cyclopentane
g. (1,2-dimethylpropyl)cyclopentane
h. (3-methylbutyl)cyclopentane

해설

CHAPTER 3. 알코올과 알킬할라이드

01 ⑤

알코올의 차수는 α-탄소의 차수로 판단하며, 아민의 차수는 질소와 연결된 탄소의 수이다.

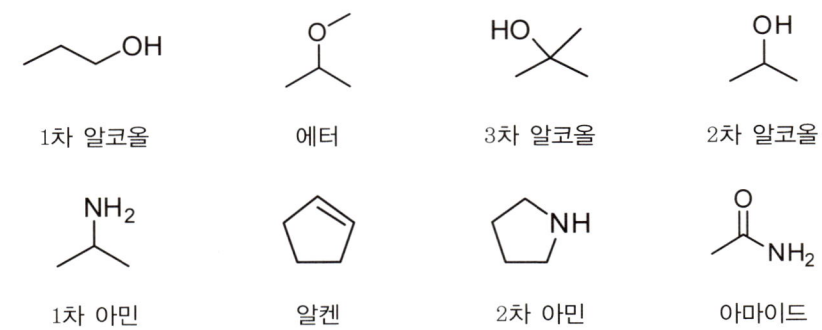

| 1차 알코올 | 에터 | 3차 알코올 | 2차 알코올 |
| 1차 아민 | 알켄 | 2차 아민 | 아마이드 |

02 ②

쌍극자 모멘트는 전기음성도와 분자의 기하구조에 따라 결정할 수 있다. 전기음성도의 차이가 있다고 하더라도 분자의 기하구조가 대칭이면 쌍극자 모멘트가 0인 비극성 분자가 된다.

03 ⑤

알킬할라이드(RX)의 경우 쌍극자 모멘트는 R-I < R-Br < R-F < R-Cl 순으로 증가한다.

04 ②

유기화학에서는 C-H는 비극성 공유결합으로 간주한다.
CCl_4는 정사면체의 구조이며 극성공유결합이나 기하구조가 대칭이므로 비극성 분자이다.

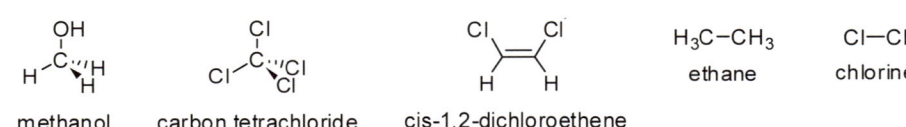

methanol   carbon tetrachloride   cis-1,2-dichloroethene   ethane   chlorine

05 ②

C-Cl은 극성공유결합이나, 기하구조가 대칭이므로 쌍극자모멘트는 0이다.

06 ①

Br_2는 전기음성도가 동일한 Br 간의 결합이기에 비극성 공유결합이다. 따라서 쌍극자 모멘트가 가장 작다.

CHAPTER 3. 알코올과 알킬할라이드

07 ①, ③
②, ④, ⑤는 기하구조가 대칭이기에 쌍극자 모멘트의 합이 0이나, ①, ③은 그렇지 않다.

08 ⑤
극성 정도가 비슷해야 용해도가 크며, butane은 비극성 용매이기에 가장 극성이 작은 물질을 찾아야 한다.

09 ②
극성 정도가 비슷해야 용해도가 크며, 물은 대표적인 극성 용매이기에 극성이 클수록 물에 대한 용해도가 증가한다. 또한 물은 수소결합을 할 수 있기에 역시, 수소결합이 가능한 물질이 보다 용해도가 크다.

10 쌍극자 모멘트는 전하(q)와 거리(r)에 의해 결정된다. 비록 C-F 결합이 더 큰 전하값을 갖고 있지만, C-Cl 결합의 더 큰 거리(r)로 인해 쌍극자 모멘트는 C-Cl이 더 크다.

11 ①
중성분자의 분자간 상호작용에는 분산력, 쌍극자-쌍극자 상호작용, 수소결합등이 존재하며 문제에 제시된 물질들에는 분산력과, 쌍극자-쌍극자 상호작용이 존재한다. 다만, RX의 끓는점은 X에 따른 분산력에 의해 좌우되므로 보통 RF < RCl < RBr < RI 순으로 끓는점이 증가한다. 그러므로 끓는점이 가장 낮은 RX는 제시된 물질들 중 RCl이며, 이중 치환기가 더 많아 분산력이 더 작은 t-butyl chloride이다.

12 ③
RX의 끓는점은 X에 따른 분산력에 의해 좌우되므로 R이 동일하다면, 보통 RF < RCl < RBr < RI 순으로 끓는점이 증가한다. 또한 치환기의 수가 증가할수록 분산력은 감소한다.

13 ①
알코올의 경우 3차 알코올 < 2차 알코올 < 1차 알코올 순으로 수소결합이 원활하게 일어난다.

14 ①
IUPAC 명명법에 따라 아래의 굵은 선이 모체(가장 긴 사슬)이며 치환기 번호가 작아지도록 번호를 붙이고, 알파벳 순서에 따라 명명을 하면 된다.

CHAPTER 3. 알코올과 알킬할라이드

2-bromo-4-isopropyl-2,6-dimethyloctane

15 ①

6-chloro-4-propylheptan-3-ol

1-cyclohexylethane-1,2-diol

4-bromo-3-ethyl-2-methylheptane

3-(3-bromocyclopentyl)butan-2-ol

16
a. 1-fluoro-3,3-dimethylbutane

b. 1-bromo-2,2-dimethylpropane

c. 1,2-dichloro-4,4-dimethylpentane

d. 3-ethyl-1-iodo-2-methylhexane

e.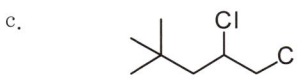
6-bromo-2-chloro-6-methyloctane

17 C, E
반응의 중간체는 반응물과 생성물의 에너지 단계를 제외하고 각각의 안정화된 에너지 준위를 가지는 단계이다.

CHAPTER 3. 알코올과 알킬할라이드

18 step 3(E에서 G)
활성화에너지가 가장 작은 단계이다.

19 step 2(C에서 E)
활성화에너지가 가장 큰 단계이다.

20 B, D, F
각각의 반응의 단계 중 에너지 준위가 가장 높을 때가 전이상태이다.

21 ②
친핵체는 전자가 풍부한 물질이며, 보통 비공유전자쌍을 가지고 있다.
탄소양이온은 전자가 부족한 화학종이므로 친핵체로 사용될 수 없다.

22 ①
전자가 부족한 곳을 찾으면 된다.

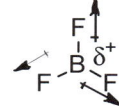

23 ④
전자를 줄 수 있는 비공유전자쌍을 가지고 있는 산소, 비공유전자쌍은 아니나 시그마결합에 비하여 상대적으로 결합을 끊고 전자의 이동이 쉬운 파이결합, 비공유전자쌍을 갖는 질소가 친핵성 위치이다.

24 ③
반응물의 Cl대신 OH가 결합하였으므로 치환반응이다.

25 ②
파이결합을 생성하는 제거반응이다. (산촉매 탈수반응)

CHAPTER 3. 알코올과 알킬할라이드

26 ①
파이결합이 끊어지는 첨가반응이다. (산촉매 수화반응)

27 ②
활성화에너지가 크면 속도가 느리고 작으면 속도가 빠르다.

28 ⑤
강산의 짝염기는 약염기이며, 약산의 짝염기는 강염기이므로 주어진 보기의 물질에 H를 붙여본 후 pk_a값을 비교하면 판단할 수 있다.

29 ④
Ha는 일반적인 알코올의 수소이므로 pk_a=16정도이며 Hb는 sp^3혼성탄소에 존재하는 수소이므로 pk_a=65정도이고, Hc는 카복실산에 있는 수소이므로 pk_a = 4.7정도 일 것이라는 판단이 가능하다. 물론 정확한 값이 아닌 유사 값으로도 판단이 가능하다. PEET에서 요구하는 바는 정확한 pk_a가 얼마인가가 아니라 기본적으로 외우고 있는 몇몇 구조의 pk_a값과 그들과 유사한 구조의 pk_a값과의 대소에 대한 판단을 요구할 뿐이다.
또한 여러 가지 산성도 판단의 규칙을 통해 비교 가능한 물질에 대한 산성도의 비교만을 물어볼 뿐이다.

30 ①
KOH는 염기로 사용되므로 구조에서 가장 반응성이 큰 것은 가장 산성인 수소를 의미한다.
2,3은 2차 알코올이므로 pk_a=17, 4는 3차 알코올 이므로 pk_a=18, 1은 페놀이므로 pk_a=10이다.

31 ③
s-character가 클수록 음이온의 안정성이 증가하므로 sp혼성 탄소를 갖는 acetylene이 ethylene에 비해 산성도가 더 크다.

32 ①

① CH₃CH₂COOH + NaCl ⇌ CH₃CH₂COONa + HCl
  pk_a = 4.7 pk_a = -7

② PhOH + NaNH₂ ⇌ PhONa + NH₃
  pk_a = 10 pk_a = 36

CHAPTER 3. 알코올과 알킬할라이드

③ (2-methylbenzoic acid) CO_2H + CH_3Li ⇌ (2-methylbenzoate) CO_2Li + CH_4
  pka = 4.2   pka = 65

④ (isobutanol) OH + NaH ⇌ (isobutoxide) ONa + H_2
  pka = 16   pka = 35

⑤ CH_3NH_2 + H_2SO_4 ⇌ $CH_3\overset{+}{N}H_3$ + HSO_4^-

모든 산-염기반응은 강산에서 약산으로의 진행이 우세하다. 따라서 ②, ③, ④, ⑤는 정반응이 우세하다.

33

a. CH_3OH + $^-NH_2$ ⇌ CH_3O^- + NH_3
   산   염기   짝염기   짝산

b. CH_3CH_2OH + HBr ⇌ $CH_3CH_2\overset{+}{O}H_2$ + Br^-
   염기   산   짝산   짝염기

c. $H_3CC{\equiv}C^-$ + H_2O ⇌ $H_3CC{\equiv}CH$ + ^-OH
   염기   산   짝산   짝염기

d. (naproxen) CO_2H + $NaOH$ ⇌ (naproxen sodium salt) CO_2Na + H_2O
   산   염기   짝염기   짝산

e. (amine ether with CF₃) + HCl ⇌ (protonated ammonium) + Cl^-
   염기   산   짝산   짝염기

f. (phenyl-tert-butylamine) NH_2 + CH_3CO_2H ⇌ $\overset{+}{N}H_3$ + $CH_3CO_2^-$
   염기   산   짝산   짝염기

34

⑤

① CH_3OH ; $pk_a = 16(15.5)$
② CH_3NH_2 ; $pk_a = 36$ 정도의 값으로 판단하면 된다. (NH_3와 유사하다고 보면 된다.)
③ $ClCH_2OCH_3$; sp3혼성탄소의 수소이므로 $pk_a = 65$ 정도의 값을 갖으나 산소와 염소에 의한 유도효과로 인해 $pk_a < 65$로 판단할 수 있다.

해설

CHAPTER 3. 알코올과 알킬할라이드

④ CH_3F ; sp^3혼성탄소의 수소이므로 $pk_a=65$정도의 값을 가지나 F에 의한 유도효과로 인해 $pka < 65$로 판단할 수 있다.
⑤ $ClCH_2OH$; Cl이 있기에 유도효과에 따라 음이온이 안정해 질 수 있다. 따라서 메탄올보다 산성도가 증가한다.

35 ③

acetic acid와 formic acid중 상대적으로 산성도가 작은 분자는 acetic acid이다. 왜냐하면 CH_3의 유도효과에 의해 음이온에 대한 편재효과가 상대적으로 크기 때문이다. 또한 강산의 짝염기는 약염기이며, 약산의 짝염기는 강염기 이므로 formic acid의 짝염기가 더 약염기이다. 또한 acetic acid는 산성도가 크지 않으므로 수용액 하에서 완전히 이온화되기 어려우며, 두 산은 모두 KOH와 산-염기반응을 할 수 있다.

36 ③

페놀음이온은 벤젠과의 Conjugation으로 비편재화되어 안정하다.

37 ②

비공유전자쌍을 산소가 줄 수 있으며(염기), 수소가 전자를 받을 수도 있기에(산) 모두 작용할 수 있는 것은 ㄱ, ㄷ이다.

38 ①

전자를 줄 수 있는 비공유전자쌍이 존재하지 않는 BF_3가 염기로 작용할 수 없다.

39 ⑤

가장 약산인 물질은 짝염기가 14족인 Si가 음이온을 갖는 ⑤이다.

40 ②

짝산의 산성도가 가장 작은 ②가 가장 강염기이다.

41 ①

할로젠이 결합하여 유도효과로 비편재화가 일어나는 ㄴ, ㄷ, ㄹ이 더 산성도가 크며 상대적으로 전기음성도가 더 큰 원소가 결합해 있을수록 유도효과가 크기에 더 산성도가 크다.

42 ⑤

Cl이 더 많이 결합할수록 유도효과에 의한 비편재화가 강하게 일어난다.

CHAPTER 3. 알코올과 알킬할라이드

43 ②
Br이 산으로 작용하는 카복실산에 가까울수록 유도효과에 의한 비편재화가 강하게 일어난다.

44 ⑤
ㄷ EtSH의 pK_a는 11 정도이며 ㄱ의 카복실산은 4.7 ㄴ의 페놀은 10 ㄹ은 16의 pK_a를 갖는다. 물론 ㄷ의 pk_a값을 외울 필요는 없다. 단지 에탄올에 비해 산성도가 크다는 것을 비교할 수 있는 것으로 충분히 주어진 문제를 해결할 수 있기 때문이다.

45 ②
카복실산의 수소인 d가 가장 산성이며 a는 페놀의 수소 c는 2차 알콜의 수소 b는 sp^3혼성 탄소의 수소이다.

46 ⑤
Acetylene의 pK_a는 25 H_2O의 pK_a는 16이기에 ㄷ의 K는 1보다 작다.

47 ③
산-염기 반응을 통하여 짝염기가 중성인 ㄱ과 ㄹ이 ㄴ,ㄷ보다 산성이며, ㄱ은 ㄹ보다 불안정하므로 짝염기로의 평형은 ㄱ이 ㄹ보다 우세하기에 산성도는 ㄱ이 ㄹ보다 크다. 또한 ㄷ은 ㄴ보다 더 안정한 짝염기를 형성하기에 산성도는 ㄷ이 더 크다.

48 ③
카보닐의 알파자리이며 짝염기가 벤젠과도 컨쥬게이션되어 있는 H3가 가장 산성인 위치이다.

49 ②
카복실산의 수소가 가장 산성이며, 공명에 의한 비편재 효과가 더 큰 diester의 알파-수소가 ester의 알파-수소에 비하여 산성도가 더 크다.

50 ④
카보닐과 에스터의 의하여 비편재가 일어나는 H4가 가장 산성이다.

51
공명에 의한 비편재화가 일어나는 B, C가 더 안정한 짝염기이며 전기음성도가 더 큰 산소에 음전하를 띄울 수 있는 C가 B보다 산성이다.

CHAPTER 3. 알코올과 알킬할라이드

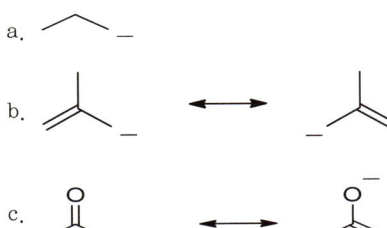

52
②
탄소양이온은 차수가 커질수록 더 안정하다.

2차 탄소양이온   1차 탄소양이온   3차 탄소양이온

53
④
컨쥬게이션이 되어있는 알릴자리 탄소양이온이며 차수가 더 큰 ㄹ이 가장 안정한 탄소양이온이다.

54
B
두 탄소양이온은 모두 공명에 의한 옥텟만족이 가능하나, 산소보다 전기음성도가 작은 질소가 결합된 B가 더 안정하다.

55
③, ⑤
2차 알코올과 HBr의 반응은 S_N1 메커니즘에 따라 진행되며, 탄소양이온 중간체의 혼성은 sp^2이므로 친핵체인 Br^-은 앞과 뒤로의 공격이 모두 가능하다.

56
①
3차 알코올과 HBr의 반응은 S_N1메커니즘에 의해 진행된다.

57
①, ②
문제에서 주어진 반응은 3차 알코올과 할로젠화수소인 HI와의 S_N1 메커니즘에 의한 반응이며, OH가 HI에서 수소를 붙잡고 OH_2^+가 된 연후 이탈하면 3차 탄소양이온이 형성된다. 이때 I^-가 탄소양이온을 공격하게 되는데 이때의 탄소양이온의 혼성은 sp^2이므로 기하구조는 평면이다. 따라서 앞과 뒤에서 모두 공격 가능하다.

CHAPTER 4. 알켄과 알카인 I

01 ③

IUPAC 명명법에 따라 아래의 이중결합을 포함하는 굵은 선이 모체이다.

(E)-3,6-dimethylhept-3-ene

02 ①

IUPAC 명명법에 따라 아래의 이중결합을 포함하는 굵은 선이 모체(가장 긴 사슬)이며 알파벳 순서에 따라 명명을 하면 된다.

(E)-4-ethyl-2,5-dimethylhept-3-ene

03 ①

IUPAC 명명법에 따라 이중결합에 있는 치환기의 번호를 1번으로 해야 한다.

04 ②

IUPAC 명명법에 따라 이중결합을 포함하는 굵은 선이 모체이다.

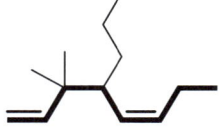

(Z)-3,3-dimethyl-4-propylocta-1,5-diene

05 ⑤

알켄의 경우 이중결합을 포함하는 가장 긴 사슬이 주사슬이 되어야 하며, 이중결합이 두 개인 경우라면 두 개의 이중결합을 모두 포함하는 가장 긴 사슬이 주사슬이 되어야 한다.

06 ④

CIP 규칙에 따라 우선순위를 판단하면 우선순위는 각각 CH_2CH_2Br과 Cl이 더 높기에 입체배열은 (E)가 되어야 한다.

(Z)-1-bromo-4-chlorohept-3-ene → (E)-1-bromo-4-chlorohept-3-ene

해설

CHAPTER 4. 알켄과 알카인 Ⅰ

07 ⑤
알파벳 순서로 치환기의 이름을 나열해야하며 이 경우 methoxy가 methyl보다 먼저 나와야 되기에 올바른 이름은 3-chloro-3-methoxy-2-methylhex-1-en-4-yne이다.

08 ③

1-methylcyclopent-1-ene

2,5-dimethylhex-1-ene

1,4-dimethylcyclopent-1-ene

$CH_2=CCH_2CH_2CH_3$
CH_2CHCH_3
CH_2CH_3

3-methyl-5-methyleneoctane

09 ⑤
알켄이 주작용기로 알켄의 번호가 1,5가 되도록 숫자를 매겨야 된다.

5-chloro-3,6-dimethylhepta-1,5-diene

10 ②
주작용기가 알콜이기에 가장 긴사슬인 heptane에서 하이드록시기의 번호가 작아지도록 숫자를 매겨야 된다.

11 ⑤
주작용기가 알콜이기에 가장 긴 사슬인 octene에서 하이드록시기의 번호가 작아지도록 숫자를 매겨야 된다.

12 ③
IUPAC 명명법에 따라 아래의 삼중결합을 포함하는 굵은 선이 모체(가장 긴 사슬)이며, 알파벳 순서에 따라 명명을 하면 된다.

CHAPTER 4. 알켄과 알카인 I

2,7-dimethylnon-4-yne

13

①
IUPAC 명명법에 따라 아래의 삼중결합을 포함하는 굵은 선이 모체(가장 긴 사슬)이며 우선순위를 고려하여 번호를 붙이고, 알파벳 순서에 따라 명명을 하면 된다.
다만 문제에서 주어진 구조에서는 이중결합의 E/Z 에 대한 구별이 표현되어 있지 않을 뿐이며 아래처럼 그린다면 (E)라고 표현해 주어야 한다.

(E)-3,8-dimethylnon-3-en-6-yne

14

③
이중결합과 삼중결합의 번호가 동일한 경우에는 이중결합의 우선순위가 높다.

15

a.
b.
c.
d.
e.
f.
g.
h.

CHAPTER 4. 알켄과 알카인 Ⅰ

i.

j.

k.

l.

16

a. 3-methyl-4-methyleneoctane

b. 2-methylhex-2-ene

c. (E)-2-methylhex-3-ene

d. 4-methylcyclohex-1-ene

e. 5-isopropyl-1-methylcyclohex-1-ene

f. 1-(sec-butyl)cyclopent-1-ene

g. cyclohex-3-enol

h. 6-ethyloct-5-en-4-ol

17 ①
E/Z기하이성질체는 2,3,4치환 알켄에서 사용되며, 이중결합을 구성하는 탄소에 있는 치환기의 우선순위에 대한 비교가 가능해야 한다.

18 ①
CIP rule에 따라 우선순위를 정하며, E는 trans like이고 Z는 cis like이다. 또한 2치환 알켄은 cis/trans만 사용가능하나, 2,3,4치환 알켄은 E/Z규칙을 사용하여 나타낼 수 있다.

CHAPTER 4. 알켄과 알카인 I

19 ③
① CIP 규칙에 따라 우선순위를 판단하면 (Z) 이성질체이다.
② CIP 규칙에 따라 우선순위를 판단하면 (Z) 이성질체이다.
④ CIP 규칙에 따라 우선순위를 판단하면 (Z) 이성질체이다.
⑤ CIP 규칙에 따라 우선순위를 판단하면 (Z) 이성질체이다.

20 ②
CIP 규칙에 따라 우선순위를 판단하면 ②만이 (Z) 이성질체이다.

21 ②
A는 trans이며 B는 CIP규칙에 따라서 왼쪽은 OCH_3가 오른쪽은 카보닐이 우선순위가 높기에 E 배열이 된다.

22 ⑤
Zaitsev's rule에 따라 더 많이 치환된 알켄일수록 안정성이 증가한다.
ㄱ.은 3치환 알켄   ㄴ.은 2치환 알켄   ㄷ.은 4치환 알켄

23 ②
수소화열은 다중결합의 수가 많을수록 증가한다. 다만 이성질체에 대해서는 수소화열을 이용하여 안정성에 대한 판단을 할 수 있으며, 안정할수록 수소화열이 작다.

24 ④

   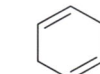   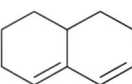   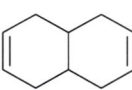

짝지은 다이엔   고립된 다이엔   짝지은 다이엔   고립된 다이엔

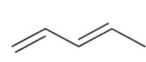   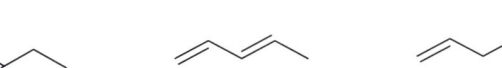   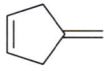

연이은 다이엔   짝지은 다이엔   고립된 다이엔   고립된 사이엔

25 ②
짝지은 다이엔인 ㄱ, ㄴ이 ㄷ보다 안정하여 더 작은 수소화열을 가지며 ㄷ은 고립된 다이엔으로 가장 큰 수소화열을 갖는다.

해설

CHAPTER 4. 알켄과 알카인 Ⅰ

26 ④
짝지은 다이엔인 (E,E)-2,4-hexadiene 가장 작은 수소화열을 갖는다.

27 ①
ㄷ은 세 개의 알켄이 컨쥬게이션 되어 있으며 ㄴ은 두 개의 알켄이 컨쥬게이션 되어 있고, ㄱ은 모든 알켄이 고립되어 있다.

28 ⑤
수소화열은 다중결합의 수가 증가할수록 증가하며, 다중결합의 수가 동일한 경우에는 안정할수록 수소화 열이 작다.
따라서 1치환 알켄인 1-hexene의 수소화열이 가장 크다는 것을 알 수 있다.

29 ③
ㄴ, ㄷ은 짝지은 다이엔으로 고립된 다이엔인 ㄱ보다 작은 수소화열을 가지며 ㄴ은 3치환 2치환 알켄 ㄷ은 3치환 3치환 알켄으로 자이제프 규칙상 ㄷ이 더 안정하여 작은 수소화열을 갖는다.

30 ③
다중결합의 수가 많을수록 수소화열이 증가하며, 다중결합의 수가 동일한 경우 안정할수록 수소화열이 작다. 다이엔의 안정성 순서는 연이은 다이엔 < 고립된 다이엔 < 짝지은 다이엔 이므로 이중 가장 불안정한 연이은 다이엔의 수소화열이 가장 크다.

31 ⑤
다중결합의 수가 동일한 경우 안정할수록 수소화열이 작다. 다이엔의 안정성 순서는 연이은 다이엔 < 고립된 다이엔 < 짝지은 다이엔 이므로 이중 가장 안정한 짝지은 다이엔의 수소화열이 가장 작다. 제시된 물질 중 ②, ⑤가 짝지은 다이엔이며, 이중 zaitsev 규칙에 의해 보다 안정한 ⑤의 수소화열이 가장 작다.

32 ①
다이엔의 안정성 순서는 연이은 다이엔 < 고립된 다이엔 < 짝지은 다이엔 이며, 제시된 물질 중 ①, ③이 짝지은 다이엔이다. 이중 (E)이성질체가 (Z)이성질체보다 더 안정하다.

33 ②
⑤는 C_5H_{10}의 이성질체가 아니며 이성질체 중 자이제프 규칙상 가장 안정한 것은 3치환 알켄인 ②이다.

CHAPTER 4. 알켄과 알카인 Ⅰ

34 ①
자이제프 규칙에 따라 1치환 알켄으로 가장 불안정한 알켄을 갖는 ①이 가장 큰 수소화열을 갖는다.

35 ③
알코올의 산 촉매 탈수반응 시 속도결정단계는 탄소양이온 중간체가 형성되는 단계이다. 따라서 보다 안정한 탄소양이온 중간체가 형성될수록 반응속도가 증가하기에 일반적인 알코올에 따른 반응속도 순서는 1차 알코올 < 2차 알코올 < 3차 알코올 이다.

36 ③
E2 메커니즘에 의한 할로젠화수소제거반응은 안티-준평면(Anti-periplanar)조건하에서 진행되므로 주생성물은 1,2-dimethylcyclohexene이다.

37 ②
E2메커니즘에 의한 제거반응을 통해 2-methylpent-2-ene이 주생성물로 얻어진다.

38 ④
자이제프 규칙에 따라서 더 치환된 알켄이 주생성물로 얻어진다.
ㄱ와 ㄴ은 할로젠화수소제거반응(E2)이며, ㄷ은 산촉매 탈수반응이다.

ㄱ. [구조식] $\xrightarrow{\text{NaOEt, EtOH}}$ 4,4-dimethylcyclohex-1-ene

ㄴ. [구조식] $\xrightarrow{\text{CH}_3\text{ONa, CH}_3\text{OH}}$ 2,3-dimethylpent-2-ene

ㄷ. [구조식] $\xrightarrow{\text{H}_2\text{SO}_4, \Delta}$ 1,2-dimethylcyclopent-1-ene

39 ②
E2로 진행되는 할로젠화수소제거반응에 의해 알카인을 만드는 제법이며, 제시된 같은자리 이할로젠화물(germinal dihalide)과 2당량의 $NaNH_2$에 의해 내부알카인이 주생성물로 얻어진다.

CHAPTER 4. 알켄과 알카인 I

40 ④
이웃자리 이할로젠화물은 연속된 두 번의 E2로 알카인을 주생성물로 얻는다.

41

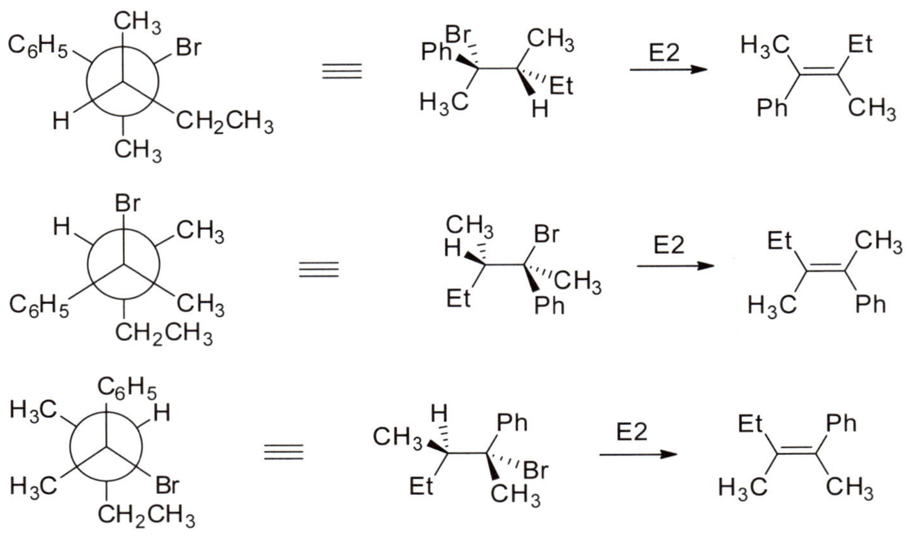

42

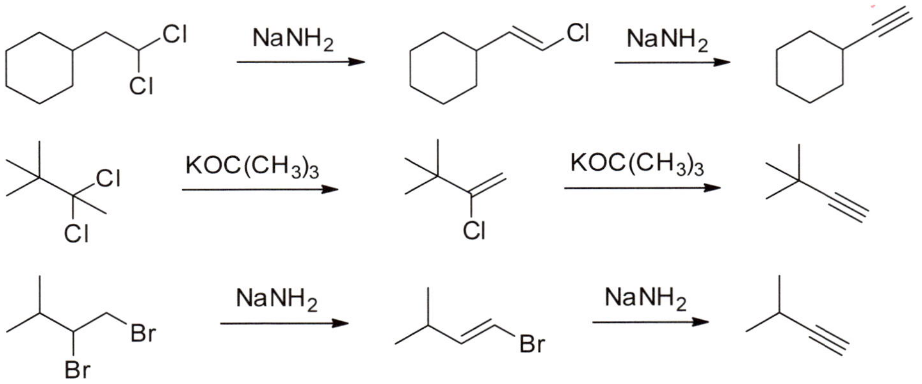

CHAPTER 5. 알켄과 알카인 Ⅱ

01 ①
할로젠화수소첨가반응은 마르코브니코프의 규칙에 따라 진행된다.

02 ①, ②
할로젠화반응은 고리중간체를 거치며, 안티-첨가로 진행된다.

03 ④, ⑤
할로하이드린은 고리중간체를 거치며, 안티-첨가로 진행이 된다. 또한 마르코브니코프의 규칙을 따르는 반응이다.

04 ⑤
할로하이드린은 고리중간체를 통해 반응이 진행되며, 이때의 고리중간체의 명칭은 다리걸친 브로모늄 양이온이다.

05 ③
산촉매 수화반응의 반응속도결정단계는 알켄에 양성자(H^+)가 첨가되어 탄소양이온중간체가 만들어지는 단계이다. 따라서 보다 안정한 탄소양이온중간체가 만들어지는 알켄일수록 산촉매수화반응의 반응속도가 증가하게 된다.

06 ⑤
마르코브니코프의 규칙에 따라 알켄에 양성자가 첨가된 후 형성된 2차 탄소양이온을 Br^-가 공격하여 2-bromopropane이 형성되는 친전자성 첨가반응이다.

07 ①
알켄에 대한 HCl 첨가반응의 경우 반응속도결정단계는 탄소양이온 중간체가 형성되는 단계이며, 탄소양이온중간체가 안정할수록 반응속도가 빨라진다. 따라서 반응속도가 빠른 알켄이란 보다 안정한 탄소양이온 중간체가 형성되는 알켄이며, 일반적으로 알켄의 치환정도가 증가할수록 보다 안정한 탄소양이온 중간체가 얻어진다. 또한 알카인의 경우 HCl 첨가 시 얻어지는 중간체는 vinyl 탄소양이온이기에 대단히 불안정하므로 알카인은 알켄보다 HCl첨가 반응의 반응성이 작다. 또한 벤젠은 HCl과의 첨가반응을 하지 않는다.
또한 주어진 보기의 ①, ②, ③은 모두 2차 탄소양이온이 형성한다. 따라서 위에서 언급한 것처럼 탄소양이온의 안정성으로 판단할 수가 없으며, 반응물의 안정성을 통해 판단해야 하며, 주어진 보기 ①, ②, ③의 경우 반응물의 안정성이 작을수록 반응속도가 빨라진다.

CHAPTER 5. 알켄과 알카인 Ⅱ

08 ①, ②
마르코브니코프의 규칙에 따라 진행되는 할로젠화수소첨가반응이며 생성물의 구조로 옳은 것을 모두 고르라고 했기에 1,2번을 골라야 한다. 다만 공격하는(혹은 첨가되는) 위치의 한 칸 옆의 치환기에 대해서 까지는 입체장애의 영향을 고려해야 하기에 반응의 주생성물은 2번이라고 해야 한다.

09 ②
할로하이드린은 고리중간체를 거치며, 안티-첨가로 진행이 된다. 또한 마르코브니코프의 규칙을 따르는 반응이다.

10 ③, ④
마르코브니코프의 규칙에 따라 진행되는 산촉매 수화반응이며 생성물의 구조로 옳은 것을 모두 고르라고 했기에 ③, ④번을 골라야 한다. 다만 공격하는(혹은 첨가되는)위치의 한 칸 옆의 치환기에 대해서 까지는 입체장애의 영향을 고려해야 하기에 반응의 주생성물은 ③번이라고 해야 한다.

11 ④
할로하이드린은 고리중간체를 거치며, 안티-첨가로 진행이 된다. 또한 마르코브니코프의 규칙을 따르는 반응이다.

12 ②
시스-2-뷰텐에 할로젠화반응을 한 결과는 아래의 A와 B이며 주어진 보기와의 관계를 살펴보기 위해 뉴먼 투영식을 이용해도 되며, 쐐기-대쉬 상태에서 단일결합의 회전을 통해 직접 관계를 확인해도 되고, 혹은 IUPAC명명을 통해서 명명법이 동일한지 확인해도 된다.

A   B

CHAPTER 5. 알켄과 알카인 II

혹은 이렇게 번거롭게 풀지 않아도 CAR(Cis-alkene Anti-add Racemic mix, 입체화학단원에서 배우는 내용임.)라는 내용을 안다면 2번 보기는 분자 내에 대칭면이 있는 Meso이므로 옳지 않은 생성물임을 손쉽게 확인할 수도 있다.

13

①

생성물은 할로젠화반응에 의해 얻어진 물질이므로 알켄에 대한 할로젠화반응을 위해 먼저 출발 물질을 이용해서 알켄을 만들어야 한다. 따라서 염기를 이용한 할로젠화수소제거반응을 한 후 만들어진 알켄을 Br_2로 처리하면 된다.

14

①, ②, ③

문제에서 제시된 구조에 대한 수소첨가 반응은 syn-첨가반응이며 그에 대한 입체화학적 표현의 편리성을 위해 쐐기-대쉬 표현법으로 바꾼 후 A와 B방향으로의 첨가가 이루어지면 아래와 같은 생성물이 얻어진다. 이들 A와 B는 거울상 이성질체 관계이다. 이들과 문제의 보기에 주어진 구조와의 비교의 손쉬운 판단을 위해 아래와 같이 A를 뉴먼 투영한 결과를 나타내었다.

CHAPTER 5. 알켄과 알카인 II

문제에서 주어진 보기 중 ①, ②, ③을 뉴먼 투영식으로 나타내면 모두 이와 같음을 알 수 있다.

15 ①
알켄의 산촉매 수화반응이며, 탄소양이온중간체를 H_2O이 공격할 때는 입체장애의 차이가 없기에 어느 방향으로 첨가되든 무관하다. 그러나 생성물의 안정성을 고려하면 OH가 CH_3에 비해 1,3-diaxial interaction이 작기에 CH_3가 axial에 배치되는 것보다 OH가 axial에 배치되는 것이 보다 바람직하다.

16 ②
산촉매 수화반응시 탄소양이온 중간체를 공격하는 친핵체는 H_2O이다.

17 ⑤
알켄의 할로젠화반응으로 고리중간체를 통해 반응이 진행된다.

18 ②
문제에서 제시된 반응의 메커니즘은 아래와 같다.
또한 1,3,5는 각각의 메커니즘이 진행되는 과정의 전이상태(Transition State, TS)에 해당한다.

19 ②
ㄱ. 마르코브니코프의 규칙에 따라 진행되는 할로젠화수소첨가반응으로 주생성물에 대한 표현이 바람직하다.
ㄴ. 마르코브니코프의 규칙에 따라 진행되는 산촉매 수화반응으로 주생성물은 3-methylpentan-3-ol이 얻어져야 하므로 생성물에 대한 표현이 잘못되었다.

CHAPTER 5. 알켄과 알카인 II

ㄷ. 알켄의 할로젠화반응으로 이웃자리 이할로젠화물이 얻어져야 하므로 생성물에 대한 표현이 잘못되었다.
ㄹ. 마르코브니코프의 규칙에 따라 진행되는 할로하이드린으로 주생성물에 대한 표현이 바람직하다.

20 ①, ②, ④, ⑤
③ bromoethane과 sodium acetylide와의 반응은 S_N2메커니즘에 의해 진행되는 알킬화반응이므로 중간체가 없이 단일단계로 진행된다.

21 ⑤
알켄에 친전자체로 H^+가 첨가되어 탄소양이온 중간체가 형성되며, 이 단계는 속도결정단계이다. 또한 H_2O가 친핵체로 작용하여 탄소양이온을 공격한다.

22 ②
1,3-cyclohexadiene의 HBr첨가반응은 속도론적생성물과 열역학적생성물이 동일하게 얻어진다.

23 ③
속도론적조절(Kinetic control) : 저온, 반응시간을 짧게 한다.
열역학적조절(Thermodynamic control) : 고온, 반응시간을 길게 한다.

24 ②
탄소양이온 중간체의 안정성으로 판단할 수 있다.
ㄱ은 vinyl C^+, ㄴ은 2차 allyl C^+, ㄷ은 3차 allyl C^+, ㄹ은 2차 C^+이 중간체로 형성된다.

25 ④
1,3-pentadiene과의 반응을 통해 얻을 수 있는 모든 생성물들은 다음과 같다.

26 ⑦
ㄱ. 속도론적 조절에 의한 반응이며, 중간체의 안정성을 고려해야 한다.
ㄴ. 열역학적 조절에 의한 반응이며, 생성물의 안정성을 고려해야 한다.
ㄷ. 열역학적 조절에 의한 반응이며, 생성물의 안정성을 고려해야 한다.

CHAPTER 5. 알켄과 알카인 Ⅱ

27 ④
알카인을 Na/NH₃로 처리하면 trans-alkene으로 환원이 된다.

28 ②
keto-enol 토토머화(혹은 케토-엔올 이성질화)는 일반적으로 keto가 보다 안정하기에 엔올 형태로는 분리되지 않는다. 또한 keto는 C=O를 말하며, enol은 C=C에 OH가 붙어있는 형태를 일컫는 표현이다.

29 ①
산성도(Acidity)는 양성자(H^+)가 이탈한 후 형성되는 음이온의 안정성이 클수록, 즉 비편재 가 잘 될수록 증가하며, 염기성도(Basicity)는 음이온 혹은 전자쌍이 편재될수록 증가한다. 따라서 문제에서 제시된 탄소음이온(Carbanion)은 혼성의 차이에 따라 S-character가 다르며 일반적으로 S-character가 증가할수록 음이온의 안정성이 증가한다. 따라서 S-character가 작을수록 음이온이 보다 편재되어 염기성도가 증가하게 된다.

30 ②
말단알카인의 할로젠화수소첨가반응이며, 마르코브니코프의 규칙에 따라 같은자리 이할로젠화물(Germinal dihalide)이 형성된다.

31 ③
알카인의 수화반응인 Mercuration이며, 마르코브니코프의 규칙에 따라 enol형태가 만들어진 후 토토머화(Tautomerization)에 의해 keto 형태가 된다.

32 ②
알카인의 알킬화반응이며, NaNH₂에 의해 말단 수소가 제거된 후 만들어진 탄소음이온이 친핵체로 작용하여 1차RX와의 S_N2에 의해 진행되는 반응이다.

33 ①
알카인의 트랜스-알켄으로의 환원이며 이때 사용되는 환원제는 Li or Na/NH₃이며 NH₃는 산으로 작용되는 반응이다.

34 ④
알카인의 수화반응인 Mercuration이며, 마르코브니코프의 규칙에 따라 enol형태(중간 생성물A)가 만들어진 후 토토머화(Tautomerization)에 의해 keto 형태가 된다.

CHAPTER 5. 알켄과 알카인 II

35 ②
알카인의 시스-알켄으로의 환원이며, Lindlar Pd을 사용해야 한다.
* 참고 : Pd/BaSO$_4$/Quinoline을 의미한다.(BaSO$_4$ 대신 CaCO$_3$를 사용하기도 한다) 또 다른 cis-alkene으로의 환원에 사용되는 촉매로는 Ni$_2$B(P-2)가 있다.

36 ④
알카인의 알킬화반응(Alkylation)이며, 염기로서 NaNH$_2$를 사용하여 알카인의 말단수소를 제거한 후 형성된 탄소음이온을 (가)(ethyl halide)와 반응시켜 1-Butyne을 만들었다.
1-Butyne에 NaNH$_2$를 사용하여 말단수소를 제거하고 얻어진 탄소음이온(나)을 CH$_3$Br과의 S$_N$2반응으로 2-Pentyne을 만든 후 (다)(Na/NH$_3$)를 이용하여 trans-2-pentene으로 만들었다.
만들어진 trans-2-pentene에 Br$_2$첨가반응으로 (라)를 만들었다. (라)의 IUPAC 명칭은 2,3-Dibromopentane이다.

37 ③

38 ②
말단알카인의 수소를 NaNH$_2$를 염기로 사용하여 제거하는 산-염기반응이다.

39 ④
Mercuration은 마르코브니코프의 규칙을 따라 진행하는 수화반응이며, 중간생성물로 enol-토토머를 거쳐 최종생성물로 keto-토토머가 만들어진다.

40 ①

해설

CHAPTER 5. 알켄과 알카인 II

41 ③

NaC≡CH $\xrightarrow[S_N2]{\text{Br-CH}_2\text{CH}_2\text{CH}_2\text{CH=CH}_2}$ (hex-5-en-1-yne) $\xrightarrow[\text{2. CH}_3\text{Br}]{\text{1. NaNH}_2, \text{NH}_3}$ (oct-6-en-1-yne) $\xrightarrow{\text{Na} \mid \text{NH}_3}$ (E)-octa-1,6-diene

42 1,4-Pentadiene

1,4-pentadiene과 1-pentyne은 분자식이 동일한 이성질체이며, 이성질체의 경우 수소화열을 통해 안정성을 비교할 수 있고 수소화열이 작을수록 안정성이 크다.

43 C : 1-Pentene, D : Pentane

44 H_2/Lindlar Pd 또는 Li/NH_3 또는 Na/NH_3

A는 1-pentyne이므로 이를 1-pentene으로 만들기에 적합한 시약은 H_2/Lindlar Pd 또는 Li/NH_3 또는 Na/NH_3이다.

45 ①, ②, ③

금속-암모니아에 의한 트랜스 알켄으로의 환원반응에 대한 메커니즘은 다음과 같다.

$CH_3-C\equiv C-CH_3 + Na\cdot \longrightarrow$ a radical anion $+ Na^+$ $\xrightarrow{H-NH_2}$

a vinylic radical $+ ^-NH_2$ $\xrightarrow{Na\cdot}$ a vinylic anion $+ Na^+$ $\xrightarrow{H-NH_2}$ a trans alkene $+ ^-NH_2$

CHAPTER 5. 알켄과 알카인 II

46 ④
ㄷ의 반응은 고리중간체를 H₂O이 공격할 때 더 많이 치환된 탄소를 공격해야 하며, 마르코브니코프의 규칙을 따른다.

47 ④
보기에 주어진 반응에서의 작용기 변환은 알코올 → 알켄 → 이웃자리 이할로젠화물이다.
따라서, 산촉매 탈수반응을 통해 알켄을 만든 후 Br₂첨가반응을 하는 것이 (가)에 들어갈 시약의 조합으로 바람직하다.

48 B
문제의 화학종은 알켄과 HCl 반응시의 전이상태로 에너지가 가장 높은 B에 해당한다.

49 ②

50 ①
알카인의 수은촉매수화반응시 OH는 Markovnikov's rule을 따르기에, ㄱ과 같은 알데히드는 생성되기 어렵다.
* 참고 : ㄱ과 같은 알데하이드를 형성하기 위해서는 말단 알카인의 수소화붕소첨가반응을 진행해야 한다.

51 ③
고리내의 삼중결합은 9각부터 생성이 가능하다.

52 ①
1,4 첨가는 짝지은 다이엔의 HBr 첨가반응에서 이루어지게 된다.

53 ②
일반적으로 고온에서는 열역학적 생성물이, 저온에서는 속도론적 생성물이 주생성물로 얻어진다.

해설

CHAPTER 5. 알켄과 알카인 Ⅱ

54 ④

ㄷ의 반응은 속도론적 조절에 따라서 다음과 같이 이루어진다.

[반응식: 1,3-cyclohexadiene + DCl → 카르보캐타이온 중간체(+, D) → Cl⁻ → 3-클로로-4-D-사이클로헥센 (Cl, D)]

55 ④

[반응식: 1-메틸사이클로헥센 + BrOH → 브로모늄 이온 중간체(Br⁺) + ⁻OH → trans-2-bromo-1-methylcyclohexanol (OH, Br)]

56 ④

[반응식: (E)-CH₃CH=CHCF₃ + HCl → 카르보캐타이온 중간체 + Cl⁻ → CH₃CHClCH(H)CF₃]

57

H–C≡C⁻   H–C≡C–CH₂(CH₂)₇CH₃   ⁻C≡C–CH₂(CH₂)₇CH₃
  A   B   C

H₃C(H₂C)₁₁H₂C–C≡C–CH₂(CH₂)₇CH₃
                D

CHAPTER 6. 방향족화합물

01 ⑦

ㄱ, ㄴ, ㄷ은 모두 파이전자가 6개이며 full conjugation된 방향족화합물이다.

02 ③

ㄴ. 반방향족(anti-aromatic), ㄹ. 반방향족(anti-aromatic), ㅅ. 반방향족(anti-aromatic)

03 ④

ㄱ, ㄷ, ㅁ, ㅂ, ㅈ은 모두 Hukel의 4n + 2 규칙을 만족하는 방향족화합물이다.

04 ①

ㄱ과 ㅈ 2가지만 방향족화합물이다.

05 ③

①, ②, ⑤은 파이전자가 6개인 방향족화합물이며, ④는 평면구조가 아니기에 비방향족 화합물이다.
③ 은 파이전자가 8개인 반방향족 화합물이다.

06 ②

cyclopentadiene의 탈양성자화 후 형성된 음이온은 방향족 음이온으로 예외적인 안정화 효과를 갖는다.

$$\text{C}_5\text{H}_5\text{-CH}_2 + \text{NaOH} \rightleftharpoons \text{C}_5\text{H}_5^-\text{Na}^+ + \text{H}_2\text{O}$$

$pK_a = 16.0$ $\qquad\qquad pK_a = 15.7$

07 ③

ㄷ은 편재된 1차 아민, ㄴ은 벤젠과 컨쥬게이션된 아닐린, ㄱ은 아마이드의 질소로 가장 비편재 되어 있다. 염기성은 전자가 편재될수록 증가한다.

08 ①

③, ④, ⑤번은 공명에 의한 안정화 효과가 없으며, ②번은 공명 안정화 효과는 있으나 방향족 고리가 되지는 않는다. 반면에 ①번은 다음과 같은 공명구조를 통해 방향족 고리를 포함하는 음이온이 되므로 가장 산성도가 크다.

CHAPTER 6. 방향족화합물

09 ④

①번은 다음과 같은 공명구조를 통해 방향족 고리를 포함하는 음이온이 되므로 가장 산성도가 크다.

②번 역시 공명을 통해 방향족 고리를 포함하는 음이온이 되지만 공명안정화 효과는 1번이 더 크다.

10 ①

①번은 다음과 같은 공명구조를 통해 방향족 고리를 포함하는 음이온이 되므로 가장 산성도가 크다.

②번 역시 공명을 통해 방향족 고리를 포함하는 음이온이 되지만 공명안정화 효과는 ①번이 더 크다. ③, ④의 경우는 공명을 통해 방향족 고리를 포함하는 음이온이 되지는 않으며, ⑤번은 공명에 의한 안정화 효과가 없다.

11 ②

주작용기가 카복실산으로 모체는 benzoic acid이고 카복실산이 ①번이 된다. 따라서 올바른 이름은 4-fluoro-3-methylbenzoic acid이다.

12 ①

주작용기가 하이드록시기로 모체는 phenol이고 하이드록시기가 ①번이 된다. 따라서 올바른 이름은 4-tert-butyl-3-chlorophenol이다.

CHAPTER 6. 방향족화합물

13 ④
벤젠보다 더 긴 사슬이 존재하기에 해당구조에서는 사슬이 모체이다.

14 ⑤
주작용기는 알콜이고 알콜을 포함하는 사슬은 탄소 6개짜리 사슬이기에 모체는 hexanol이고 나머지 치환기는 OH의 번호가 작아지도록 번호를 붙여 나열하면 5-methyl-1-phenyl-2-hexanol이 된다.

15 ③
주작용기가 존재하지 않기에 벤젠을 모체로 하고 치환기의 번호가 최소가 되도록 숫자를 매긴다. 따라서 2-chloro-1-ethyl-4-pentylbenzene이 된다.

16 ③
주작용기가 NH_2이므로 아닐린이 모체이고 3-chloro-2-methylaniline이 올바른 이름이다.

17 ⑤
주작용기가 존재하지 않기에 벤젠을 모체로 하고 치환기의 번호가 최소가 되도록 숫자를 매긴다. 따라서 2-bromo-4-cyclopropyl-1-propylbenzene이 된다.

18 ②
주작용기가 카복실산으로 모체는 benzoic acid이고 카복실산이 ①번이 된다. 따라서 올바른 이름은 2-bromo-4-ethylbenzoic acid이다.

19 ③
몇몇 대표적인 관용명은 외우고 있어야 한다.

20 ③
치환기의 번호가 최소가 되도록 번호를 붙이고, 알파벳순으로 치환기의 이름을 명명한다.

21 ①
toluene은 많이 사용되는 관용명이며, 2치환의 경우라면 상대적인 위치를 -ortho, -meta, -para로 나타내며, 이를 줄여 -o, -m, -p로 나타낼 수도 있다.

해설

CHAPTER 6. 방향족화합물

22 ①
X, NO₂는 우선순위가 동일하며, 번호 역시 동일하기에 알파벳을 고려하여 번호를 붙인 후 명명한다.

23 ④
치환기의 숫자가 잘못 표현되어 있다.

24 ③
제시된 물질들은 분산력과 쌍극자-쌍극자 상호작용을 고려해서 판단해야 한다. trichloro보다는 dichloro가 분산력이 작으며, dichloro 중에서는 para이성질체가 쌍극자 모멘트가 '0'이므로 분자간 상호작용이 가장 약하다. 따라서 p-dichlorobenzene의 끓는점이 가장 낮다.

25 ③
친전자성 방향족 치환반응은 첫 단계에서 첨가가 일어난 후 두 번째 단계에서 제거가 진행된다.

26 ②
친전자성 방향족 치환반응 중 니트로화반응(Nitration)의 친전자체는 HNO_3에 H_2SO_4를 산촉매로 사용하여 탈수가 일어난 NO_2^+이다.

27 ④
친전자성 방향족 치환반응 중 술폰화반응(Sulfonation)의 친전자체는 H_2SO_4를 가열하여 탈수가 진행되어 얻어지는 SO_3 또는 HSO_3^+이다.

28 ②
황산은 친전체를 만들기 위한 촉매로 사용된다.

29 ①
알킬화 반응의 친전자체는 탄소양이온이며, 따라서 탄소양이온을 만들 수 있는 다른 시약도 프리델-크래프트 알킬화반응에 사용될 수 있다.

30 ④
할로젠을 제외한 나머지 모든 활성감소기는 -m 지향성기인 이유는 공명 및 유도효과에 의해 오쏘 및 파라 위치로 친전자체가 들어갈 경우 메타 보다 불안정한 중간체가 형성되기 때문이다.

CHAPTER 6. 방향족화합물

31 ①, ③

OMe는 활성화기이며, NO₂는 활성감소기이므로 지향성은 활성화기를 따라 A와 C가 적절하다. D는 비록 OMe에 대한 오쏘위치가 맞지만 입체장애로 인해 친전자체가 들어가기가 어렵다.

32 ①, ③

NMe₂는 활성화기이며, Cl은 활성감소기이므로 지향성은 활성화기에 따라 A와 C가 적절하다.

33 ③

파이전자, 비공유전자쌍의 이동에 의한 공명구조를 그려보아야 한다. PEET 기출에서 등장하는 문제의 유형이라는 것보다는 공명구조에 대한 판단과 그림을 그릴 줄 아는 것이 유기화학을 본인의 것으로 익숙하게 만드는데 매우 중요한 역할을 하기 때문이다.

34 ③

가장 안정한 공명구조는 모든 원소가 옥텟을 만족하는 ③이다.

35 ⑤

가장 안정한 공명구조는 모든 원소가 옥텟을 만족하는 ⑤이다.

36 ④

분자의 전하의 합인 -1인 공명구조이어야 하나, ④의 구조는 전하의 합이 0으로 공명구조가 아니다.

37 ①

공명으로 전자를 줄 수 있는 EDG는 ㄱ, ㅁ, ㅂ이다.

38 ④

질소양이온은 EWG로 작용하기에 활성감소기이며 meta지향성이다.

39 ②

주어진 반응은 분자 내 F-C 아실화반응이므로 AlX₃(또는 FeX₃)가 루이스 산 촉매로 필요하다.

CHAPTER 6. 방향족화합물

40 ③
ㄱ, ㄴ의 치환기는 EDG이며 ㄷ의 치환기는 EWG이므로 가장 전자밀도가 부족한 벤젠은 ㄷ이다. 따라서 친전자성 치환반응의 반응성이 가장 작은 물질은 ㄷ이 된다.

41 ④
방향족 곁사슬 산화반응은 벤질-수소가 하나라도 존재하는 경우 $KMnO_4$ 또는 $Na_2Cr_2O_7$과 반응하여 알킬벤젠으로부터 벤조산을 만드는 반응이다.

42 ②
할로젠은 EWG이지만 -o, -p 지향성기이다.

43 ②
CN은 EWG이므로 메타지향성기이다.

44 ⑤
OCH_3는 EDG이므로 오쏘, 파라 지향성기이다.

45 ②
OCH_3는 활성화기이며 오쏘, 파라지향성기이다. 또한 Cl은 활성감소기임에도 불구하고 오쏘, 파라 지향성기일 뿐이다.

46 ④
모두 벤질탄소양이온이나 치환기에 따라 안정성이 서로 달라진다.

CHAPTER 6. 방향족화합물

Inductive effect

따라서 ㄴ이 가장 안정하고 ㄷ이 가장 불안정한 탄소양이온이다.

47 ③
치환기에 따른 벤젠의 전자밀도가 증가하는 순서는 ④ < ① < 벤젠 < ② < ⑤ < ③ 이다.
즉, ①과 ④는 치환기가 없는 벤젠보다 전자밀도가 작다.

48 ⑤
-m 지향성기는 CHO 뿐이다.

49 ⑤
벤젠은 방향족성을 가지기에 대단히 안정하다. 따라서 반응성이 작기에 EAS를 하려면 촉매가 필요하다. 이때의 촉매는 벤젠을 불안정하게 만드는 것이 아니라 좋은 친전자체를 만드는 역할을 돕는다.

50 ③
EAS는 방향족 화합물의 전자밀도가 클수록, 중간체의 안정성이 클수록 반응속도가 증가한다. 따라서 치환기로 EDG가 존재하면 속도가 증가하며, EWG가 존재하면 속도는 감소한다.
주어진 보기의 치환기는 모두 EDG이며, 보기의 벤젠은 치환기가 없기에 상대적으로 속도가 느리다.

51 ④
주어진 보기의 치환기들은 모두 EWG이며, 이중 F는 상대적으로 가장 약한 EWG이기에 가장 반응성이 크다.

52 ①
EDG가 있는 경우 -o, -p지향성인 이유는 친전자체가 -o, -p에 첨가된 후 형성된 중간체의 안정성이 가장 크기 때문이다. 이는 탄소양이온이 EDG가 있는 탄소에 직접 배치되어 EDG에 의한 직접적인 안정화가 가능하기 때문이다. 따라서 주어진 보기의 구조 중 공명혼성체에 가장 큰 기여도를 주는 구조(가장 안정한 구조)는 EDG인 CH_3가 있는 탄소에 +가 있는 구조이다.

CHAPTER 6. 방향족화합물

53 ②
위와 동일한 이유로 EDG인 OCH_3가 있는 탄소에 +이 배치되면 OCH_3와의 공명으로 옥텟이 만족되는 안정한 구조가 형성된다.

54

55

56 ③
ㄱ. 3-ethylbenzenesulfonic acid를 산성 수용액하에서 반응을 시키면 탈설폰화 반응(desulfonation)이 일어나기에 생성물은 ethylbenzene이 맞다.
ㄷ. $-NHCOCH_3$ 치환기는 활성화기(activator)이며 오쏘, 파라 지향성기이다.

57 ⑤
EAS에서 활성화기는 주어진 치환기중 ①, ②, ⑤이며 ③, ④는 활성감소기에 해당한다. 이중 가장 강한 활성화기는 ⑤이다.

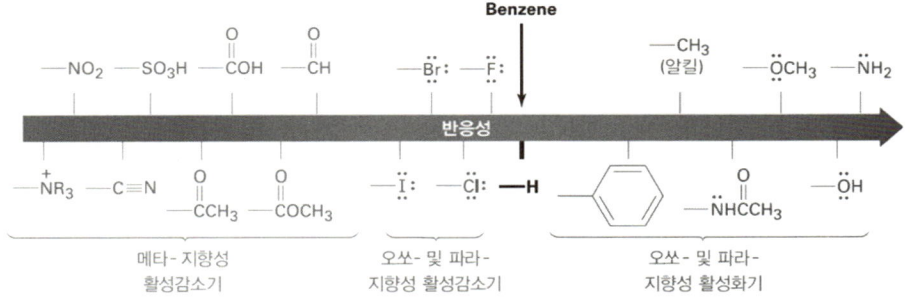

58 ①
Br과 SO_3H는 EWG이며, CH_3와 $NHCOCH_3$는 EDG이다.
따라서 문제에서 제시된 물질들의 반응성이 증가하는 순서는 ④ < ⑤ < ② < ③ < ①이다.

CHAPTER 6. 방향족화합물

59 ④
F-C 알킬화반응은 강한 EWG인 NO_2가 있는 경우에는 진행되기 어려우며, 할로젠은 EWG이고 CH_3는 EDG이며 OCH_3는 강한 EDG이므로 제시된 물질들 중에서는 anisole이 가장 반응속도가 빠르다.

60 ③
주어진 〈에너지도표〉를 통해 Y가 치환된 경우 benzene보다 속도가 느림을 알 수 있으며, meta가 주생성물임을 알 수 있다.
따라서 Y는 EWG이므로 주어진 보기 중에서는 CO_2H를 선택해야 한다.

61 ④
Br은 EWG이고, $NHCOCH_3$는 EDG이므로 EDG에 대한 지향성을 따라 반응이 진행되어야 하며, 올바른 생성물은 다음과 같다.

<chemical reaction: 4-bromo-acetanilide + Br₂/FeBr₃ → 2,4-dibromo-acetanilide>

62 ②, ④
(가)에는 C=O가 직접 결합되어 있기에 전자밀도가 감소하며, (나)에는 비공유전자쌍을 가지고 있는 N이 결합되어 있기에 전자밀도가 증가한다. 따라서 할로젠화반응의 반응성은 (나)가 더 크기에 반응은 (나)에서 진행된다.

63 ④
(가)에 있는 치환기는 EWG이며, (나)에 있는 치환기는 EDG이다. 또한 A와 B는 분자식이 다르므로 이성질체관계가 아니다.

64 ③
A에서 ㄱ은 C=O가 직접 결합되어 있기에 전자밀도가 감소하며, ㄴ은 비공유전자쌍을 가지고 있는 N이 결합되어 있기에 전자밀도가 증가하므로 반응성은 ㄴ이 더 크다.
B에서 ㄴ은 C=O가 직접 결합되어 있기에 전자밀도가 감소하며, ㄱ은 비공유전자쌍을 가지고 있는 O가 결합되어 있기에 전자밀도가 증가하므로 반응성은 ㄱ이 더 크다.
C에서 NO_2가 Cl보다 더 강한 EWG이므로 전자밀도는 상대적으로 ㄴ이 더 크다. 따라서 반응성은 ㄴ이 더 크다.

해설

CHAPTER 6. 방향족화합물

65 ⑤

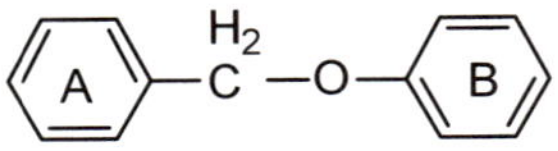

B가 더 강한 EDG가 결합되어 있기에 전자밀도가 더 커서 EAS의 반응성이 좋다.

66 ⑤

EAS 두 번째 단계의 추진력(driving force)는 방향족성의 회복이다.

67 ③

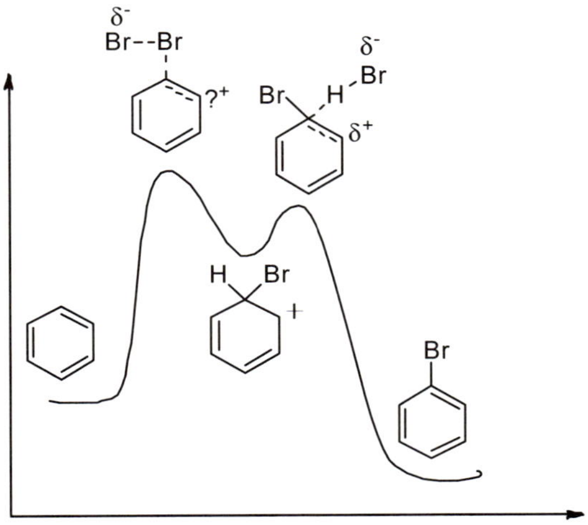

68 ④

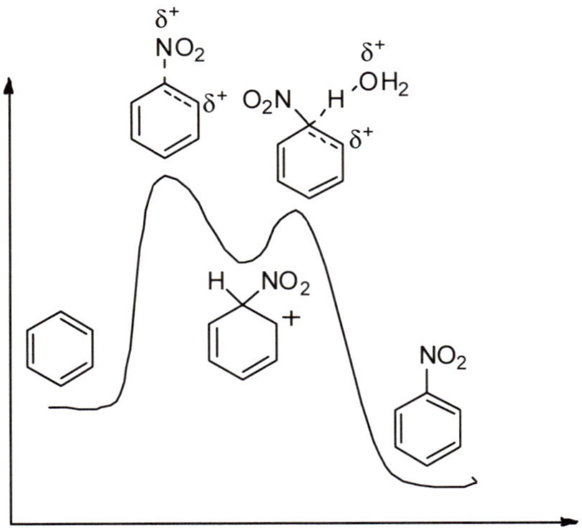

CHAPTER 7. 입체화학

01 ④, ⑤
ㄱ. 공명구조관계
ㄴ. 분자식이 다르므로 서로 다른 물질이다.
ㄷ. 분자식이 동일하며 결합의 연결순서가 다르므로 구조이성질체 관계이다.
ㄹ. 분자식이 다르므로 서로 다른 물질이다.
ㅁ. 분자식이 동일하며 결합의 연결순서가 다르므로 구조이성질체 관계이다.
ㅂ. 공명구조관계
ㅅ. 케토-엔올 토토머 관계이다.

02 ②
질소의 혼성은 아릴 질소이므로 sp^2이며, 카이랄 탄소의 입체배열은 (S)이다. 또한 이중결합의 입체배열은 (E), (Z)이며, 카이랄 중심은 모두 5개이다.

03 ③
(가)는 각각 2,3-dimethylbutane과 2,2-dimethylbutane으로 구조이성질체이다.
(나)는 분자식이 다른 서로 다른 물질이며, 이성질체가 아니다.
(다)는 각각 cis-1,2-dimethylcyclohexane과 trans-1,2-dimethylcyclohexane으로 서로 기하 이성질체이다.

04 입체배열이 (2R,3R)로 표현되면 맞는 표현이며 꼭 아래와 동일하게 그려져야만 하는 것은 아니다.

(2R,3R)-2-bromo-3-methylhexane

CHAPTER 7. 입체화학

05 ①
문제에서 주어진 두 구조의 메틸기를 a ~ f 로 바꾸어서 나타냈을 때, a와 c(1, 4번 위치)는 cis이며, b와 c(1, 2번 위치)도 cis이다. 그러나 d와 f(1, 4번 위치)는 cis이며, e와 f(1, 2번 위치)는 trans이다. 따라서 공간상의 배치가 서로 다른 두 구조이기에 입체이성질체라고 보아야 한다.

06 ③
A는 분자 내에 카이랄 중심이 없고, 분자 내에 대칭면이 존재하므로 광학비활성이다.
B는 분자 내에 카이랄 중심이 3개 존재하고 분자 내에 대칭면이 없으며, 거울상과 겹쳐지지 않으므로 광학활성이다.

07 ①
D, L형과 (+), (−) 광학활성과는 관계가 없다. 즉, 우선성(Dextrorotatory)은 (d) 혹은 (+)로 표현되며, 좌선성(Levorotatory)은 (l) 혹은 (−)로 표현될 뿐 대문자 D, L을 이용하여 우선성과 좌선성을 구별하지는 않는다. 거울상 이성질체는 분광학적 성질(빛에 대한 활성)은 다르며 물성은 동일하다. 부분입체이성질체는 분광학적 성질과 물성이 모두 다르며 메조화합물은 거울상과 겹쳐지므로 물성이 동일하다.

08 ②
금속촉매 수소첨가반응에 의해 카이랄 탄소가 사라졌으며, 분자 내에 대칭면이 존재하므로 광학비활성인 물질이 되었다.

09 ③
아래의 구조에 표현된 것처럼 모두 5개의 카이랄 탄소가 존재한다.

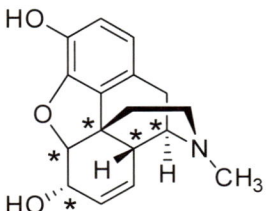

CHAPTER 7. 입체화학

10 ②, ⑤
거울상 이성질체란 거울상과 겹쳐지지 않는 물질을 말하며, 이러한 경우 광학활성을 갖는다.
따라서 광학활성을 갖는 물질을 찾으면 된다.

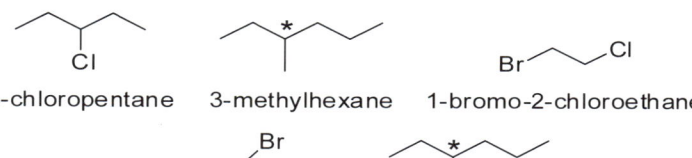

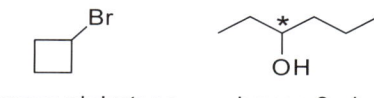

11 ①, ⑤
거울상 이성질체가 없다는 것은 거울상과 겹쳐진다는 의미이며, 곧 광학비활성인 물질을 의미한다.

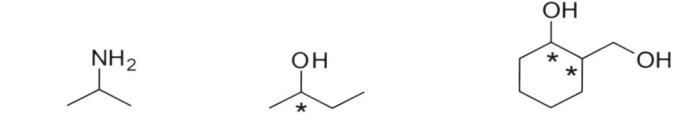

12 ①
분자 내에 카이랄 중심이 하나인 물질은 언제나 광학활성이다.

13 ④

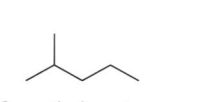

CHAPTER 7. 입체화학

14 ②
A와 B는 거울상 이성질체관계이며, B와 D는 불포화도가 다르기에(즉, 분자식이 다르기에) 전혀 다른 물질이며, C는 분자 내에 카이랄 중심이 없으며 대칭면이 존재하므로 광학비활성인 물질이다. 또한 B의 두 치환기는 trans일 뿐, 가리워진 형태이기에 고우시관계가 될 수 없다.

15 ④

① cis, trans 기하이성질체

② 부분입체 이성질체

③ 부분입체 이성질체

④ 거울상 이성질체

⑤ 동일물질

16 ③
거울상 이성질체의 정의에 의해 물성은 동일하며 평면편광의 회전방향만이 다르다.

17 ④
거울상 이성질체란 거울상과 겹쳐지지 않는 물질을 말하며, 이러한 경우 광학활성을 갖는다. 따라서 광학활성을 갖는 물질을 찾으면 된다.

18 ④
광학활성이 없다는 것은 거울상 이성질체가 없다는 것을 의미하며, 곧 거울상과 겹쳐진다는 것을 의미한다.

CHAPTER 7. 입체화학

19 ④
〈보기〉에 주어진 화합물의 절대배열은 (R)이므로 보기에 주어진 구조 중 입체배열이 반대인(S)배열인 구조를 찾으면 된다.

20 ③
① 입체배열이 모두 (S)로 동일물질이다.
② 입체배열이 모두 (S)로 동일물질이다.
③ 거울상 이성질체
④ 입체배열이 모두 (R, S)로 동일물질이다.
⑤ 부분입체 이성질체

21 ③
CIP(Cahn-Ingold-Prelog)규칙에 의해 판단한다.
rule 1. 이중 결합 탄소 각각을 분리하여 고려하고, 탄소에 직접 연결된 두 원자를 찾아서 원자번호에 따라 우선순위를 정한다. 원자번호가 높을수록 우선순위가 높다. 번호가 동일할 때는 질량이 큰 원자의 우선순위가 높다.
rule 2. 만일 치환기의 첫 번째 원자들로 우선순위를 정할 수 없을 때는 우선순위의 차이가 나타날 때까지 비교해 본다.
rule 3. 다중 결합 원자들은 같은 수의 단일 결합을 하고 있는 것과 동등하다.

22 ②
(a)의 우선순위는 $Cl > OH > CH_3 > H$이므로 (S), (b)의 우선순위는 $Cl > COOH > C_6H_5 > H$이므로 (S)가 된다.

23 ④
CIP에 따라서 C1의 우선순위는 $OH > CH(CH_3)NHCH_3 > C_6H_5 > H$ 이므로 (R)이며, C2의 우선순위는 $NHCH_3 > CH(OH)C_6H_5 > CH_3 > H$이므로 (S)가 된다.

24 ⑤
〈보기〉에 주어진 화합물은 모두 (S)배열을 갖는다.

25 ②
ㄱ.은 (S), ㄴ.은 (R), ㄷ.은 (S)배열을 갖는다.

CHAPTER 7. 입체화학

26 ⑤
① 우선순위 : H < Benzyl < CH$_2$OH < OH 이므로 입체배열은 (R)이다.
② 우선순위 : CH$_3$ < Benzyl < CH$_2$OH < OH 이므로 입체배열은 (R)이다.
③ 우선순위 : CH$_2$CH$_3$ < Benzyl < CH$_2$OH < OH 이므로 입체배열은 (R)이다.
④ 우선순위 : Benzyl < CH$_2$OH < CH$_2$Cl < OH 이므로 입체배열은 (R)이다.
⑤ 우선순위 : Benzyl < CH=CH$_2$ < CH$_2$OH < OH 이므로 입체배열은 (S)이다.

27 ④
CIP 규칙에 따라서 우선순위를 판단하여 결정한다.

28 ②
CIP 규칙에 따라서 우선순위를 판단하여 결정한다.

29 ①
CIP 규칙에 따라 우선순위를 고려하여 R/S를 판단해야 한다.

(1R,3S,4S)-3-isopropyl-4-methylcyclopentanol

30 ⑤
CIP 규칙에 따라서 우선순위를 판단하여 결정한다.

31 ①, ③
①은 분자 내에 카이랄 중심이 두 개 존재하고 대칭면을 갖는 메조화합물이며, ③은 분자 내에 카이랄 중심이 없고 대칭면이 존재하므로 광학비활성인 물질이다.

32 ③
정의에 따라 카이랄탄소(비대칭탄소)를 갖는 물질은 ③번뿐이다.

CHAPTER 7. 입체화학

33 ④
아래의 구조에 나타낸 것과 같이 카이랄 탄소의 개수는 순서대로 3, 1, 2이다.

34 ③
아래의 구조에 나타낸 것과 같이 모두 4개의 카이랄 탄소를 갖는다.

35 ④
④번은 분자 내에 카이랄 중심을 가지지 않으며, 분자 내에 대칭면이 존재하므로 거울상과 겹쳐지기에 거울상 이성질체를 갖지 않는 광학비활성인 물질이다.

36 ①
주어진 A의 입체배열이 (3S, 4E)이므로 입체배열이 (3R, 4E)인 구조를 찾아야 한다.

37 ③
문제에 주어진 두 구조는 Br과 Cl의 결합되어있는 위치가 다르므로 구조이성질체 관계이다.

38 ②
아래와 같이 두 개의 기하이성질체가 존재하며 카이랄 탄소가 없고, 대칭면이 존재하기에 광학비활성이다.

(E)-2-bromopenta-1,3-diene   (Z)-2-bromopenta-1,3-diene

CHAPTER 7. 입체화학

39 ②

주어진 반응을 통해 얻어진 생성물 A에는 카이랄 탄소가 2개 그리고 이중결합이 존재한다. 그러나 반응물에 있던 카이랄 탄소는 (R)배열로 고정되어 있고, 반응을 통해 새로이 만들어진 카이랄 탄소는 R과 S배열이 될 수 있다. 또한 이중결합은 cis/trans로 존재할 수 있으므로 반응을 통해 얻어지는 이성질체의 혼합물은 4개라고 할 수 있다.

40 ③

R배열을 갖는 물질의 거울상 이성질체는 S배열을 갖는다. 또한 실험을 통해 평면편광의 회전도를 관찰하기 전까지는 좌선성과 우선성을 입체배열만으로는 결정할 수 없다.

41 ⑤

A	B	C	D
(2R,3R)-3-bromobutan-2-ol	(2S,3S)-3-bromobutan-2-ol	(2R,3S)-3-bromobutan-2-ol	(2S,3R)-3-bromobutan-2-ol

따라서 A와 B는 거울상 이성질체관계이므로 같은 양이 존재하면 라세미혼합물이어서 광학비활성이며, C와 D도 거울상 이성질체 관계이기에 라세미혼합물이므로 광학비활성이다.
또한 B와 C는 부분입체 이성질체 관계이며, A와 C도 부분입체 이성질체 관계이고, A와 D도 부분입체 이성질체 관계이다.

42 ③

금속촉매 수소첨가반응을 통해 A는 2-methylbutane인 광학비활성인 물질이 되고, B는 2,4-dimethylpentane인 광학비활성인 물질이 얻어지며, C는 2,3-dimethylpentane인 카이랄 중심을 갖는 알케인이 얻어지게 된다. 물론 C에 의해 얻어진 생성물은 racemic 혼합물이므로 광학비활성이 되지만 각각의 알케인은 광학활성이므로 카이랄 알케인이라고 말할 수 있다.

43 ③, ⑤

① 생성물은 2-chloro-2-methylbutane으로 광학비활성
② 생성물은 2-methylbutane으로 광학비활성
③ 생성물은 2,3-dichloro-2-methylbutane으로 카이랄 탄소를 갖는 물질

CHAPTER 7. 입체화학

④ 생성물은 2-methylbutan-2-ol로 광학비활성
⑤ 생성물은 3-bromo-2-methylbutan-2-ol로 카이랄 탄소를 갖는 물질

44 ②
A는 메조화합물이며, D는 분자 내에 카이랄 중심이 없고, 대칭면이 존재하는 광학비활성인 물질이다.

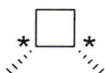 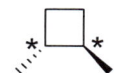 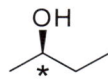 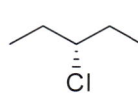 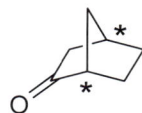

45 ③
C(광학활성)는 금속촉매수소첨가반응을 통해 cis-1,2-dimethyl cyclobutane (메조화합물)과 trans-1,2-dimethyl cyclobutane (광학활성)이 얻어진다.

46 ①
A(광학비활성)는 금속촉매수소첨가반응을 통해 cis-1,4-dimethyl cyclobutane (광학비활성)과 trans-1,4-dimethyl cyclobutane (광학비활성)이 얻어진다.

47 ②
B(광학활성)는 금속촉매수소첨가반응을 통해 cis-1,4-dimethyl cyclobutane (광학비활성)과 trans-1,4-dimethyl cyclobutane (광학비활성)이 얻어진다.

48 ④
분자 내에 대칭면이 존재하는 물질은 거울상과 겹쳐지므로 광학활성이 없다. 또한 메조는 광학비활성인 물질 중 하나일 뿐이며, 좌선성, 우선성은 실험을 통해 측정하는 것이며, R/S를 통해 판단할 수는 없다. 카이랄 중심이 2개 이상인 물질 중에는 광학비활성인 물질들도 존재하며, 예로 메조화합물이 있다.

49 ②
ㄱ과 ㄷ은 분자 내 대칭면이 존재하여 광학활성이 없으나, ㄴ, ㄹ은 분자 내에 대칭면도 없으며, 거울상과도 겹쳐지지 않기에 광학활성이 존재한다.

50 ①
ㄱ, ㄴ은 메조화합물이며, ㄹ은 카이랄 중심이 없고 분자 내에 대칭면이 존재하는 광학비활성인 물질이고, ㄷ은 거울상과 겹쳐지지 않는 광학활성이 있는 물질이다.

CHAPTER 7. 입체화학

51 ③
각각의 탄소, 질소, 인은 모두 카이랄 중심이다. 각 구조당 1개씩이 존재하므로 합은 3개이다.

52 ②
다음 ①, ④, ⑤는 모두 Meso 화합물이다.

③은 분자 내에 대칭면이 존재하며 광학비활성인 물질이다.

53 ②
2,3-dichlorobutane 이며 주어진 뉴먼 투영식을 회전시켜 대칭면이 존재하는 구조를 찾는다.

54 ②
주어진 A를 평면구조로 바꾸어보면 B와 거울상 이성질체관계임을 확인할 수 있다.

55 ④
①은 S에 비공유전자쌍이 존재하므로 카이랄 중심이 되며, 분자내에 대칭면이 없는 광학활성인 물질이다. ②, ③, ⑤는 역시 모두 분자 내에 카이랄 탄소가 하나씩 존재하는 물질이며, 분자 내에 카이랄 중심이 하나인 물질은 언제나 광학활성이고 ④는 메조화합물이다.

56 ③
① 분자 내에 카이랄 탄소가 1개 존재하며, 이런 경우에는 언제나 거울상 이성질체를 갖는다.

CHAPTER 7. 입체화학

② 분자 내에 카이랄탄소는 없으나, 대칭면이 존재하지 않고 거울상과 겹쳐지지 않으므로 광학활성을 가지며, 거울상 이성질체도 존재한다.
③ 분자 내에 카이랄 탄소가 2개 존재하며, 분자 내에 대칭면이 존재하므로 메조화합물이고 이러한 메조화합물은 거울상과 겹쳐진다.
④ 분자 내에 카이랄 탄소가 2개 존재하며 분자 내에 대칭면이 존재하지 않으며 거울상과 겹쳐지지 않으므로 광학활성을 가지며 거울상 이성질체를 갖는다.
⑤ 분자 내에 카이랄탄소는 없으나, 대칭면이 존재하지 않고 거울상과 겹쳐지지 않으므로 광학활성을 가지며, 거울상 이성질체도 존재한다.

57 ②
메조화합물은 분자 내에 카이랄 중심이 2개 이상이며, 광학비활성인 물질이다. 주어진 보기의 물질 중 이러한 조건을 만족하는 경우는 ②번이다.

58 ②
라세미 혼합물은 거울상이성질체의 동량혼합물로서 광학비활성인 물질이다.

59 ④
메조화합물은 거울상이성질체를 가지지 않으므로 거울상이성질체의 동량혼합물인 라세미혼합물을 만들 수 없다.

60 ④
알켄에 대한 HCl첨가반응을 통해 얻어지는 생성물은 (R)-2-chlorobutane과 (S)-2-chlorobutane 이며, 이들은 1 : 1의 혼합물로 얻어지기에 라세미혼합물이라 부른다.

61 ①
$$52.8 = \frac{15.8}{c}$$
$$c = 0.299$$

62 ④
메조화합물이 존재하므로 입체이성질체의 수는 3개이다.

63 ②
A의 입체배열은 위에서부터 (S,R)이고 B의 입체배열은 위에서부터 (S,S)이므로 서로 부분입체이성질체 관계이다.

CHAPTER 7. 입체화학

64 ③
B와 D는 분자식은 동일하나 결합의 연결순서가 다른 구조이성질체이다.

65 ①
A와 D는 서로 거울상이성질체관계이다.

66 ②
A와 C는 cis/trans기하이성질체 관계이며, 달리 부분입체이성질체라고도 말할 수 있다.

67 ③
A와 E는 분자식은 동일하나 결합의 연결순서가 다른 구조이성질체이다.

68 ③
E와 F는 3치환알켄이므로 cis/trans가 아니라 E/Z배열을 갖는 기하이성질체 혹은 부분입체이성질체이다.

69 ③
ㄱ은 광학활성, ㄴ은 메조화합물, ㄷ은 광학비활성이므로 ㄱ + ㄴ은 ㄱ으로 인해 광학활성이다.

70 ⑤
A는 메조화합물, B는 광학활성, C는 광학비활성, D는 광학활성

71 ③
B + C는 B로 인해 광학활성이며, B + D는 라세미혼합물이므로 광학비활성이다.

72 ③
A ~ D가 혼합되어 있을 때 B와 D는 거울상이성질체 관계이기에 물성이 동일하여 분별증류에 의해 분리되지 않는다. 따라서 A, C 그리고 B + D 처럼 3 종류로만이 분리가 가능하다.

CHAPTER 7. 입체화학

73 ⑤
ㄴ의 경우 주어진 뉴만투영식에 의해 나타내어진 구조를 인식하기 쉽게 쐐기-대쉬 표현법으로 바꾸면 그들의 관계를 보다 쉽게 파악할 수 있다. 〈보기〉에 주어진 각 화합물의 관계는 모두 바르게 나타내어져 있다.

74 ④
④의 두 물질은 부분입체이성질체관계이다.

(2R,3S)-butane-1,2,3,4-tetraol   (2R,3R)-butane-1,2,3,4-tetraol

75 ②

ㄱ. $2^6 = 64$ ㄴ. $2^2 = 4$ ㄷ. $2^2 - 1 = 3$

76 ④

ㄱ. $2^2 - 1 = 3$ ㄴ. $2^3 = 8$ (E + Z)   ㄷ. $2^2 = 4$

77 ②
수소첨가반응에 의해 얻어지는 생성물은 모두 2-methylbutane으로 동일물질이다.

CHAPTER 7. 입체화학

78 ①

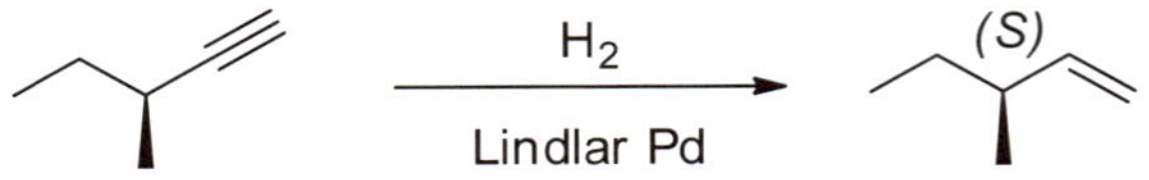

79 ③
③의 두 화합물은 동일한 화합물이다.

80 ④

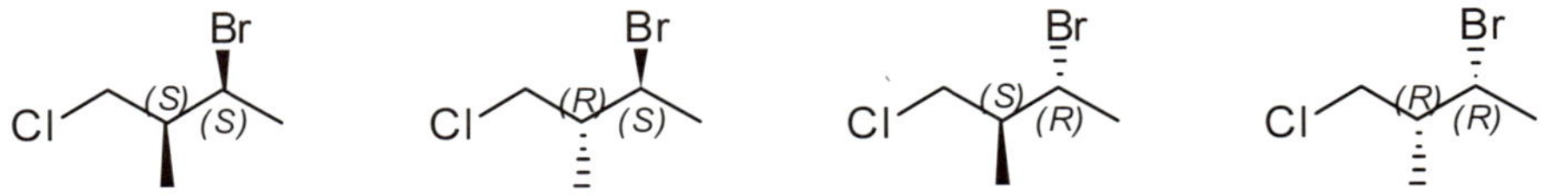

81 ②
B의 입체생성중심은 3개로 가능한 입체이성질체의 개수는 총 8이다.

82 ⑤
E는 입체생성중심이 존재하지 않기에 가능한 입체이성질체가 존재하지 않는다.

83 ⑤
카이랄 중심이 2개 이상 존재하여도 대칭면이 존재하는 경우 거울상과 겹쳐지며 광학활성이 존재하지 않는 메조(Meso)이다.

84 ③
A, B, C는 모두 카이랄중심이 존재하나 A는 거울상과 겹쳐지는 메조로 광학활성이고 B, C는 거울상과 겹쳐지지 않는 광학비활성이다.

85 ②, ③

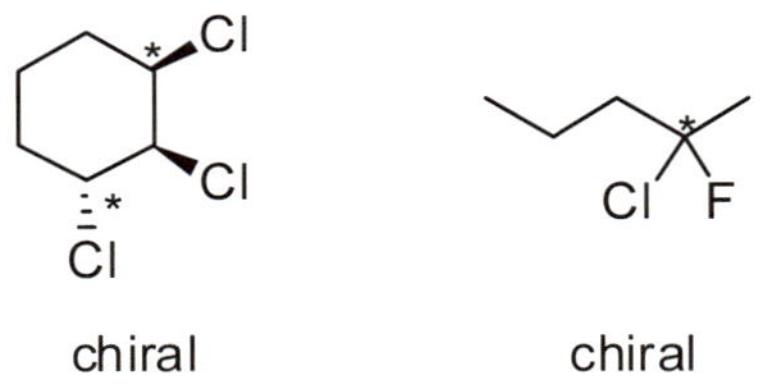

CHAPTER 7. 입체화학

86 ④
두 화합물은 부분입체이성질체 관계이다.

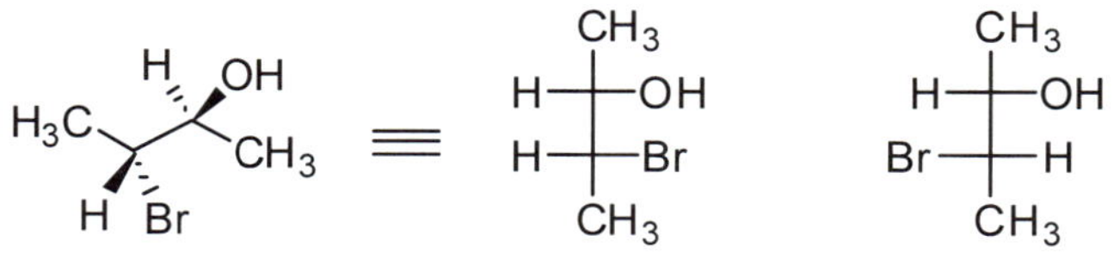

87 ①
카이랄 중심의 합은 총 8개이다.

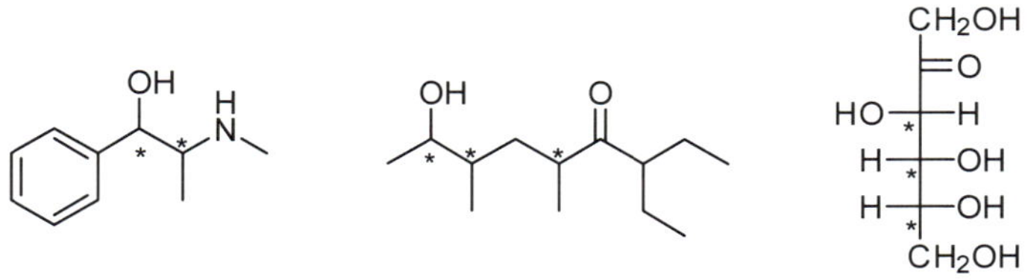

88 ②

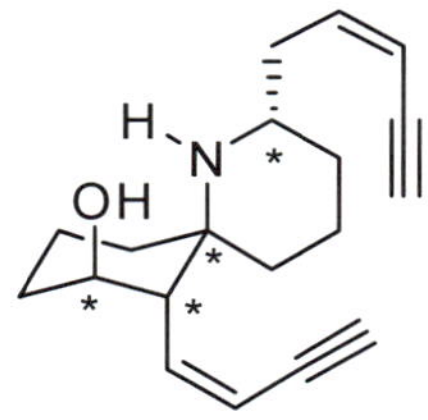

89 ④
거울상이 아닌 모든 입체이성질체를 부분입체이성질체라 한다.

90 ③

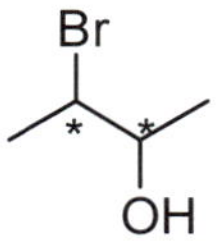

A는 총 4개의 입체이성질체를 가지며, B는 메조가 존재할 수 있어 총 3개의 입체이성질체를 갖는다. C는 3개의 카이랄 중심으로 총 8개의 입체이성질체가 존재할 수 있다.

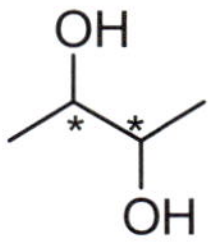

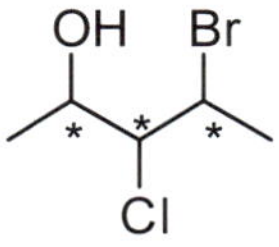

CHAPTER 7. 입체화학

91 ②

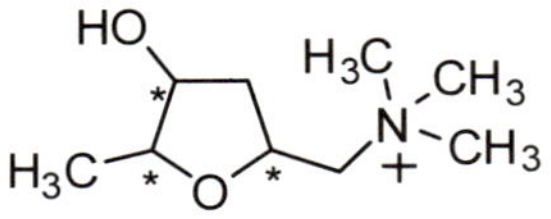

카이랄중심이 3개로 총 8개의 입체이성질체가 존재한다.

92 ④

메조화합물은 카이랄중심이 존재하여도 거울상과 겹쳐지는 광학비활성이다.

93 ③

분자 내에 대칭면이 존재하는 것은 B, C, E, F 이다.

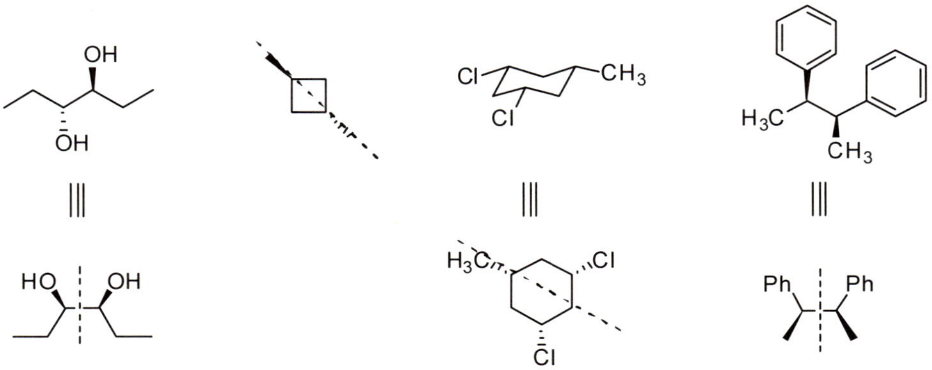

CHAPTER 8. 알킬할라이드

01 ④

(Z)-2-bromo-3,4-dimethylpent-2-ene

---

02 ⑤

치환기의 번호가 최소가 되도록 숫자를 매긴 후 알파벳 순으로 나열한다.

---

03 ②

치환기의 번호가 최소가 되도록 숫자를 매긴 후 알파벳 순으로 나열한다.

---

04 ②

치환기의 번호가 최소가 되도록 숫자를 매긴 후 알파벳 순으로 나열한다.

---

05 ④

치환기의 번호가 최소가 되도록 숫자를 매긴 후 알파벳 순으로 나열한다.

---

06 ④

알킬할라이드의 차수는 α-탄소의 차수로 구별한다.

---

07 ④

S_N2반응의 속도식은 Rate = k[기질][친핵체]이므로 각각 두 배씩 증가시켰다면 반응속도는 4배가 빨라진다.

---

08 ①

2차 치환반응 속도식은 S_N2를 의미하며, S_N2의 기질에 따르는 반응속도는 이탈기가 모두 동일하므로 입체장애가 작고, α-탄소의 전자밀도가 작을수록 증가한다.

---

09 ⑤

1차 치환반응 속도식은 S_N1을 의미하며, 주어진 문제에서 S_N1의 기질에 따르는 반응속도는 이탈기가 모두 동일하므로 탄소양이온의 안정성이 클수록 증가한다.

해설

CHAPTER 8. 알킬할라이드

10 ②
문제에서 제시한 음이온들의 안정성을 고려하면 $CH_3^- < NH_2^- < OH^- < F^- < Br^-$ 이므로 Br^-이 가장 좋은 이탈기다.

11 ①, ②
주어진 반응은 S_N1이며, 생성물은 라세미혼합물로 얻어진다. 따라서 입체배열이 (R), (S)인 것을 모두 고르면 된다.

12 ①
주어진 반응은 S_N2로 진행되므로 입체배열이 반전된 구조를 찾으면 된다.

13 ①
주어진 반응은 S_N2로 진행되므로 입체배열이 반전된 구조를 찾으면 된다.

14 ①, ②
주어진 반응은 S_N1으로 진행되며, 이미 카이랄 중심이 존재하므로 생성물은 부분입체이성질체관계의 혼합물로 얻어진다.

15 ①
반응은 S_N1메커니즘에 따라 진행되었으며, 반응물로는 좋은 이탈기를 가진 RX이어야 한다.

16 ②
반응은 S_N2메커니즘에 따라 진행되었으며, 반응물로는 좋은 이탈기를 가지며 생성물과 입체배열이 반대인 RX이어야 한다.

17 ③
$NaSCH_3$는 2차 기질에서도 S_N2가 우세한 친핵체이다.

18 ①
E2메커니즘에 따라 진행되는 반응이므로 안티-준평면(Anti-periplanar)을 고려해야 한다.

CHAPTER 8. 알킬할라이드

19 ②
E2메커니즘에 따라 진행되는 반응이므로 안티-준평면(Anti-periplanar)을 고려해야 한다.

20 ②
반응은 E2메커니즘에 의해 진행되는 생성물이 주생성물이어야 한다. 또한 Anti-periplanar를 고려해야 하나 지금의 반응물은 쐐기-대쉬표현이 없으며, 단일결합으로 구성되어 있기에 단일결합의 회전에 의해 모든 베타-수소가 Br과 안티-준평면관계가 될 수 있으므로 더 많이 치환된 알켄을 주생성물로 얻으면 된다.

21 ②
반응은 E2메커니즘에 의해 진행되는 생성물이 주생성물이어야 한다. 또한 Anti-periplanar를 고려해야 하며 육각형 의자형태에서는 이탈기가 axial이어야 하며 주어진 반응물은 1,2-치환 trans이므로 (a,a)이어야 하고 따라서 isopropyl이 있는 탄소의 수소는 equatorial이므로 제거될 수 없다.

22 ①
반응은 E2메커니즘에 의해 진행되는 생성물이 주생성물이어야 한다.

23 ①
E2 메커니즘에 의해 진행되는 반응이며 이미 제시된 구조에서 H와 Cl는 Anti-periplanar(안티-준평면)관계에 놓여있다. 따라서 NaOCH$_3$에 의해 제거반응이 진행되면 그 결과 쐐기는 쐐기끼리 같은 쪽에 배치하고, 대쉬는 대쉬끼리 같은 쪽에 배치하면 ①과 같은 생성물이 얻어진다. 이때, ①은 (Z)이며 ②는 (E)이므로 안정성은 (E)가 우세하다. 그렇다고 해서 메커니즘을 무시하고 무조건 안정한 ②를 선택하면 안된다는 점에 주의하자.

24 ①
주어진 시약은 t-BuO$^-$이며, non-nucleophilic base이고 1차 RX와도 E2가 우세한 염기이지만 주어진 반응물은 S$_N$2를 가장 잘하는 1차 벤질할라이드이며, 베타-수소가 존재하지 않기에 E2가 일어날 수 없다.

25 ③
보기의 반응은 S$_N$1 메커니즘으로 진행된다.

CHAPTER 8. 알킬할라이드

26 ①
주어진 반응은 E2로 진행되며, 반응시 Cl은 모두 axial에 배치가 되어야 한다.

27 ②
S_N1 메커니즘으로 진행이 되므로 라세미혼합물이 얻어진다.

28 ③
문제에서 제시된 구조 중 S_N1반응을 가장 잘 하는 기질은 3차 기질이다.

29 ⑤
문제에서 제시된 반응은 E2이며, 반응을 통해 얻어질 수 있는 모든 생성물로 주어진 보기의 구조는 모두 옳다.

30 ②
E2는 3차 기질에서 잘 일어나며, 단일단계로 진행되기에 협동반응(concerted reaction)이라 부를 수 있다. 또한 반응속도식은 2차 속도식을 따르며, 이탈기가 좋을수록 반응속도는 증가한다. 또한 강염기일수록 보다 반응성이 증가한다.

31 ⑤
E1은 3차 기질에서 잘 일어나며, 다단계로 진행되고 1차 속도식을 따른다. 또한 기질의 농도만이 반응속도에 영향을 주며, 이탈기가 좋을수록 반응속도는 증가한다. 그리고 Anti-periplanar는 고려할 필요 없으며 zaitsev's rule만 고려하면 된다.

32 ④
정의에 따라 E2가 일어나기 위한 Anti-periplanar인 수소는 Hd와 Hc이며, He도 단일결합의 회전에 의해 제거가능한 수소이다. 이처럼 안티-준평면의 관계인 수소가 많을 때는 zaitsev's rule에 따라서 더 많이 치환된 알켄(더 안정한 알켄)을 얻을 수 있는 수소를 제거해야 한다.

33 ⑤
〈보기〉의 반응은 2차기질고 NaOEt간의 E2 메커니즘으로 진행되므로 안티-준평면을 고려해서 반응이 진행된다. 단일단계로 진행되는 반응이기에 전이상태만이 존재하며, 이때의 전이상태를 안티-전이상태라고 말한다.

CHAPTER 8. 알킬할라이드

34 ③

S_N2의 반응속도는 기질과 친핵체의 농도에 비례하며, 기질은 3차 < 2차 < 1차일수록 반응속도가 빨라진다. 주어진 문제의 경우 ①, ②는 2차 기질이며, ③, ④, ⑤는 1차 기질이다.
동일한 입체장애를 같은 1차 기질이라면 이탈기가 좋을수록 반응속도가 빠르며, 이탈기도 동일하다면 친핵성도가 좋을수록 반응속도가 빠르다.

35 ⑤

제거반응을 통해 얻어질 수 있는 생성물A의 가능한 경우는 아래와 같다.

(E) (Z) (E) (Z)

36 ③

① 1-pentene만 얻어진다.
② 1-pentene + 2-pentene이 얻어진다.
③ 2-pentene만 얻어진다.
④ 2-methylbutene이 얻어진다.
⑤ 3-methylbutene이 얻어진다.

37 ③

염기의 농도에는 영향을 받지 않고 알킬할라이드의 농도에만 영향을 받기에 해당 반응식은 1차 반응식이며, 염기가 작용하여 제거반응이 일어났기에 E1이다.

38 ⑤

가용매 분해반응은 3차 기질에서 가장 빠르게 일어난다.

39 ②

vinyl halide인 b는 S_N1반응이 일어나지 않는다. c와 d는 모두 2차 탄소양이온 중간체를 형성하지만 더 좋은 이탈기를 갖는 d의 속도가 더 빠르다. a와 e는 이탈기는 동일하지만 더 안정한 탄소양이온인 3차 알릴 탄소양이온을 형성하는 e가 더 빠르다.

40 ②

E1은 가용매분해반응으로 기질의 농도에만 의존하며 염기의 농도와는 무관하다.

CHAPTER 8. 알킬할라이드

41 ⑤
E2는 단일단계로 일어나는 반응이다.

42 ③
제거반응이 가능한 이탈기는 I, Cl, Br이 존재하는 기질이며 4번의 경우 제거 가능한 수소가 존재하지 않기에 제거반응이 불가능하다. 동일형태의 기질상 제거반응의 속도는 이탈기가 Br인 경우가 Cl인 경우보다 빠르다.

43 ⑤
이탈기가 axial로 고정되어 있는 2,4,5 중에서 가장 좋은 이탈기인 Br이 존재하는 기질이 가장 빠른 반응속도를 보인다.

44 ①
S_N2는 전이상태를 거치는 반응으로 탄소양이온 중간체를 거치지 않는다.

45 ③
이탈기의 능력이 더 좋은 Br이 Cl에 비하여 우선적으로 반응한다.

46 ①

47 ④

부분입체이성질체

CHAPTER 8. 알킬할라이드

48 ③

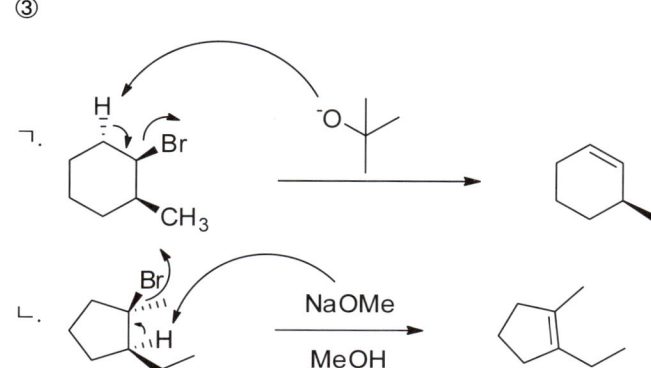

49 ⑤
anti-periplanar관계에 해당하는 수소를 제거하면 된다.

50
a. ~~~OH b. ~~~SH
c. ~~~CN d. ~~~O~
e. ~~~C≡CH f. ~~~NH$_3^+$
g. ~~~I h. ~~~N$_3$

해설

CHAPTER 9. 자유라디칼

01 ④
라디칼 치환반응에 의해 얻어지는 일 치환 생성물은 아래와 같으며, 거울상이성질체까지 포함하여 총 6개가 얻어진다.

02 ④
일반적인 라디칼 반응은 빛 혹은 가열 조건하에 개시, 전파, 종결이라는 세 단계를 통해 진행되며, 라디칼 중간체의 혼성은 sp^2라고 말할 수 있다. 또한 탄소 라디칼의 안정성이 클수록 C-H의 결합 세기는 약해진다.

03 ③
탄소라디칼 중간체의 안정성 순서는 다음과 같다.
vinyl, aryl radical < methyl radical < 1차 탄소 radical < 2차 탄소 radical < 3차 탄소 radical < allyl, benzyl radical

04 ②
라디칼이 안정할수록 C-H결합의 균일분해에 필요한 에너지가 작으며, 이를 결합해리 에너지(bond dissociation energy, BDE)라고 부른다. 따라서 삼차 탄소라디칼이 형성되는 H_b의 경우가 가장 손쉽게 제거될 수 있는 수소이다.

05 ②
라디칼이 안정할수록 C-H결합의 균일분해에 필요한 에너지가 작으며, 이를 결합해리에너지(bond dissociation energy, BDE)라고 부른다. 따라서 라디칼의 안정성 순서에 따라 allyl 자리 수소인 H_b가 가장 손쉽게 제거될 것임을 알 수 있다.

06 ①
주어진 라디칼 치환반응에서 개시단계는 Cl-Cl 결합이 균일분해되는 단계를 말한다.

07 ⑤
라디칼 치환반응에서 전파단계는 화살표의 오른쪽에 라디칼이 하나라도 생성되면 원하는 생성물이 얻어진다고 하더라도 전파단계이다. 이는 라디칼 반응의 특징이 연쇄반응이기 때문이다.

CHAPTER 9. 자유라디칼

08 ④
결합해리에너지는 균일분해에 의해 측정되며, 그에 따라서 라디칼이 형성된다. 또한 결합해리에너지가 작을수록 탄소 라디칼의 안정성은 증가하며, 사차탄소라디칼은 존재하지 않는다.

09 Neopentane

neopentane $\xrightarrow[hv]{Br_2}$ 1-bromo-2,2-dimethylpropane

10 ④
각각 ① 바이닐 라디칼 ② 일차탄소 라디칼 ③ 일차탄소 라디칼 ④ 이차벤질 라디칼 ⑤ 이차탄소 라디칼이다. 이중 가장 안정한 라디칼은 이차벤질 라디칼이다.

11 ④, ⑤
A에 의해 얻어지는 구조이성질체는 7개이며 다음과 같다.

B에 의해 얻어지는 구조이성질체는 5개이며 다음과 같다.

C에 의해 얻어지는 생성물은 다음 1개이다.

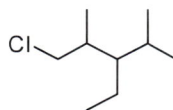

D에 의해 얻어지는 구조이성질체는 4개이며 다음과 같다.

E에 의해 얻어지는 구조이성질체는 4개이며 다음과 같다.

CHAPTER 9. 자유라디칼

12 ④
일반적으로 S-character가 증가할수록 C-H결합력은 증가한다.
또한 S-character가 동일한 경우에는 3차수소 < 2차수소 < 1차수소일수록 C-H결합력은 증가한다. 이러한 결합해리에너지는 균일분해에 의한 탄소라디칼의 안정성으로 판단할 수 있으며, 탄소라디칼이 안정할수록 결합해리에너지가 작다.

13 ③

$$Br-Br \xrightarrow{h\nu} Br\cdot$$

$$Br\cdot + \text{(isobutane)} \xrightarrow{h\nu} \text{(tert-butyl radical)} + HBr$$

$$\text{(tert-butyl radical)} + Br-Br \longrightarrow Br\cdot + \text{(tert-butyl bromide)}$$

14
a. 결합 세기는 생성되는 탄소라디칼의 안정성에 반비례하기에 결합 세기의 순서는 [2] < [3] < [1]이다.
b. 탄소라디칼은 차수가 증가할수록 안정하다.

(1차 라디칼) < (2차 라디칼) < (3차 라디칼)

c. H 제거의 용이도는 결합 세기에 반비례하기에 [1] < [3] < [2]이다.

15 아릴(aryl)자리 탄소라디칼은 형성이 불가능하기에 아래와 같은 중간체가 얻어질 수 없어 유일하게 만들어 질 수 있는 탄소라디칼인 벤질(benzyl)자리 탄소라디칼 중간체를 거쳐 주생성물은 A가 얻어진다.

benzyl C·   aryl C·
H₃C—⟨benzene⟩—CH₂·   H₃C—⟨benzene·⟩—CH₃
형성 가능   형성 불가능

CHAPTER 10. 알코올과 에터

01 ③
우선순위가 가장 높은 OH기 다음으로 치환기들의 번호가 최소가 되도록 명명한다.

02 ⑤
우선순위가 가장 높은 OH가 1번이 되도록, 다중결합을 포함하는 사슬을 모체가 되도록 명명한다.

03 ③
우선순위가 가장 높은 OH기의 번호가 최소가 되도록 명명한다.

04 ②
우선순위가 가장 높은 OH기의 번호가 최소가 되도록 명명한다.

05 ①
IUPAC 규칙에 따라 OH의 우선순위가 높으므로 번호가 작아지도록 번호를 붙인다. 연후 입체배열을 고려한다.

06 ①
가장 긴 주 사슬을 찾고 OH의 번호가 작아지도록 번호를 붙인다.

07 ③
가장 긴 주 사슬을 찾고 OH의 번호가 작아지도록 번호를 붙인다.

08
a) (E)-4,5,5-trimethylhex-3-en-1-ol
b) 5-ethyl-3,4-dimethyloctan-3-ol
c) 3-methylcyclopent-3-enol
d) 3-(2-bromopropyl)-6,6-dimethylheptan-2-ol

09
a) 3-ethyl-6-methylheptan-2-ol
b) (2R,3S)-2-bromopentane-1,3-diol
c) 4-bromo-2-propylhexan-1-ol
d) (E)-4-chloro-3-methylpent-3-en-1-ol

CHAPTER 10. 알코올과 에터

10 ④
산화-환원반응을 고려할 때는 반응에 관여하는 탄소의 산화수를 비교하여 판단한다.
ㄱ. Cl이 연결된 탄소의 산화수가 $-1 \rightarrow -3$로 감소하였다.
ㄴ. 카보닐탄소의 산화수가 $+2 \rightarrow +3$으로 증가하였다.
ㄷ. Cl이 연결된 탄소의 산화수가 $0 \rightarrow -2$으로 감소하였다.
ㄹ. 알켄의 양쪽 탄소의 산화수합이 $-4 \rightarrow -2$로 증가하였다.

11 ②
ㄱ. 산화수가 $0 \rightarrow -2$로 감소하였다.
ㄴ. OH가 치환되는 탄소의 산화수가 $-3 \rightarrow -1$로 증가하였다.
ㄷ. 카보닐탄소의 산화수가 $+3 \rightarrow +1$로 감소하였다.
ㄹ. 알켄탄소의 산화수가 $-2 \rightarrow -4$로 증가하였다.

12 ②
알켄에 HBr을 첨가 시 반응전후에 산화수의 변화가 없으므로 산화반응이 아니다.

13 ⑥
반응이 일어난 부분에 대한 산화수를 판단해보면 알 수 산화반응, 환원반응을 구별할 수 있다.
ㄱ. 산화(oxidation) ; $-1 \rightarrow +1$
ㄴ. 환원(reduction) ; $+3 \rightarrow -1$
ㄷ. 환원(reduction) ; $-2 \rightarrow -4$

14 ③
카복실산의 산화상태는 +3이다.

15 ③
보기 ①, ⑤의 경우는 카복실산으로 산화되며, ②번은 3차알콜로 산화되지 않는다. ④번의 페놀은 케톤으로 산화되지 않는다.

16 ①
②번의 3차알콜과 ⑤번의 카복실산은 산화반응이 일어나지 않으며, ③번의 2차 알콜은 케톤으로 산화된다. ④번의 페놀은 해당 시약으로 산화되지 않는다.

CHAPTER 10. 알코올과 에터

17 ④

NaBH₄에 의해서는 케톤, 알데하이드만이 환원되며 2차 알콜로 환원되기 위해서는 케톤에 의해 환원반응이 일어나야 한다.

18 ③

주어진 반응물에는 1차 알코올과 2차 알코올이 포함되어 있으며 사용한 시약은 약한 산화제인 PCC 이므로 1차 알코올은 알데히드, 2차 알코올은 케톤으로 산화된다.

19 ⑤

주어진 반응물은 1차 알코올이며 생성물은 카복실산이다. 따라서 1차 알코올을 산화시켜 카복실산으로 만들 수 있는 시약은 강한산화제인 $KMnO_4$ 또는 $Na_2Cr_2O_7$ 또는 CrO_3 이다.

20 ②

NaBH₄에 의해 알데히드는 1차알콜로 환원된다.

21 ③

LiAlH₄에 의해 케톤은 2차 알콜로 환원된다.

22 ②

LiAlD₄에 의해 케톤은 2차 알콜로 환원된다.

23 ⑤

에터는 R-O-R'의 일반식으로 나타내어지는 화합물을 의미한다.

24 ②

에폭사이드는 탄소-산소-탄소가 고리를 이루는 삼각형의 고리화합물이나 그 부위를 가리킨다.

25 ③

에폭사이드는 sp^3 혼성 결합각인 109.5도보다 작은 60도의 결합각으로 인해 각무리를 갖게 되고, 불안정하여 반응성이 높다.

CHAPTER 10. 알코올과 에터

26 ③

NBS를 이용한 라디칼 치환반응으로 2-bromobutane을 만든 후 KOH를 이용한 E2반응으로 2-butene을 만들고 mCPBA를 이용한 에폭시화반응을 진행하면 된다.

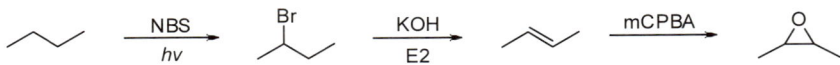

27 ①, ②

에폭시화반응은 신-첨가로 진행되는 반응이며 반응물인 알켄의 앞과 뒤로 모두 첨가가 일어난다.

28 ②

에폭시화반응으로 만들어진 에폭사이드의 염기조건가수분해로 Anti-diol이 얻어진다.

29 ②

신-첨가로 진행되는 에폭시화반응이며 서로 거울상이성질체관계인 에폭사이드가 1 : 1로 얻어진다.

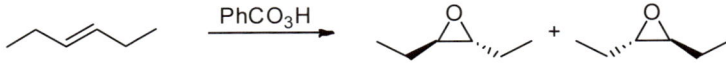

30 ②

① 에 의해 형성되는 것은 (S)-2-ethoxybutane이다.
③, ④는 치환반응보다 제거반응이 우세하다.
⑤의 F는 이탈기가 아니기 때문에 치환반응과 제거반응이 일어나기가 어렵다.

31 ④

S_N2를 이용한 Williamson Ether 합성법에서는 강친핵체와 CH_3X, 1차 RX가 반응하여 에터를 형성한다. CH_3X가 반응성이 가장 좋으며, 2차, 3차 RX는 E2가 우세해지게 된다.

32 ④

Williamson Ether 합성법에서 3차 RX나 aryl halide와 같은 기질은 S_N2로 공격이 이루어지기 어렵다.

33 ④

CH_3X, 1차 RX의 경우 S_N2를 통한 williamson ether합성이 가장 수월하게 이루어질 수 있다.

ACE 윤관식 교수 수강후기

PEET 유기화학 만점자 최다배출!
문제가 풀리는 ACE 유기화학

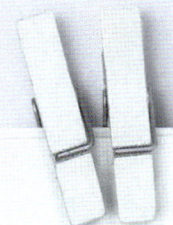

유기화학을 가볍게 수강한 적은 있었지만 원래 화학 전공이 아니었기에 유기화학은 두려운 과목이었습니다. 어디서 어떻게 시작해야 할지, 과연 제대로 이해하고 따라갈 수 있을지 걱정이 많았습니다. 인터넷에서 검색해보니 윤관식 교수님 강의가 쉽고 잘 설명해주시고 말씀도 느린 편이셔서 처음 시작하는 학생들에게 좋다는 후기들이 있었습니다. 수강해보니 확실히 말씀도 천천히 해주시고 재미있었습니다. 특히 좋았던 것은 판서를 정말 깔끔하게 해주셔서 필기하면서 수업을 듣기 편했고 나중에 다시 공부할 때에도 필기가 정리가 잘 되니 좋았던 것 같습니다. 간간히 해주시는 농담들도 너무 재미있고 수업 설명에 대한 비유도 확확 와닿게 해주셔서 하루에 강의를 세 개씩 들어도 지루하지 않았습니다. 아직 유기화학 공부에 갈길이 멀지만 기본을 탄탄히 다진 느낌이 들어 앞으로 갈 길이 불안하지만은 않을 것 같습니다. 유기화학 기초가 부족하신 분들, 혼자 인강을 열심히 들을 자신이 없는 분들께 추천합니다!

유기화학의 正道가 무엇있지 확실히 느낄 수 있었던 수업이었습니다. 저는 5월초까지 이론정리를 혼자하다가 이 강의를 접하게 되었는데요, 학원의 기본 및 심화수업을 듣지 않아서 혹시나 기존 수강생들만 알아들을 수 있는 방식으로 수업을 하면 어쩌나 걱정을 했었지만 그것은 기우에 불과했었습니다. 문제풀이로 처음 윤관식 선생님 수업을 접하게 되었지만 이질감은 전혀 없었고, 오히려 이론을 혼자 정리하지 말고 심화수업을 한 번 들어볼 걸 하는 생각이 드는 수업이었습니다. 깔끔한 필기, 꼼꼼한 수업준비, 핵심 포인트 강조 등 너무나 마음에 들었던 수업이었네요

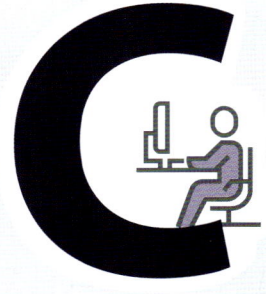

저는 강좌 수강 전에 고민이 참 많았습니다. 교수님마다 맛보기 동영상을 클릭해보았을 때 이해가 잘된다 싶으면 판서가 별로이고 판서에 너무 치중하면 설명이 미흡하고 피피티로 설명하면 어느 순간 제가 방심하게 되고 어떤 식으로 정리할지 되게 막막했어요. 웃기는 강좌보단 내용에 집중할 수 있는 약간 진지한 분이었으면 하는 바람도 있었구요 기왕 큰 돈 들이는 거 최대의 효과를 보고 싶어서 제가 좀 까다롭게 굴었던 것 같네요. 그러던 중 윤관식 교수님 맛보기 강좌를 클릭하게 되었는데 귓가에 데스티니~♪들렸어요ㅋㅋㅋ 논리정연한 설명 + 깔끔한 판서 + 재미없는 농담으로 공부에 더 집중할 수 있게 해 주셨어요 ㅋㅋㅋㅋㅋ 특히 어떤 복잡한 메커니즘을 설명하실 때!! 보통의 교수님들은 '이런 것이 있다' 이정도로만 설명해주시는데 윤관식 교수님은 왜 그렇게 되는지 하나하나 직접 그려가면서 설명해주세요. 이 비유가 적절할 지 모르겠는데 어릴 때 이런 경험 해 보셨을 거에요. 책장에 졸라맨 같은 그림 그려서 한 번에 샤라락 넘기면 그림이 움직이는 것 같잖아

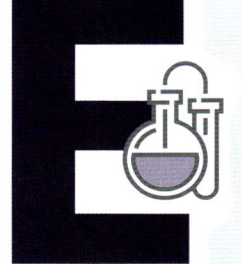

서 저보고 그렇게 설명해보라고 하면 몇 번하다가 아까 재미없는 농담이라고 했는데 이건 개인차가 수강생들은 막 웃더라고요? 전 집에서 무표정하게 면이 꽉꽉 차네요;; 끝내야겠어요 ㅋㅋㅋ 아무튼 낌일지 궁금합니다. 인강에서는 뭔가 가정에 충실하고도 인자하게 맞아주실 것 같은 느낌이 드네요^^ 수님 감사드리고요. 좋은 점수로 보답하고 싶습니다면 좋겠네요 여러분 파이팅!

요? 윤관식 교수님 설명이 그래요ㅋㅋㅋ 입장 바꿔 분필던질 것 같은데.. 진짜 대단하신 것 같아요! 있는 것 같아요ㅋㅋㅋ 인강에 등장하는 현강 있는데...ㅋㅋㅋㅋㅋ 두서없이 쓰다보니 화 하고 아빠미소같은 게 느껴져서 제가 찾아 아무튼 양질의 강의를 제공해주신 윤관식 교 다. 제 글이 여러분의 선택에 도움이 되었으

ACE 500 제

유기화학
기본편

정답 및 해설